영거

Younger

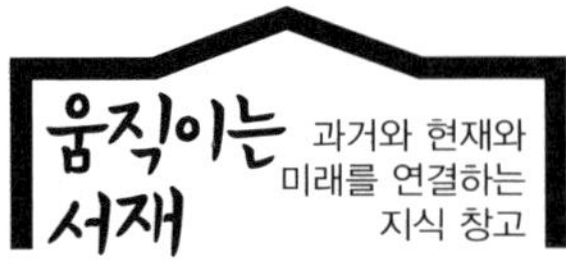

책과 함께 있다면 그곳이 어디이든 서재입니다.
집에서든, 지하철에서든, 카페에서든 좋은 책 한 권이 있다면 독자는 자신만의 서재를 꾸려서 지식의 탐험을 떠날 수 있습니다. 또한 양서는 시대와 세대를 초월해 대물림하여 지식과 감동을 전하고 연령과의 소통을 가능케 하는 힘을 가지고 있습니다. 움직이는 서재는 공간의 한계, 시간의 장벽을 넘어 어디서든, 언제든지 독자 곁에서 함께하는 독서의 동반자를 지향합니다.

YOUNGER

YOUNGER

30대로 50년 사는 혁신적 프로그램

영거

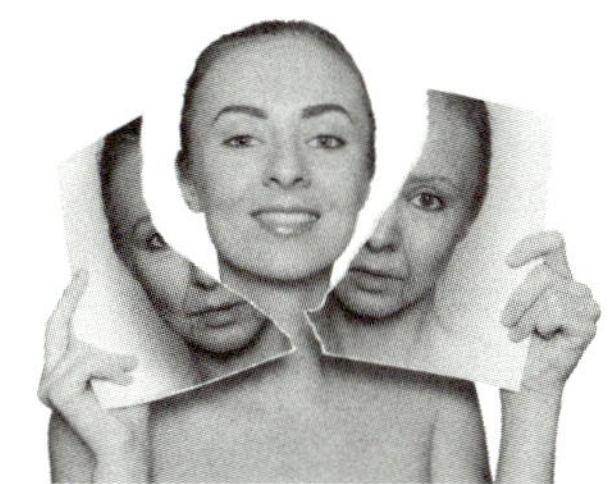

새라 고트프리드Sara Gottfried, M.D. 지음

정지현 옮김

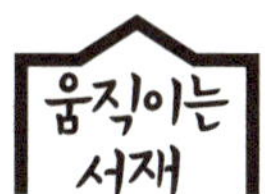

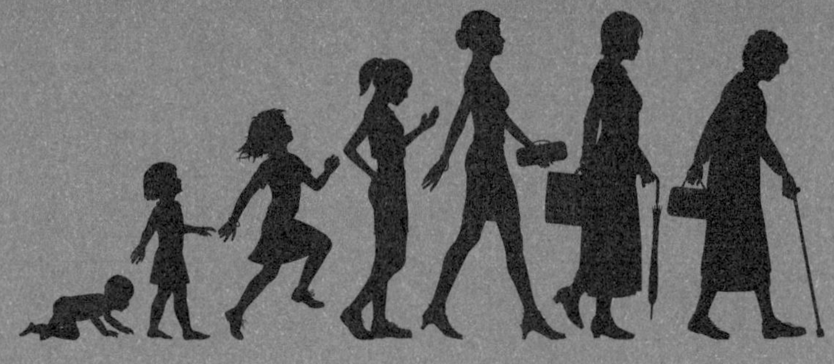

Younger

의료 과학의 발달로
평균수명이 늘어나자 우리는
좀 더 행복해질 거라고 생각했다.
그러나 결국 창조성 없는
노년기만 늘어나게 되자
모두들 '이게 아닌데……' 싶어졌다.
길어진 수명을 단지
'노년의 시간'으로 바꾸는 것은
우리가 원하는 삶이 아니다.

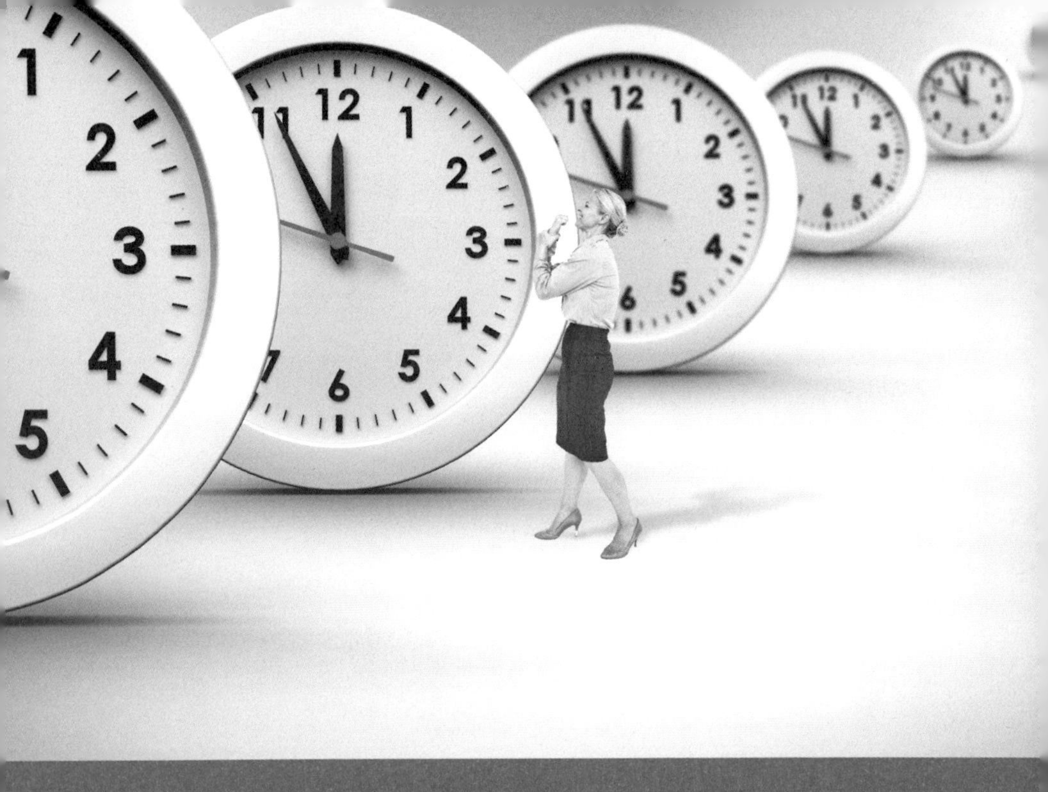

노화는 피할 수 없다.
그러나 우리를 노화로 이끄는
불필요한 가속도를 없애
노화를 천천히 진행시킬 순 있다.
그것이 우리가
'노인으로 사는 시간'을 최대한 줄여
창조적 인생을 사는 방법이다.

Younger

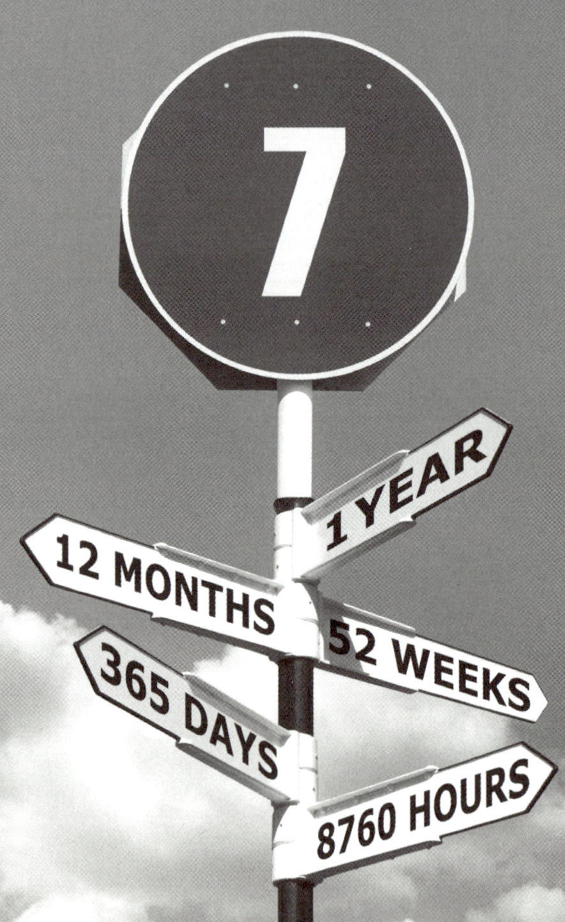

7
1 YEAR
12 MONTHS
52 WEEKS
365 DAYS
8760 HOURS
525,600 MINUTES
31,536,000 SECONDS

우리가 유전자의 노예가 아니라는 사실을
하루 빨리 깨달을 때 우리가 알고 있는
‘노화 패러다임’에서 벗어날 수 있다.
그것을 깨닫기 위해 우리는
‘1년에 7주’를 투자해야 한다.
이 책이 제안하는
‘영거YOUNGER 프로토콜’은
7주의 시간이 필요하다.
7주라는 시간은 우리의 유전자와
라이프스타일이
대화하는 시간이다.
이러한 대화 시간을 통해
행동이 습관으로 자리 잡히면
세포 분열이 제대로 일어나고
유전자 조절에 영향을 끼친다.
DNA는 변화가 느리지만
유전자 발현의 조절은 빠른 변화를 일으킨다.

Younger

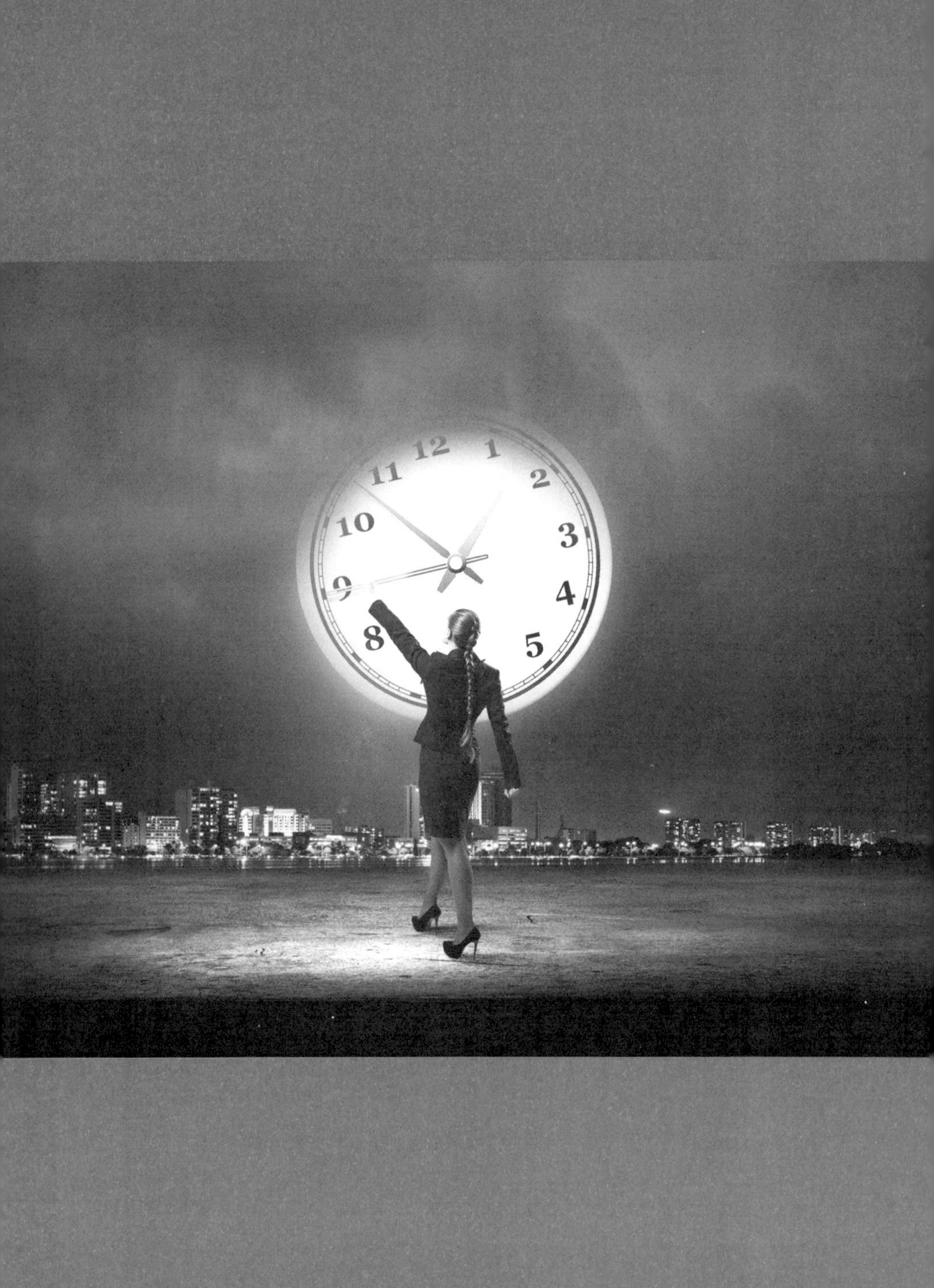

Younger

절대 시간은 되돌릴 수 없지만
'노화의 시간'은 되돌릴 수 있다.
그리하여 우리는
더 천천히 늙으며
창조적 인생을 살 수 있다.

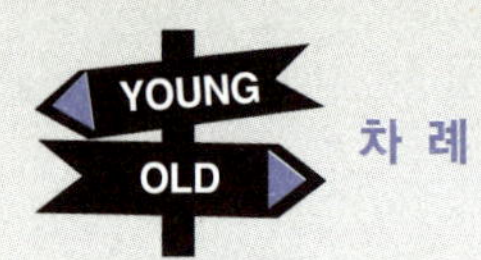

프롤로그 **여자, 노화 그리고 유전자**

젊음을 유지해주는 혁신적인 과학의 발전 22

통통한 볼 24

40대부터 가속도가 붙는 노화 25

다섯 가지 노화 인자 27

01 유전자의 비밀을 풀어라

나를 돌보는 게 우선 38

"나이 핑계 대지 말라" 39

당신은 유전자의 노예가 아니다 41

이 책을 활용하는 방법 42

02 유전자와 라이프스타일의 대화

'영거' 프로토콜의 탄생 과정 46

노화에 가장 큰 영향을 끼치는 일곱 가지 유전자 48

수명을 측정하는 텔로미어 56

같으면서도 다른 자매들 59

생존의 패러독스 63

03 / 후성유전학 : 유전자 스위치를 켜고 꺼라

환경 바꾸기　73

DNA는 변화가 느리지만 유전자 조절은 빠른 변화로 이어진다　75

유방암을 예방하는 두 가지 방법　77

알아야 할 기본 유전학 용어　81

DNA의 속삭임　83

유전자의 대화를 바꿔라　83

DNA에 붙은 포스트잇　90

04 / 건강수명 점수

건강수명 테스트　94

측정이 중요한 이유　111

도움이 필요해 : 새로운 패러다임　114

이카리아 주민들에게서 배우자　115

기능의학 : 압정을 빼는 것이 답　120

영거 프로토콜의 전제조건　122

나만의 이유를 만들어라　124

영거 프로토콜을 위한 준비　126

시작하기 전에 : 음식으로 몸을 업그레이드하라　127

05 / 제1주 음식

왜 중요한가　133

유전자는 체중 증가와 별 관계가 없다　135

음식과의 친밀한 관계　136

제1주의 과학 : 음식　139

영거 프로토콜의 명약 : 콜라겐 라테　147

유기농 와인을 마셔라　149

입안을 업그레이드하라　153

제1주 프로토콜 : 음식　155

요약 : 제1주의 효과　159

포인트　160

06 / 제2주 수면

왜 중요한가　164

노르딕 스키 경주와 철인 3종 경기를 즐기는 80세의 네이트　167

미션을 받아들여라　172

제2주의 과학 : 수면　173

수면 부족과 관련된 건강 이상　176

아침형과 올빼미형　178

수면은 뇌를 위한 샴푸　181

블루 라이트의 어두운 이면　181

제2주 프로토콜 : 수면　184

하루 일과　191

요약 : 제2주의 효과　191

포인트　193

07 / 제3주 운동

왜 중요한가　197

조기 사망을 막아라　199

운동 자극　200

여자들이 운동을 하지 않는 10가지 이유와 그에 대한 반박　201

장수를 들여다보는 창 : 안정 시 심박수　204

제3주의 과학 : 운동　207

수많은 효과　216

제3주 프로토콜 : 운동　223

매일 일과　233

요약 : 제3주의 효과　234

포인트　235

08 / 제4주 이완

왜 중요한가　241

만성적 긴장 패턴의 이유　245

경고가 담긴 렌스케의 이야기　247

이완을 위한 요가　249

제4주의 과학 : 이완　257

셀프 근막 치료　259

두개천골 요법　263

안전감의 중요성　267

제4주 프로토콜 : 이완　270

매일 일과　277

요약 : 제4주의 효과　278

포인트　279

09 / 제5주 노출

왜 중요한가　285

제5주의 과학 : 노출　291

건강한 미용 제품과 피부 제품　298

진정으로 아름다운 할머니　299

숨 쉬는 공기　301

곰팡이　303

간과 신장이 독소에 대처하는 방법　306

독소를 물리치는 미토콘드리아　308

환경 독소의 스트레스를 물리치는 방법　309

사우나 노출 : 심장과 장수 유전자를 데워라　310

엑스포솜을 위한 무기 : 십자화과 채소, 과일, 견과류, 녹차　313

제5주 프로토콜 : 노출　319

요약 : 제5주의 효과　324

포인트　325

10 / 제6주 진정

왜 중요한가　331

제6주의 과학 : 진정　336

일반적인 스트레스 대처 방식　342

스트레스를 부릴 줄 알아야 한다　343

미주신경을 리셋하는 일곱 가지 방법　345

올바른 방법 찾기　345

제6주 프로토콜 : 진정　350

요약 : 제6주의 효과　353

포인트　354

11 / 제7주 생각

왜 중요한가　359

새로운 신경 회로를 만드는 간단한 방법　361

제7주의 과학 : 생각　363

가장 큰 두려움 : 알츠하이머　366

좋은 인풋을 늘려라　377

체중 감량을 위한 마인드 변화　381

몸과 마음을 합쳐서 건강수명을 높여라　383

제7주 프로토콜 : 생각　386

요약 : 제7주의 효과　394

포인트　394

12 / 통합

연결고리를 찾아 노화 한 방 먹이기　398

마린 카운티로 이사 가야 할까?　399

왜 중요한가　404

매일 일과　406

노화에 대한 태도를 바꿔야 할 때　406

포인트　410

부록　레시피　414

유전자 참고 가이드　449

가장 중요한 일곱 가지 유전자　457

용어 해설　461

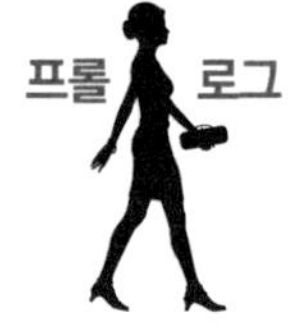

여자, 노화 그리고 유전자

유전의 법칙은 그것을 알고 싶어 하지 않는 사람에게도 적용된다.
– 앨리슨 플라우든Alison Plowden

나는 좋은 유전자를 갖고 태어나지 못했다. 오히려 비만과 탈모, 불안증, 알츠하이머 내력을 가진 집안에서 태어났다. 어머니는 나를 임신했을 때 균형 있는 영양을 섭취하지 않았다. 1967년 당시는 깡마른 모델 트위기와 미니스커트의 시대였다. 어머니의 식단은 뱃속에서 염색체 결합이 이루어지고 있던 나에게 기근 유전자를 작동시켰다. 그래서 나는 평생 혈당 문제와 급속한 체중 증가(이 주제는 나중에 자세히 다룬다)로 고생하게 되었다. 어려서부터 내 우상은 캐서린 헵번, 시고니 위버, 다이앤 키튼, 줄리아 로버츠 같은 여배우들이었다. 그녀들은 키가 크고 늘씬했고, 나는 작고 통통했다.

50대에도 정신적으로나 신체적으로 건강하기가 왜 그리 힘들까 하는 생각이 들 때마다 나는 원래 타고난 유전자에 따르면 90킬로그램에 불안증과 당뇨, 숱 없는 머리의 50대 여성이 되어 있어야 한다는 사실을 일깨우고는 한다. 그렇게 보면 지금의 나는 이만하면 잘하고 있는지도 모른다.

안젤리나 졸리, 제니퍼 로페즈, 줄리앤 무어, 지젤 번천, 헬렌 미렌을 보라. 그들이 로또 당첨이나 다름없는 좋은 유전자를 타고났을 것이라고 생각하기 쉽다. 어쩌면 정말로 그들은 잡티 하나 없는 피부와 군살 없는 복부, 완벽한 균형을 이루는 호르몬, 활발한 신진대사를 하는 슈퍼우먼 혈통을 가졌을 수도 있다. 멋있어 보여야 하는 직업이다 보니 나이가 들어도 최대한 멋있어 보이려는 동기 부여도 상당할 것이다. 탄탄한 복부와 중력을 거스르는 듯 한껏 올라간 엉덩이가 광고판과 빅토리아 시크릿 카탈로그, 《스포츠 일러스트레이티드》의 표지를 장식한다. 거기에 나오는 여성들의 신체 조건은 비슷비슷하다. 세계에서 가장 몸값 비싼 모델 지젤 빈천은 키 180센티미터에 몸무게 57킬로그램이고 몸매 사이즈는 35-23-35다. 안젤리나 졸리는 키 173센티미터, 몸무게 58킬로그램이고 몸매 사이즈는 36-27-36이다. 선망받는 몸매 사이즈가 그들의 수입과 잡지 화보 촬영을 좌우한다. 이탈리아 해변에서 산호색 비키니를 입고 있는 60대 헬렌 미렌의 163센티미터 키와 37-27-38 사이즈의 몸매는 나나 주변의 내 또래 여자들보다도 훨씬 좋아 보였다.

물론 그런 여성들이야 행복하겠지만 나머지 여성들은 허우적거린다. 당신은 어떨지 모르지만 나는 평생 체중과 피부, 활력, 성욕과 씨름하기 위해서 태어났다는 생각이 들기도 한다. 대학교 다닐 때 몸무게가 폭발적으로 늘어났다. 의대 재학 시절에는 스트레스 때문에 피부가 뒤집어지고 부신 기능이 약해졌다. 늘 설탕과 탄수화물이 당겼고 채소는 거의 먹지도 않았다. 수면 부족에 시달리며 커피를 엄청나게 마셔대는 생활이 10년 가까이 이어졌다. 빅 사이즈 청바지를 샀고 그러다 두 아이를 낳았다. 더 설명이 필요한가?

당신은 삐져나온 뱃살이나 나쁜 기억력이 자신의 잘못이 아니라 순전히 유전자 때문이라는 말을 들어왔을 것이다. 그러니 공평하지 않은 일이라고. 40대로 접어들어서는 정신없이 바쁜 일과 조기 폐경, 애도, 가슴의 멍울, 노쇠해지는 부모님, 꽉 끼는 옷, 출장, 스트레스 같은 어려움이 몰려와 몸과의 전쟁이 더욱 심해지는 듯했다. 결국 나는 노화와의 싸움에 영적인 교훈이 들어 있으며 엉망진창인 상황 자체가 중요한 메시지라는 사실을 깨달았다.

여성의 몸은 경이롭지만 평생 보증이나 사용설명서가 따라오지 않는다. 당신은 수백만 년에 거친 진화의 결과물이지만 조상이 생존하도록 도와준 환경 적응 요소 중 대부분은 현대인에게 더 이상 필요 없어졌고 당신을 뚱뚱하고 주름지게 만들 뿐이다. 하지만 당신의 유전자 코드, 곧 모든 살아 있는 유기체의 유전의 생화학적 토대인 DNA 배열순서는 노화의 전부가 아니라 일부일 뿐이다. 당신의 DNA는 당신에게만 특유한 고유하고 하나뿐인 청사진이다. 뛰어난 유전자를 물려받지 못했어도 멋져 보일 수 있고 천천히 나이 들 수 있다.

과학자들은 유전자를 통제하는 새로운 방법을 발견했다. 예를 들어 지방, 주름살과 관련 있는 얄미운 노화 유전자는 식단과 운동, 그 밖의 라이프스타일 선택으로 바뀔 수 있다. 간단히 말해서 좋은 유전자의 스위치를 켜고 나쁜 유전자의 스위치를 끄면 나이에 상관없이 노화를 막을 수 있다.

평균 신장 163센티미터, 평균 체중 74킬로그램, 평균 허리 사이즈 38인치인 미국 여성은 절대로 지젤 번천의 몸매를 따라갈 수 없다. 하지만 좋은 유전자보다 나쁜 유전자를 더 많이 물려받았어도 체중을 줄이고 피부를 개선하고 DNA가 심신을 제어하는 방식을 바꿀 수 있다. 운동 프로그램과 식단을 책임지는 개인 트레이너와 셰프도 필요하지 않다. 나쁜 유전자가 더 많아도 얼마든지 행운 유전자를 많이 가진 사람처럼 보일 수 있다.

노화와 질병 신호의 90퍼센트는 유전자가 아니라 라이프스타일이 원인이다(라이프스타일이 만드는 환성). 내 몸속의 동네, 곧 내부적으로나 외부적으로 내가 살아가는 방식과 만들어가는 세계는 현재 또는 앞으로 25~50년 동안의 외모와 건강 상태에 유전자보다 훨씬 더 중요하게 작용한다. 따라서 몸속 동네를 청소해야 한다.

젊음을 유지해주는 혁신적인 과학의 발전

나는 하버드와 MIT에서 공부한 의사지만 젊음을 유지하는 비결을 배운 적은 없다. 내가 의대 재학 시절에 그 비결을 배우지 않은 것은 아직 발견되기 전이었기 때문이다. 노화를 늦추는 새로운 시스템을 만들기 위해서는 여러 인자를 통합해야 했다. 우선 인간 게놈 프로젝트Human Genome Project가 필요했는데 그것은 2003년에야 완료되었다. 또한 적절한 비용으로 할 수 있는 유전자 테스트가 필요했다. 그 비용은 5년 전에는 약 1만 달러였고 지금은 200달러 정도다. 유전자 정보를 처리할 수 있는 더 크고 성능 좋은 컴퓨터도 필요했다. 일련의 정보가 너무 방대하고 복잡해서 새로운 데이터 처리 시스템이 개발되어야만 했다. 개인적으로는 나 자신을 실험 대상으로 삼아 신진대사와 체중, 질병, 노화를 통제하는 유전자 스위치를 찾는 시행착오를 거쳐야 했다. 그런 다음에는 수천 명의 환자와 온라인에서 함께 작업한 여성들을 위해 시스템을 다듬으면서 특정한 라이프스타일과 마음 자세의 변화로 유전자를 다시 프로그래밍하는 최고의 검증된 방법을 찾을 수 있었다.

그 과정에서 젊어 보이고 또 젊음의 활력을 느끼게 해주는 방법뿐만 아니라 DNA가 전체적인 노화에서 어떤 역할을 하는지, 어떻게 하면 DNA의 발현 방식을 바꿀 수 있는지도 알 수 있었다. 유전자에 더 좋은 영향을 끼치고 싶지 않은 사람이 어디 있을까?

이 책이 내가 전에 쓴 책《호르몬 치료법The Hormone Cure》이나 《호르몬 리셋 다이어트The Hormone Reset Diet》와 어떻게 다른지 질문하는 여성들이 있다. 앞의 두 책은 호르몬에 초점을 맞추지만 이 책은 특히 노화와 관련해 유전적 역사와 경향을 극복하고 바꾸는 데 집중한다. 셀룰라이트, 허벅지와 복부 지방이 어쩔 수 없는 운명처럼 느껴지는가? 늙어가는 피부와 성욕 감퇴, 처지는 기운을 어쩔 도리가 없는가? 집안 대대로 알츠하이머와 암, 심장 질환 내력이 있는가? 그렇다면 이 책은 당신을 위한 것이다. 절대수명lifespan뿐만 아니라 건강수명healthspan을 연장해야 한다. 건강수명은 호르몬의 조화를 이루고 질병에서 자유롭게 살 수 있는 기간이다. 당신이 35세이건 65세이건 이 프로토콜은 노화 신호를 예방하고 그 어느 때보다 건강하고 강해진 기분으로 살 수 있도록 해줄 것이다.

이 책의 '영거Younger' 프로토콜은 시력 감퇴, 얇아지는 피부, 폐 기능 약화, 기억력 손상 등 신체에 나타나는 노화의 경고 신호를 해석하여 되돌리는 것이다. 알츠하이머나 당뇨, 노화 관련 암 등 각종 질병을 한 번에 하나씩 제거하는 것이 아니라 지연시키거나 예방하는 것이다. 이런 병이 생기는 근본적인 원인은 모두 동일하게 노화이기 때문이다. 다시 말하면 하나의 질병을 지연시키면 모든 질병을 지연시킬 수 있다는 뜻이다. 이것이 기능의학의 토대다. 단순히 하나의 고립된 증상이 아니라 사람 전체를 다루고, 질병과 가속화된 노화의 근본 원인을 안에서부터 끄집어내 다루는 최신 의학 시스템이다.

통통한 볼

나는 서른아홉 살에 나의 유전적 약정인 DNA의 법칙과 그것이 몸 안에서 어떻게 발현되는지 관심이 생겼다. 예상하지 못한 일이 생겼기 때문이다. 내 세포가 나를 배신하기 시작한 것이다.

좀 더 자세히 설명해본다. 당시 나는 체중도 적당하고 체질량 지수(BMI)도 25로 적당했다. 표준 체중과 과체중의 경계선상에 있었다. 스스로는 중년이라고 생각해본 적은 없지만 공식적인 중년의 문턱인 40대를 앞두고 있었다(중년의 정의는 40~65세). 가족과 친구들은 40대 이후로 신진대사가 급격히 느려지고 살이 빠져도 뱃살이 아닌 얼굴 살이 빠진다면서 40대에 접어들기 전에 이상 체중에 도달해야 한다고 조언했다.

노화의 물리학에서는 얼굴 크기가 젊음의 활기와 동일하다. 피부과 의사들은 '젊음의 삼각형triangle of youth'이라는 명칭까지 만들어냈다. 얼굴 양쪽 귀를 연결하는 선을 긋고 양쪽 귀에서 각각 턱으로 선을 그려 역삼각형을 완성하면 얼굴에서 가장 많이 남는 부분은 볼이다. 하지만 나이를 먹으면 중력으로 볼이 처져 지방이 아래로 내려간다. 몸에서 생성되는 콜라겐이 줄어들고 그마저도 탄력이 떨어져 피부가 예전만큼 두껍고 탄탄하지 못하다. 뼈의 질량이 줄어들어 광대뼈도 작아진다. 피부가 늘어져 삼각형을 제외하고 얼굴의 가장 넓은 부위는 턱 쪽이 된다. 젊음의 삼각형이 거꾸로 뒤집히는 것이다.

과연 이런 말들이 다 사실일까? 나는 호르몬이라는 주제로 그러했듯이 의학적 지식을 나이 들어가는 내 몸에 직접 적용해봄으로써 사실과 허구를 알아보기로 했다.

조사 기간 동안 노화에 대한 놀라운 사실을 다수 알게 되었다. 실망스럽게도 특정한 나이 이후로 정말 여성은 배가 아니라 얼굴에서 지방 손실이 일어난다. 콜라겐이 얼굴의 피부와 뼈의 조직을 더 이상 받쳐주지 못하기 때문이다. 하지만 특정 목표를 겨냥한 라이프스타일의 변화로 에스트로겐을 조절해주면 콜라겐 손실을 늦출 수 있다는 사실도 알게 되었다. 예를 들어 콜라겐 라테(5장 참고)를 마시면 제3형 콜라겐 생성이 촉진된다. 일반적인 생각과 달리 노화에 관한 모든 것이 불가피하지는 않다. 단언컨대 우리는 노화에 대해 상당한 통제권을 쥐고 있다.

40대부터 가속도가 붙는 노화

딩신의 몸에서 실제로 무슨 일이 일어나는지 살펴보자. 중년에 도달할 때쯤이면, 눈에 보이지는 않지만 이미 25년 동안 세포 감소가 이루어진 상태다(너무 놀라지 않아도 된다. 당신이 40대에 얼마나 가깝건 멀건, 세포 감소를 피할 수 있는 방법을 알려줄 테니까). 세포 감소 과정은 매우 교활하게 진행되어 당사자는 물론 주치의도 거의 눈치채지 못한다. 근육 뭉침이나 늘어나는 뱃살, 오래가는 숙취,

시력 감퇴 등의 증상으로 알아차리거나 몸매 유지가 열 배는 더 힘들어진 것으로 알아차릴 수도 있다. 난소에서 갑상선까지 내분비선의 기능이 시원찮아지면서 호르몬 생산이 어려워진다. 그다음에는 근육량이 줄어들고 지방으로 바뀌며 내가 최근 헬스장에서 열심히 운동하다가 그랬듯이 더 이상 점프를 하지 못하게 되었다는 사실을 깨달을 것이다. 그리고 아무런 이유도 없이 새벽 4시에 잠에서 깨는가 하면 수십 년 동안 자주 사용한 단어가 갑자기 생각나지 않는다.

당신의 몸은 고급 보르도 와인과는 달라서 시간이 지날수록 더 좋아지지 않는다. 괜히 와인을 들이키며 중년의 현실을 한탄하기 전에, 좋은 소식을 전한다. 최근에 이루어진 혁신적인 과학 발견 덕분에 이제 중년기는 몸과 유전자를 다시 프로그래밍할 수 있는 중대한 기회를 제공한다. 노화의 가속이 시작되어 탈모 같은 사소한 골칫거리뿐만 아니라 알츠하이머나 유방암 같은 걱정스러운 질병으로 이어지기 전에 심각하게 받아들여야 한다. 실제로 '미국질병통제예방센터'는 2015년에 심장 질환, 당뇨, 뇌졸중, 알츠하이머 증가로 몇 년 만에 처음으로 평균수명이 줄어들었다고 발표했다. 자신과 관련 없는 이야기처럼 느껴진다면 2030년에 전체 인구 중 20퍼센트가 65세 이상에 해당한다는(2010년에는 13퍼센트였던 것과 대조) 사실을 떠올려보라. 알츠하이머 환자는 35퍼센트 늘어날 것이고 유방암 환자는 50퍼센트 늘어날 것이다. 당신은 이러한 통계 속의 한 명이 되고 싶지 않을 것이다.

나는 의학 공부와 의사로서의 경험, 그리고 중년 여성으로서 겪은 개인적인 투쟁을 활용하여 나이 들어가는 몸의 진로를 바꿔서 건강수명을 늘릴 수 있는 7주 '영거Younger' 프로토콜을 고안했다.

다섯 가지 노화 인자

40대에 접어들면 노화의 영향이 느껴지기 시작한다. 프렌치프라이와 설탕이 잔뜩 든 칵테일, 아이스크림 같은 것을 마음껏 먹었다가는 대가를 치러야 한다. 흰머리가 하나둘씩 생기고 하루 종일 서 있으면 발목에 울퉁불퉁 핏줄이 드러난다. 돋보기 없이는 스마트워치도 읽을 수가 없다.(나도 지난주에 그랬다!) 호르몬이 갑자기 제대로 돌아가지 않아서 분명한 이유 없이 우울하고 피로해지고 감정 기복도 심해지며 스스로 뚱뚱하다는 생각에 사로잡힌다. 움직이다가 허리를 삐끗하는가 하면 스트레스에서 잘 회복되지 않으며, 숙면을 취하지 못해도 끄떡없던 예전과 달리 쉽게 활력을 되찾지 못한다. 그 이유가 무엇일까? 40대부터는 다섯 가지 핵심 인자 때문에 노화가 더욱 확실해져서 염증성 노화inflammaging로 이어진다. 염증inflammation과 합쳐져서 노화aging가 더욱 가속화되는 안타까운 증상이다. 나이가 아니라 기능 상실이 당신의 적이라는 사실을 명심하라. 다음에 나오는 것들이 바로 염증성 노화를 일으키는 주범이다.

① 근육 인자

나이가 들수록 신진대사가 느려진다. 지방이 더 많이 축적되고 근육량은 줄어든다는 뜻이다. 노화는 근육에서부터 시작된다고 볼 수 있다. 근육량 감소는 처음에는 눈에 띄지 않지만 10년마다 평균 5파운드(약 2.3킬로그램)의 근육이 줄어들므로 중년기가 진행될수록 변화가 확실히 눈에 띈다. 세포의 측면에서도 미토콘드리아가 피로해진다. 미토콘드리아 역기능이라고 부르는 과정인데 운동 도중과 이후에 피로가 커지고 근육통이 생길 수 있다. 미토콘드리아는 세포 내 소기관으로 음식물과 산소를 에너지로 바꾸는 세포 속 발전소나 마찬가지다. 대부분의 세포 안에는 미토콘드리아가 1~2,000개 들어 있는데 미토콘드리아가 손상되어 오물이 늘어나면 피로와 통증이 생긴다. 손상 원인은 설탕과 밀가루, 지나친 가공식품 같은 영양가 없고 칼로리만 높은 음식을 먹거나 독소에 노출되는 등 다양하다. 한마디로 제대로 관리해주지 않으면 근육이 지방으로 대체되고 예전보다 근력이 떨어진다. 40대부터는 근육량을 지키고 늘리는 데 초점을 맞춰야 한다.

② 뇌 인자

뉴런(신경세포)의 속도와 유연성이 줄어든다. 알코올을 마시면 예전보다 쉽게 몽롱해지고 잠도 없어진다. 뉴런 사이의 연결고리인 시냅스가 예전 같지 않아서 갑자기 단어가 잘 생각나지 않기도 한다. 기억하는 것보다 잊어버리는 것이 더 많아진다. 당신의 뇌가 빗속에 세워둔 낡은 트럭처럼 녹슬기 시작한다는 것도 문제다. (비타민 A, C, E 같은) 보호책이 없으면 유리기free radical(활성산소, 유해산소)가 산화 스트레스oxidative stress라는 과정으로 세포와 DNA, 단백질에 손상을 입힌다. 연구에 따르면 여성은 43세 이후로(곧 폐경 전후) 뇌가 에스트로겐의 윤활유와 기분 상승효과에 저항한다. 밀과 밀가루 식품에 든 글루텐은 문제를 악화할 수 있다. 뇌에서 기억 만들기와 감정 제어를 담당하는 해마는 특히 스트레스 상태에서 크기가 줄어들 수 있다. 뿐만 아니라 스트레스가 심하면 베타아밀로이드beta-amyloid 찌꺼기가 늘어나서 시냅스를 손상시켜 뇌세포를 죽이고 나아가 뇌를 알츠하이머 위험에 빠뜨린다. 뇌의 재생력과 가소성(고체가 외부의 힘을 받아 형태가 바뀐 뒤 그 힘이 없어져도 원래 모양으로 돌아가지 않는 성질-역주)을 유지하는 것(나이 들어가면서 뇌의 '가변성'을 지키는 것)이 중요하다.

③ 호르몬 인자

나이 들면서 호르몬이 나쁜 쪽으로 변화한다. 남성과 여성 모두 테스토스테론이 줄어들어 가슴과 엉덩이의 숙석지방이 늘어난다. 여성은 모공과 피부를 보호해주는 에스트로겐 분비가 줄어든다. 에스트로겐 대 테스토스테론의 비율이 낮아지면 모발이 감소하고 심장 질환이 일어난다. 안타깝게도 갑상선 기능이 저하되고 그와 함께 신진대사 속도도 느려져 일 년마다(혹은 몇 달마다) 체중이 몇 킬로그램씩 늘어난다. 감기도 자주 걸린다. 갑상선에 혹이 생기거나 외부의 세균을 공격해야 할 항체가 면역 호르몬을 분비하는 갑상선을 적으로 착각해 스스로를 공격하는 일도 생긴다. 호르몬 인슐린에 대한 세포의 민감도가 커져서 아침마다 혈당 수치가 치솟기도 한다(50세 이후로 10년마다 혈당 수치가 약 10mg/dL씩 올라간다). 혈당이 높아지면 깜빡깜빡하는 일이 늘어나고 탄수화물을 섭취하려는 욕구가 커지며 주름살이 늘어나 얼굴이 더 나이 들어 보일 수 있다. 나이 들수록 수면을 제대로 취하기가 어려워져서 만성 수면 부족으로 이어질 수 있다. 잠이 부족하면 (코르티솔 같은) 소모적 호르몬이 증가하고 (성장 호르몬 같은) 성장과 재생 호르몬은 감소한다. 코르티솔이 증가하고 성장 호르몬이 줄어들면 주름살과 안면 노화, 질병률과 사망률이 높아진다. 에스트로겐과 테스토스테론 수치가 낮으면 뼈가 약해지고 성욕이 감퇴할 수 있다. 올바른 식단과 수면, 운동, 해독 작용이 노화에 따른 호르몬 문제를 되돌릴 수 있다.

④ 장臟 인자

물론 이러한 여러 인자 사이에는 중복이 있다. 면역계의 70퍼센트가 장 내벽 아래에 있다. 따라서 면역계가 과도한 자극을 받는 장소가 바로 그곳이다. 그럴 경우 초과 염증 반응이나 심지어 자가면역 상태로 이어질 수 있다. 위장관에는 3~5파운드(약 1.4~2.3킬로그램)의 미생물이 있는데 대부분은 박테리아와 소량의 효모균이며 입에서 항문까지의 점막에 존재한다. 미생물의 DNA는 100 : 1

비율로 당신의 DNA보다 수적으로 우세하며 집합적으로 마이크로바이옴microbiome(미생물 생태계)이라고 부른다. 여러 연구에 따르면 마이크로바이옴은 에스트로겐과 테스토스테론을 비롯한 호르몬에 영향을 끼칠 수도 있다. 미생물과 DNA의 불균형은 베타글루쿠로니다제beta-glucuronidase 같은 효소를 만들어 나쁜 에스트로겐이 늘어나고 좋은 에스트로겐이 줄어들게 한다. 뿐만 아니라 스트레스가 심하면 부신피질자극호르몬 방출 인자corticotropin-releasing factor(CRF)가 증가해 장에 구멍이 나서 음식 불내증food intolerance(과민 반응)이 생기고 스트레스가 더욱 증가하며 신경계가 제대로 돌아가지 않는다는 지표인 미주신경(뇌에서 뻗어 나오는 뇌신경 중 하나로 심장, 흉부, 내장기관 등에 분포-역주) 긴장도 감소가 일어난다. 마지막으로 스트레스가 심하면 영양소, 특히 비타민 B군이 잘 흡수되지 못한다. 이를테면 몸이 제 기능을 하려면 주차장 전체가 필요한데 비타민 B군은 채워지기를 기다리는 빈 주차공간이나 마찬가지다. 이런 자세한 설명 때문에 복잡하게 생각할 필요는 없다. 장이 노화 시계를 가속화할 수도, 늦출 수도 있다는 사실민 기억하면 된다.

⑤ **독성지방 인자**

젊음과 건강을 지키려고 노력하는 과정에서 주변 환경의 독소가 지방에 축적된다. 과학자들은 그것을 게론토겐스gerontogens라고 부른다. 발암물질이 암 발생률을 높이는 것처럼 게론토겐스는 건강에 해롭고 노화를 촉진한다. 환경오염, 담배 연기, 중금속, 자외선, 항암 요법, 식수 오염, 방부제, 농약 등은 모두 우리 몸에 나쁜 음모를 꾸민다. 예를 들어 유방암 항암 치료는 당신의 실제 나이에 15년을 더한다. 따라서 암은 사라져도 수명은 그만큼 줄어든다. 또한 복부에 축적된 지방은 다른 부위의 지방과 생화학적으로 다르다. 나쁜 화학물질들을 모아 염증성 화합물을 만들기 때문에 내장지방이 적은 사람보다 노화가 빨리 일어난다. 특정한 독성물질에 노출되는 것은 불가피하지만 독성물질을 축적하는 유전적 결함을 공격할 수는 있다.

당신의 젊음을 유지시키는 5가지 인자

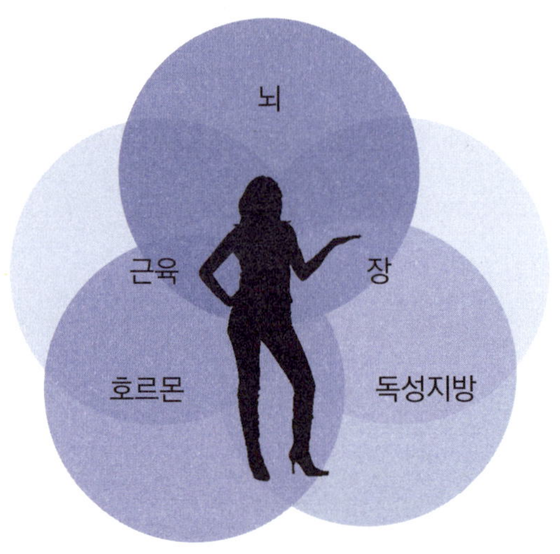

이 다섯 가지 인자가 일으키는 최종 결과는 염증이 심해지고 면역계가 과민해져서 정상 조직을 공격하고 노화가 가속화되는 악순환이다. 앞으로 다섯 가지 인자를 무장해제하고 예방하고 역전해서 그것들에 영향을 끼치는 유전자 발현을 바꾸는 방법을 배울 것이다. 날마다 더 늙는 것 같고 몸의 기능이 느려지고 계속 살찌는 듯한 느낌에 지쳤다면 다음 페이지를 넘겨서 유전자에 들어 있는 비밀을 발견하고 그 어느 때보다 오래, 건강하게, 행복하게 살 수 있는 방법을 배워보자.

유전자의
비밀을 풀어라

01

나는 자랐고 늙는다.

_ 앨리스 먼로Alice Munro, 단편 〈어떤 여인들〉

당신의 유전자에는 중대한 비밀이 들어 있다. 그 비밀을 알게 되는 순간 노화에 대한 당신의 생각은 완진히 마낄 것이다. 시른아홉 살에 생활방식을 업그레이드하기 시작한 후 불가능하다고만 생각한 일들이 40대 내내 실제로 나에게 일어났다. 넘치는 활력? 좋아. 줄어든 스트레스? 역시나 좋다. 환하고 탄력 있는 피부는 당연히 대환영이지!

분명히 밝혀두는데 나는 피할 수 없는 노화의 운명을 늦춰준다고 주장하는 돌팔이 요법이나 증명되지 않은 신비의 명약에는 관심이 없다. 또한 호르몬 주사로 노화를 막으라고 말하지 않는다. 대신 자연적인 노력으로도 얼마든지 활력을 높일 수 있다는 긍정적인 견해를 보이는 똑똑하고 편견 없는 연구자들의 엄격한 방식과 전 세계 장수 지역 주민들이 전하는 문화적 통찰에 집중할 것이다. 하지만 무엇보다 나를 매료시키는 것은 내 환자들의 실질적 경험이다. 나는 그들을 통해 가장 따라 하기 쉽고 게다가 성공 가능성도 가장 높은 습관이 무엇인지 관찰했다.

노화는 절대로 피할 수 없다. 하지만 불필요한 가속도를 없애 좀 더 천천히 진행되는 풍요로운 과정으로 만들 수는 있다. 안타깝게도 너무 많은 여성이 노화로 직행한다. 그러나 노화의 법칙에도 예외가 있다는 사실을 내가 직접 체험했으니 당신도 얼마든지 저항할 수 있다.

여러 해 동안 환자들은 물론 나 자신에게도 기능의학을 적용했다. 기능의학은 환자와 의사 사이에 치유의 파트너십을 만들어 엄청난 치료 효과를 내는 접근법이다. 전문가의 관점으로 말하면 기능의학이야말로 현대 의학의 빠진 퍼즐 조각이다. 병은 살면서 뭔가가 넘치거나 부족해서 생긴다. 기능의학은 병과 건강에 장기적인 영향을 끼치는 유전과 환경, 생활방식 요소의 상호작용에 주목한다. 전통의학과 기능의학이라는 의학의 두 가지 패러다임을 모두 공부한 사람으로서 내 견해는 이렇다. 뼈가 부러지거나 폐렴에 걸렸을 때는 전통의학이 필수지만, 만성 질병을 예방하거나 역전

필러가 필요 없어진 헤더의 이야기

45세 여교사 헤더는 일찍 찾아온 골다공증 증상과 온갖 방법을 동원해도 빠질 생각을 하지 않는 5킬로그램 때문에 나를 찾아왔다. 그녀는 주름살을 어떻게 해볼 수 있는 방법이 있는지도 물었다. 싱글인 헤더는 온라인 데이트 사이트에서 아직 피부가 탱탱한 30대들과의 경쟁에서 밀리고 있었다. 그녀는 친구들의 격려로 안과의를 찾았다. 의사는 아예 안과 진료는 제쳐놓고 여자들의 얼굴과 목에 필러만 시술해주고 있었다. 경악스럽게도 필러를 맞은 후 며칠 동안 헤더는 어디서 흠씬 두들겨 맞고 온 사람처럼 보였다. 한 대당 500~1,000달러나 하는 비용도 너무 부담스러웠다.

"새라 선생님, 이럴 수밖에 없는 걸까요? 혹시 필러 말고 다른 방법이 있을까요?"

나는 그녀의 생활방식에 몇 가지 변화를 주었다. 일단 한류성이건 자연산이건 상관없이 생선과 기타 해산물에 든 지방을 많이 섭취하고 하루에 두 번씩 치실을 사용하라고 했다. 직장에서 근무하는 동안에는 뼈로 우려낸 국물을 마셨고 수프 만들 때도 사용했다. 비타민 D와 DHEA 영양제도 매일 챙겨 먹었다. 일주일에 두 번씩 요가 수업에 나가고 짧은 산책을 자수 했다.

8주 후에 다시 만난 헤더는 자신에게 나타난 변화에 잔뜩 흥분해 있었다. 문제의 5킬로그램은 싹 빠졌고 피부도 환해졌다. 그녀는 자신감으로 반짝였다. 예전보다 확실히 젊어져서 더 이상 필러 따위는 필요하지 않았다.

하는 데는 기능의학이 더 나은 접근법일 수 있다. 기능의학을 전통 의학과 비교하는 연구가 과연 이루어진 적이 있는지 궁금할 것이다. 현재 클리블랜드 클리닉에서 천식과 염증성 대장 증후군, 편두통, 제2형 당뇨에 대해 표준적 치료와 기능의학을 통한 관리를 서로 비교하는 임상 실험을 진행하고 있다. 수년 후 어떤 결과가 나올지 기대해보자.

나를 돌보는 게 우선

과학 저널리스트이자 《스프링 치킨 : 똥배 나온 저널리스트의 노화 탈출 탐사기》(2015년 다반 출간)의 저자이기도 한 빌 기퍼드 Bill Gifford는 정신이 번쩍 들게 만드는 통계를 공개했다. 정부가 노화 연구에 쓰는 돈보다 소비자가 성형수술에 쓰는 돈이 더 많다는 사실이다. 성형하는 사람을 나무라고 싶은 마음은 없다. 자연 요법을 선호하는 나조차 광고판이나 TV에서 비침습적 시술이나 외과적 수술 광고가 나오면 쳐다보게 되니까 말이다. 당신은 어떤가?

쌍꺼풀 수술과 리프팅은 가장 일반적인 성형이고 그 인기가 계속 치솟고 있다. 노화를 막는 방법이 계속 쏟아져 나오는 이유는 무엇일까? 무엇이 노화에 성형수술로 반응하도록 만들까? 연구에 따르면 자존감과 삶의 만족도, 스스로 생각하는 매력이 낮고 종교적 믿음이 거의 없는 부유한 여성일수록 얼굴에 칼을 댈 가능성이 높다. 그런 여성은 TV도 오래 시청한다(따라 하고 싶은 아름다운 몸매를 TV에서 볼 것이다). 그들의 공통적인 동기는 무엇일까? 부정적인 신체 이미지, 노화에 대한 저항이다. 하지만 나는 처진 피부를 들어 올리고 지방을 제거하고 볼륨을 채워넣는 것밖에 방법이 없다고 생각하는 사람들에게 훨씬 안전하고 기분 좋은 해결책을 제안하고 싶다.

성형수술을 원하는 중년 여성 중 대부분이 건강한 몸과 마음에 필요한 최소한의 보살핌도 받지 못한다는 사실을 의사인 나는 잘 알고 있다. 자존감 높은 환자들은 운동을 하고 약물이나 흡연을 삼가고 건강한 식단을 추구하고 정수된 물을 마시는 등 스스로 자신을 돌보는 경향이 있다. 모두가 오랫동안 건강하게 살 수 있도록 해주는 예방책이다. 건강관리를 우선순위로 삼지 않는 사람은 그 이유가 무엇인지 한번 생각해보자. 자녀나 배우자, 일 때문에 신경 쓸 여력이 없을 수도 있다. 하지만 자기관리는 자신을 돌아보면서 탐구하는 과정이기도 하다. 그렇지 않으면 몸도 마음도 건강해지기 힘들다. 내가 확신하는 한 가지는 성형수술보다 자기관리가 훨씬 효과적이라는 사실이나.

나이 핑계 대지 말라

내가 이다 킬링Ida Keeling을 처음 본 것은 어깨 삼각근을 자랑하며 활짝 웃는 얼굴로 팔굽혀펴기를 하고 있는 그녀의 페이스북 사진을 통해서였다. 그녀는 '나이 핑계 대지 말라'라는 신조로도 유명하다. 나는 그녀가 100세라는 사실에 충격을 받았다. 그녀가 100미터 단거리 달리기 부문 기록 보유자라는 사실도 알게 되었다. 100이라는 숫자는 그녀에게 아무것도 아닌 듯했다. 100세라는 나이에도 그녀의 눈은 생기로 반짝였다. 그녀는 운동에 대한 두 가지 중요한 진실을 보여주었다. 운동을 시작하기에 늦은 나이란 절대로 없다는 것(이다는 67세에 달리기를 시작했다)과 대부분의 사람이 운동을 충분히 하지 않는다는 것(이다는 관절염으로 고생하면서도 달리기 외에도 자전거 타기와 줄넘기를 하고 일주일에 두 번씩 요가 교실에도 나간다)이다. 이다는 이렇게 말한다.

"스스로 '늙었다'고 생각하고 집에만 있으면서 죽기만을 기다리는 사람들이 있다. 바보 같은 짓이다. 할 수만 있다면 그런 사람들에게 말해주고 싶다. 자기연민은 그만두고 몸을 움직이라고. 하지만 필요할 때 휴식을 취하며 재충전을 하는 것은 잘못이 아니다."

또 그녀는 '운동은 세상에서 가장 효과가 좋은 약'이라고 주장한다. 이 '약'을 얼마나 복용하는지가 수명에 영향을 끼친다는 사실을 당신은 아직 깨닫지 못할 수도 있다. 일주일에 150분 동안(일주일 중 5일 동안 30분씩) 운동을 하는 것이 건강에 좋다는 말을 들어본 적 있을 것이다. 국립암연구소와 하버드 대학교가 중년층 661,000명을 14년간 추적 연구해 최근에 발표한 결과에 따르면 그보다 적더라도 운동을 하기만 하면 사망률이 20퍼센트 줄어든다. 더 반가운 소식을 듣고 싶은가? 더 많이, 매일 1~2시간씩 중간 강도로 운동을 하면 효과가 두 배로 늘어난다. 다시 말하면 나이가 들면서 계속 활동적으로 몸을 움직여야 한다. 7장에서는 과학자들이 추천하는 몸을 유연하게 해주는 운동법을 소개하고 적당한 운동량을 찾는 방법도 설명할 것이다.

당신은 유전자의 노예가 아니다

55,000년 전에 인류가 중대한 생물학적 진화를 통해 행동과 유전, 인식의 측면에서 크게 도약한 이후로 유전자에 별다른 진화가 이루어지지 않았다는 것이 전문가들의 일반적인 견해다. 그 이후로 유전자의 적응은 피상적인 편이었다. 예를 들어 인류는 대부분 씨앗과 견과류, 덩이줄기, 물고기, 과일, 채소, 동물성 단백질만 섭취하다가 곡류와 유제품을 섭취할 수 있게 되었다.

현재 우리는 의학이 실행되는 방법에 혁명을 가져다줄 시대의 한가운데 놓여 있다. 생물학적 디자인의 시대다. 2003년에 과학자들이 인간 게놈(유전체)의 전체적인 배열순서를 밝혀낸 이후, 사람들은 DNA가 모든 질병의 청사진이라고 생각했다. 그러나 그와 정반대로 질병이 DNA에 배선된 것이 아니라 DNA와 라이프스타일, 환경의 복잡한 상호작용의 결과이기에 가소성이 크다는 사실이 밝혀졌다. 다시 말해 DNA가 몸에 말하는 방식, 곧 유전자 발현이라는 과정을 재구성할 수 있는 힘이 우리 손에 있다.

DNA가 당신의 생물학적 특성을 모두 설명할 수 없지만 이 책은 당신이 영향력을 발휘할 있는 핵심 유전자들인 체중, 노화, 외모, 스트레스 탄력성, 정신 능력, 건강수명에 영향을 끼치는 유전자들을 다룬다.

이 책을 활용하는 방법

가장 중요한 유전자들의 뒷이야기와 그 유전자들이 당신의 라이프스타일과 어떤 영향을 주고받는지 알면 좋은 유전자의 스위치는 켜고 나쁜 유전자의 스위치는 끌 수 있다. 이 책에서는 당신이 노화 과정을 늦추는 최고의 치료법을 발견할 수 있도록 음식, 수면, 운동, 스트레스 해소, 뇌 활성화 관련 아이디어를 나눌 것이다. '영거' 프로토콜은 매주 주제에 따른 일련의 실천법으로 이루어진다.

- 제1주 : 음식
- 제2주 : 수면
- 제3주 : 운동
- 제4주 : 이완
- 제5주 : 노출
- 제6주 : 진정

- 제7주 : 생각

   7주 후 영거 프로토콜의 행동이 습관으로 자리 잡히면 세포 분열이 제대로 일어나고 DNA 재생 메커니즘이 지속되며 암이나 치매처럼 두려운 병에 걸릴 위험이 줄어들고 리프팅 시술이나 보행 보조기에 의존할 가능성도 줄어든다. 새로운 습관이 조금 해이해지는 듯싶으면 일 년에 한두 번씩 7주 프로토콜을 다시 실시한다.

   자, 젊어질 준비가 되었는가?

유전자와 라이프스타일의 대화

02

평생 동안 당신의 건강과 활기, 기능에 가장 큰 영향을 끼치는 것은 의사나 약, 수술, 온갖 치료법이 아니다. 당신이 내리는 식단과 라이프스타일 선택이 유전자 발현에 끼치는 누적 효과야말로 가장 큰 영향을 끼친다.
_ 제프리 블랜드Jeffrey Bland, 《유전 영양공학Genetic Nutritioneering》

포기하지 않겠다는 일념으로 숨을 헐떡거리며 모래밭에서 저스티나의 발자국을 뒤따라갔다. 우리는 오리건 주의 해변에 있는 부모님의 집을 방문 중이었고 여동생들과 함께 해변으로 조깅을 하러 나간 참이었다. 미국 북서부의 평범한 2월 날씨였다. 영상 13도에 바람이 거세고 비가 부슬부슬 내렸다. 막내 여동생 저스티나는 전력 질주로 출발했다. 빨리 달리기를 좋아하는 저스티나는 뭘 입어도 멋져 보이는 몸매였다. 쓰레기봉투를 뒤집어써도 예쁠 것이다.

한편 둘째 애나와 나는 저스티나를 따라가려고 안간힘을 썼다. 우리의 머릿속은 해변의 집에서 어머니가 준비하는 맛있는 음식에 대한 생각으로 가득했다. 소금기 머금은 공기 때문에 피부가 하얗게 변했지만 우리는 말조차 하기 어려운 상태였고 저스티나가 일등일 수밖에 없다는 사실을 이미 마음속으로 받아들였다.

현재 42세인 애나와 37세인 저스티나는 나와 거의 비슷한 유전자를 타고난 여성이지만 라이프스타일은 서로 다르다. 따라서 노출된 환경과 그 환경이 DNA에 끼치는 영향도 사뭇 다를 수밖에 없다. 유전자가 전부가 아니기에 우리 자매의 노화는 서로 다른 속도로 이루어지고 있다.

이 책에서는 다음의 용어를 이용해 유전자와 라이프스타일의 대화를 설명할 것이다.

- 유전학Genetics DNA, 곧 타고난 특성으로 이어지는 유전과 유전자의 작은 변이를 연구하는 학문이다.
- 후성유전학Epigenetics DNA가 몸속에서 발현되는 방식에 변화를 일으키는 유선사와 환경의 상호작용을 다룬다. 유전학과 후성유전학의 가장 큰 차이는 DNA 배열순서 자체가 아니라 유전자의 발현이 바뀐다는 것이다.
- 유전체학Genomics 유전자 총체인 게놈의 구조와 기능, 진화, 지도 작성을 다루는 분야다. 모든 유전자와 그 상호관계를 연구하여 개인에게 끼치는 전체적인 영향을 이해하고자 한다.

DNA의 과학은 외국어처럼 복잡해 보일 수도 있지만 젊음과 건강함을 유지하는 라이프스타일의 핵심 요소를 알려면 먼저 유전학에 기대는 것이 가장 쉬운 방법임을 기억하자.

'영거' 프로토콜의 탄생 과정

임신을 고려 중이던 2003년에 나와 남편의 DNA를 테스트했다. 딸에게 유전될 수 있는 유전적 문제를 찾으려고 했는데 다행히 아무런 문제가 없었다. 2005년에는 내 유전자를 좀 더 테스트했다. 왜냐고? 내 몸을 위한 이상적인 식단 계획과 쉽게 체중을 감량하는 방법, 가장 효과적인 보충제와 운동법, 그리고 내가 우리 아이들에게 물려준 것은 무엇인지 찾아보기 위해서였다. 유전자는 효소를 대부분 통제하고 그 결과 미량영양소와 해독, 신진대사에도 영향을 끼친다. 나는 테스트 결과를 참고해 엽산을 포함한 비타민 B군과 비타민 D 보충제를 추가해 매일 복용했다. 그리고 고강도의 간헐적 운동을 시작했다. 세상에! 오랫동안 계속되던 우울증이 하룻밤 만에 사라졌고 체중이 줄어들고 활력이 치솟았다. 뭔가 중요한 사실을 발견했음을 직감할 수 있었다.

몇 달 후, 둘째 딸을 낳은 지 얼마 되지 않았을 무렵 주말에 혼자 요가를 하러 갔다. 남편이 집에서 두 딸을 봐주고 있었다. 그날의 피크 포즈peak pose(수련자의 능력을 최대로 발휘해줄 수 있는 자세-

역주)인 사이드 크레인side crane 포즈로 들어갈 때였다. 보통 때라면 한쪽으로 쓰러져서 실패하기 일쑤였다. 출산한 지 얼마 되지 않아 아직 튀어나온 배를 내려다보았다. 가슴에서 모유가 차오르는 게 느껴졌다. 모유수유를 한 지 몇 시간이 지나 있었다. 요가 강사의 자세한 설명에 따라 매트 위에서 양손을 앞쪽에 대고 두 다리를 오른쪽으로 든 다음 코어를 이용해 들어 올리는 데 성공했다! 두 다리를 붙이고 오른쪽 팔꿈치 위에 댄 상태로 뜬 것이다.

다리를 공중에 띄운 채로 완벽하게 균형을 유지했다. 전혀 흔들림 없는 강인한 자세였다. 호흡도 느긋하고 매끄러웠다. 도대체 뭐가 달라졌기에 갑자기 그 포즈를 성공하게 되었는지 알 수 없었지만 그런 건 중요하지 않았다. 뱃속에 품고 있던 작은 농구공만 한 아이를 골반으로 내보낸 지 얼마 되지도 않았는데 코어에 그만한 힘이 남아 있다는 사실이 놀라웠다. 강사가 자세를 원위치하라고 했을 때 아쉬움이 들었을 정도다.

요가 수업이 끝나고 서둘러 집으로 달려가 남편에게 소식을 전했다. "여보, 정말 굉장했어. 무려 사이드 크레인 포즈라고! 애 둘을 낳고 몸 상태가 더 좋아진 것처럼 몸의 중심이 바뀌었어. 그 포즈로 영원히 있으래도 있을 수 있겠더라니까." 잠시 멈춘 후 덧붙였다. "내 몸은 더 나이 들었지만 더 건강하고 지혜로워졌어!"

남편 데이비드는 "잘됐네. 얼른 아기 젖 좀 먹여."라고 덤덤하게 반응했지만 나는 도저히 무시할 수 없는 극적인 변화임을 알고 있었다. 오랫동안 의학을 공부했지만 몸이 나이 들면서 더 나아질 수 있으리라고 생각해본 적은 한 번도 없다. 하지만 이제 증거가 생겼다. 그 일은 내가 내 환경, 곧 라이프스타일에 관련된 모든 선택이 몸속 DNA의 소통 방식에 끼치는 영향에 대해 생각해보게 만드는 계기가 되기에 충분했다. 아이를 낳은 후 코어 운동으로 예전 몸으로 돌아가려고 노력했고 무게 중심의 변화 덕분에 고난이도 요가 동작이 가능해진 것처럼 내 환자들에게도 DNA 발현에 가장 효과적인 라이프스타일 선택을 겨냥하는 방법을 가르쳐줄 수 있으리라는 생각이 들었다.

노화에 가장 큰 영향을 끼치는 일곱 가지 유전자

우리 몸에는 약 24,000개의 유전자가 있다. 몸과 마음의 노화를 예방하거나 역전하는 중요한 유전자가 많지만 수년 간 환자들을 테스트하고 그들을 위한 맞춤화 프로그램을 고안한 결과 가장 중요한 유전자를 일곱 가지로 좁힐 수 있다는 사실을 발견했다. 생물학 수업을 들은 지 오래된 사람들이 많을 테니 간단한 배경 지식을 먼저 되짚어보자. 사람은 누구나 23쌍의 염색체가 있다. 염색체는 대부분의 DNA가 포함되어 있는 패키지다(미토콘드리아에도 어머니에게서 받은 DNA가 약간 들어 있다). 세포핵 속의 염색체는 세포 분열 전에 복제를 하고 그다음에는 세포가 갈라져 두 개의 딸세포(세포 분열을 통하여 새로 생긴 세포-역주)에 공평하게 DNA를 분배한다. 이러한 세포 분열 과정은 세포의 성장과 재생, 교체를 가능하게 한다. 56쪽 그림에서 이 일곱 개 유전자의 위치를 확인할 수 있다.

인간의 유전체는 모든 사람이 99.5퍼센트가 동일하지만 나머지 0.5퍼센트의 차이가 눈 색깔이나 체형 같은 개인적 특징을 만든다. 사람이 저마다 고유한 이유는 일부 유전자가 다른 형태로 나타나기 때문인데, 이것을 유전적 변이라고 한다. 인구층의 1퍼센트 이상에서 나타나는 변이라면 다형성이라고 한다. 이 변이는 기능에 따라 분류할 수 있으며 유전자를 좋은 쪽으로건 나쁜 쪽으로건 변화시키는 DNA 코드의 작은 차이 때문에 발생한다. 변이는 진화, 곧 돌연변이의 결과로 나타나기도 하는데, 이것은 개인에게 임의로 일어나며 유전자의 비정상적 변화로 간주된다. 음식 섭취나 수면 방법, 스트레스 대처법 같은 특정 요소로 유전자의 변이를 끄거나 켤 수 있다.

일곱 가지 유전자의 이름이 기이하게 들릴 수도 있다. 대부분은 아무런 의미도 없는 글자나 숫자처럼 보일 것이다. 이를테면 잠시 후 설명할 장수 유전자의 이름은 포크머리/날개 나선 상자 유전자, 그룹 O3forkhead/winged helix box gene, group O3(줄여서 '폭스오쓰리FOXO3')다. 과학자들의 어깨를 붙잡고 흔들면서 이름을 이렇게밖에 지을 수 없었느냐고 묻고 싶어지는 이름이다. 하지만 유전자 이름을 자동차 번호판처럼 생각하면 된다. 중요하지만 기억하기가 쉽지 않을 뿐이다. 가능하다면 좀 더 쉬운 닉네임을 사용하라.

물론 일곱 가지 외에 중요한 유전자들이 또 있다. 예를 들어 나에게는 육류보다 생선을 먹으면 체중이 더 쉽게 줄어드는 유전자 변이가 있다. 퍼옥시좀 증식자 활성화 수용체 감마peroxisome proliferator-activated receptor gamma, 줄여서 PPARγ라는 유전자인데 특정 유형의 지방에 대한 반응을 제어한다. 이 유전자 변이를 가진 여성이 생선과 해산물, 견과류에 함유된 오메가-3와 오메가-6로 지방의 50퍼센트를 섭취하면 체중이 줄어든다는 연구 결과가 있다. 나 역시 그 방법으로 체중을 줄였으니 (이 유전자 변이를 가졌다면) 당신도 가능하다. 5장에서 이 유전자에 대해 더 자세히 알 수 있다.

일곱 가지 유전자에는 라이프스타일에 변화를 줄 때 건강수명에 가장 큰 영향을 끼치며 반복적으로 등장하는 유전자들을 포함했다. 다시 말하면 유전자와 환경의 상호작용이 가장 강한 것들이다. 예를 들어 나는 운 좋게도 정상적인 BRCA1과 BRCA2 유전자를 물려받았다. 유방암 발생률을 높일 수 있는 비정상 혹은 변이 유전자다. 내가 가진 변이 유전자 중에는 곧 설명할 팻소Fatso 유전자가 있다. 정상적인 팻소 유전자를 가진 사람에 비하여 쉽게 배고픔을 느끼고 포만감을 느끼지 못해 뚱뚱하게 만드는 유전자다.

일곱 가지 유전자가 당신에게 유리하게 혹은 불리하게 작용하는지 알 수 있도록 해줄 것이다. '영거' 프로토콜은 매주 이 유전자들을 끄거나 켜서 균형 있게 발현되도록 하여 노화를 막는 방법을 알려줄 것이다.

① 팻소 유전자

- 정식 이름 체지방량과 비만 관련 유전자Fat mass and obesity associated gene(FTO)
- 위치 16번 염색체
- 기능 체질량 지수와 밀접한 연관이 있는 유전자이므로 비만과 당뇨 위험과도 관련성이 크다. 이 유전자에 변이가 생기면 포만감을 담당하는 호르몬인 렙틴leptin의 제어 능력이 떨어진다. 다시 말하면 시도 때도 없이 배고픔을 느낀다.
- 과제 운동과 고섬유질, 저탄수화물 식단으로 팻소 유전자의 스위치를 꺼야 한다.

② 메틸화 유전자

- 정식 이름 메틸렌테트라하이드로엽산 환원 효소 유전자Methylenetetrahydrofolate reductase gene(MTHFR)
- 위치 1번 염색체
- 기능 메틸화 유전자는 단백질의 구성 재료인 비타민 B_9과 아미노산이 처리되는 과정에서 숭요한 역할을 하는 효소 생싱에 지시를 내린다. 알코올 성분의 해독도 도와준다.
- 과제 적절한 엽산 섭취로 메틸화 유전자의 결함을 해결한다. 엽산 부족은 우울증, 고혈압, 심장 질환, 뇌졸중, 중독, 암을 유발할 수 있다.

③ 알츠하이머와 나쁜 심장 유전자

- 정식 이름 아포리포단백질 E 유전자Apolipoprotein E gene
  (APOE)

- 위치 19번 염색체

- 기능 APOE 유전자는 지방과 결합되어 혈액과 뇌의 콜레스
  테롤 입자를 운반하는 리포단백질lipoprotein을 만들라고 세
  포에 지시한다. 이 유전자의 심각한 변이인 APOE4(APO-e4
  라고도 함)는 콜레스테롤을 재활용하지 않아 혈중 저밀도 리
  포단백질(LDL 또는 나쁜 콜레스테롤) 수치를 높인다. APOE4
  유전자를 가진 여성의 알츠하이머 발생률은 세 배나 높다.

- 과제 이 유전자의 좋은 변이(APOE2나 APOE3)를 작동시
  키면 심장 질환이나 뇌졸중, 알츠하이머의 위험을 낮출 수
  있다. 이 유전자의 나쁜 변이(APOE4)를 한두 개 가진 사람
  은 반염증성 식단, 운동, 안정적인 혈당 수치 유지, 숙면 같은
  '영거' 프로토콜의 전략을 이용해 스위치를 꺼야 한다.

④ 유방암 유전자

- 정식 이름 유방암 유전자1BReast CAncer gene one (BRCA1),
  유방암 유전자2BReast CAncer gene two(BRCA2)

- 위치 17번 염색체(BRCA1), 13번 염색체(BRCA2)

- 기능 BRCA 유전자는 DNA 속 세포의 손상을 재생하고 유
  방 세포가 정상적으로 자라도록 해주는 종양억제 유전자에

속한다. 이 유전자 변이를 물려받으면 유방에 종양이 생기는 것을 예방하지 못할 수 있다. 유방암에 걸린 여성 네 명 중 한 명이 이 유전자 변이를 가지고 있다. 유방암 유전자의 변이는 수천 가지가 있고(TP53, PTEN, CHEK2, ATM, PALB2 등) 유방암 유전자 또한 수백 가지가 더 있을 수 있다. BRCA1과 BRCA2를 가진 여성이라도 유방암 발생률이 저마다 광범위하다. 어떤 이들은 유방암에 걸릴 확률이 20퍼센트인 반면 또 어떤 이들은 90퍼센트다. 다시 말하면 BRCA1이나 BRCA2를 가진 여성 100명 중에서 평생 유방암에 걸릴 확률은 20명에서 90명이라는 뜻이다. 아무런 중재가 없을 때 BRCA 변이 유전자를 가진 여성이 70세까지 유방암에 걸릴 확률은 7배 높다(난소암에 걸릴 확률은 30배 높음).

- 과제 채소를 많이 먹고 염증성 육류와 알코올 섭취를 줄이고 (일주일에 2회, 한 번에 한 잔씩, 그 이상은 금지) 생체 시계를 정상으로 유지함으로써 유방암 유전자의 스위치를 꺼야 한다.

⑤ 비타민 D 유전자

- 정식 이름 비타민 D 수용체 유전자Vitamin D receptor gene (VDR)
- 위치 12번 염색체
- 기능 세포의 비타민 D 흡수를 가능하게 해주는 비타민 D_3를 위해 핵호르몬 수용체를 암호화한다. 이 유전자에 변이가 생

기면 골 소실 위험이 높아진다.

- 과제 나처럼 이 유전자의 변이가 심하면 비타민 D의 혈중 수치를 보통 의사들이 권장하는 것보다 높은 60~90ng/mL으로 높여서 비타민 D 수용체를 열어줘야 한다. 나의 비타민 D 수용체는 정상적인 것보다 효능이 절반밖에 되지 않으므로 보통 권장 수준보다 혈중 비타민 D 수치를 높게 유지해야만 변이 유전자의 스위치를 끌 수 있다. 다시 말하면 비타민 D를 하루 권장량인 1,000~2,000IU보다 많이 섭취해야 한다.

⑥ 생체 시계 유전자

- 정식 이름 24시간 주기 운동 출력 체계가 파손된 유전자 Circadian locomotor output cycles kaput gene
- 위치 12번 염색체
- 기능 서캐디언circadian 리듬, 곧 수면-활동의 24시간 생체 주기를 조절하는 유전자다. 이 유전자의 변이는 (배고픔을 느끼게 만드는 호르몬인) 그렐린ghrelin의 혈중 수치와 체중 감량에 대한 저항을 높인다. 생체 시계에 분비되는 다른 호르몬들도 영향을 받을 수 있다.
- 과제 생체 리듬 보호로 신체가 정상적인 수면-활동 주기를 유지하도록 한다. 이것은 호르몬 생산의 가장 중요한 조절 장치 중 하나다. 이 유전자 변이가 있는 사람은 잠을 충분히 자야만 체중을 감량할 수 있다.

⑦ 장수 유전자

• 정식 이름

① 기계적 또는 포유류 라파마이신 표적 단백질 유전자Mech-anistic or mammalian target of rapamycingene(mTOR) , 또는 FK-506 결합 단백질 12-라파마이신 결합 단백질 1(FRAP1) 유전자

② 포크머리/날개 나선 상자 유전자, 그룹 O3(FOXO3)

③ 시르투인Sirtuin(SIRT1). 나이가 들수록 기운이 없어지는 세포 내 발전소 미토콘드리아에 활력을 불어넣어 노화에 따른 질병에서 보호해준다.

• 위치 1번 염색체(mTOR), 6번 염색체(FOXO3), 10번 염색체(SIRT1)

• 기능 장수 유전자는 세포 성장과 증식, 운동성, 생존, 단백질 합성을 조절한다. 이 유전자의 변이는 수명을 단축하는 것도 있고 늘려주는 것도 있다.

• 과제 장수 유전자를 더 긴 건강수명으로 바꿔야 한다. 장수 유전자마다 받는 영향이 다를 수도 있다. 예를 들어 20분간 사우나에 들어가 있으면 FOXO3 장수 유전자의 스위치가 켜진다. 간헐적인 단식은 SIRT1 유전자를 켜고 mTOR 유전자는 끈다. 활동 과잉의 mTOR 유전자는 알츠하이머, 암, 조기 사망을 초래한다.

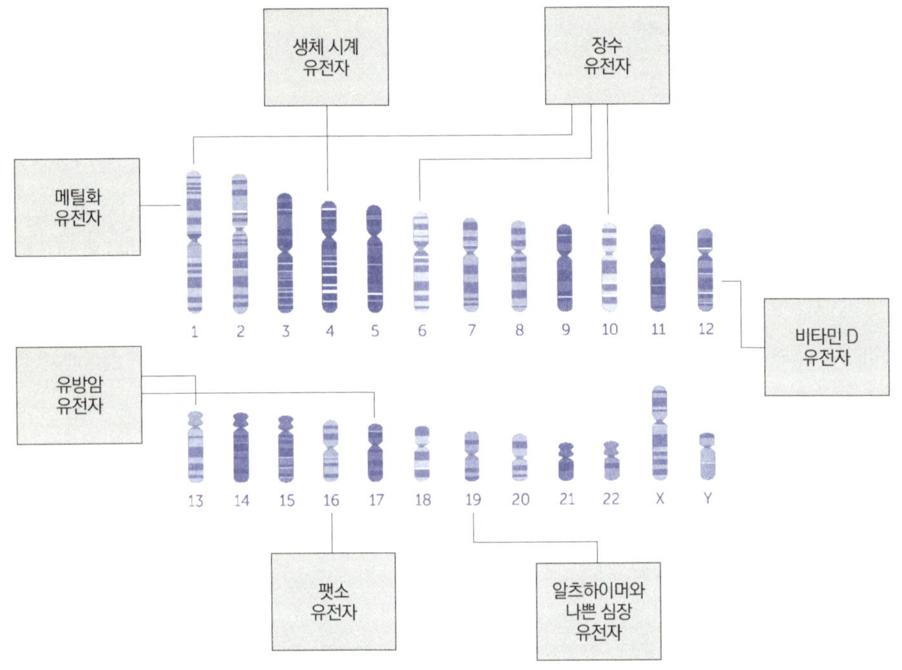

수명을 측정하는 텔로미어

인체가 빠르게 노화할 때는 몇 가지 확실한 신호가 나타난다.

- 해마다 체중이 증가한다.

- 와인 한 병을 나누어 마시고 정신이 몽롱해진다.

- 웃을 때 주름이 사라지지 않는다.

- 열쇠를 찾는 시간이 길어진다.

- 척추 사이의 원판에 퇴행이 일어나 허리가 아프거나 뻣뻣해

진다.

- 더 심각하게는 어떤 질병을 진단받을 수도 있다.

이 모든 변화는 텔로미어telomere 길이를 통해 실제로 측정 가능하다. 우리의 세포에는 텔로미어라고 부르는 시계가 들어 있다. 텔로미어는 염색체 끝부분의 DNA인데, 마치 실 끝부분의 매듭 같은 역할을 한다. 텔로미어는 DNA를 복제하는 효소에 염색체의 끄트머리에 거의 도달했으므로 멈춰야 한다는 신호를 보낸다. 매듭이 바늘에 꿴 실을 그만 잡아당겨야 할 때를 알려주는 것과 똑같다. 거의 모든 정상 세포는 세포가 분열할 때마다 텔로미어가 계속 짧아진다. 따라서 어느 시점에 이르러 텔로미어가 사라지면 염색체의 끝부분은 더 이상 보호되지 못한다. 나이가 들면서 텔로미어가 짧아지는 것은 정상이지만 건강하게 일정 속도로 이루어진다. 하지만 텔로미어가 평균보다 빠른 속도로 짧아지는 사람도 있다.

텔로미어가 짧으면 주름살만 생기는 것이 아니라 심장 질환과 암, 조기 사망의 위험이 매우 커진다. 일반적으로 텔로미어가 짧은 사람은 췌장과 뼈, 전립선, 폐, 신장, 목에 암이 생길 위험이 300퍼센트 이상 높다. 다행히 텔로미어를 보호할 수 있는 방법이 있다. 텔로미어를 지키면 외모도 기분도 그 어느 때보다 젊어진다. 스트레스 넘치는 생활 속에서도 텔로미어를 10~20년 젊게 만든 내 환자들의 비결을 앞으로 차차 소개할 것이다.

사람들에게서 동경받는 여자 연예인들을 떠올려보자. 그들은

90/10의 법칙을 너무도 잘 알고 있다. 나이 들어도 모두 부러워하는 몸매를 유지할 수 있는 비결 중에서 유전자는 10퍼센트밖에 차지하지 않는다. 나머지 90퍼센트는 라이프스타일이 생화학과 유전자 발현에 끼치는 영향, 곧 후성유전학이 차지한다. 그들은 자신이 가진 부를 개인 트레이너와 요리사, 영양사에 투자해 좋은 유전자의 스위치는 켜고 체중 증가나 유방암 같은 나쁜 유전자의 스위치는 꺼서 유전자 발현을 돕는다. 그들은 A급 몸매를 만들기 위해 열심히 노력한다. 거의 매일 생선을 섭취하고 농장에서 직접 공수한 유기농 계란을 먹는다. 녹황색 채소를 좋아하고, 초콜릿 과자나 와인을 먹을 때는 한 번에서 멈춘다. 일주일에 몇 번씩 요가와 킥복싱을 하고 성실하게 유산소 운동을 끝마친다. 우리는 그들의 훌륭한 유전학이 아니라 훌륭한 후성유전학을 칭찬해야 한다.

후성유전학은 집의 청사진이나 마찬가지다. 집을 짓거나 리모델링할 때는 원래의 청사진이 있지만 디자인과 건축 과정에서 수정을 한다. 완성된 집은 초기의 청사진과는 크게 달라진 모습이다. 우리 몸도 마찬가지다. 당신의 몸은 처음의 청사진인 DNA로 구상되지만 어머니나 할머니가 무엇을 먹었는지에 따라서 개조되어 태어날 것이다. 그 후에는 자연분만으로 태어났는지, 제왕절개로 태어났는지, 모유수유로 자랐는지, 항생제를 얼마나 먹었는지 그리고 기타 환경 요인이 작용한다. 이처럼 청사진에 이루어지는 변화가 바로 후성유전이다. 다시 말해 당신의 DNA 발현 방식을 바꿔주는 비非DNA 생화학적 변화다.

같으면서도 다른 자매들

후성유전의 역할을 좀 더 쉽게 이해하도록 내 가족을 소개한다. 나는 첫째 딸이고 1967년생이다. 내 어머니는 신장 170센티미터에 몸무게 54킬로그램으로 무척 마른 편이었다. 아침식사는 이동하면서 커피로 때웠고 점심은 간단한 샌드위치, 저녁은 고기와 감자 조금으로 해결했다. 나를 임신했을 때도 잘 먹지 않아서 고작 9킬로그램 정도가 늘었을 뿐이었다. 하지만 아이러니하게도 그때 뱃속에 있던 나는 성인기에 지방과 혈당 문제를 겪게끔 유전자가 프로그래밍되었다(나중에 자세히 설명한다).

어머니의 뱃속에서부터 시작해 초기 아동기에 이르기까지 어머니의 행동은 체중과 혈당을 통제하는 내 유전자에 표지(혹은 포스트잇)를 붙여놓았다. 마치 나에게 기근에 대한 저항력이라도 있는 듯했다. 나는 칼로리를 계산해가며 굶어도 살이 빠지지 않는다. 내 유전자에 붙은 포스트잇은 마치 몸 전체에 "동지들, 주인이 굶고 있으니까 굶어 죽지 않도록 최선을 다하자. 뇌, 너는 주인이 하루 종일 먹을 것만 생각하고 언제든 폭식을 하게 만들어라. 집싱신, 니는 칼로리 연소 속도를 늦추고 만약을 위해 몸 전체에 칼로리를 비축해두도록. 복부지방은 현재 위치를 고수할 것. 오랜 투쟁이 될 수도 있으니 무슨 일이 있어도 절대로 지방을 태우면 안 돼."라고 메시지를 보내는 것만 같다. 물론 적은 양의 칼로리 섭취로도 기근에서 살아남을 수 있는 능력은 인간의 진화와 생존에는 좋은 일이지만 사이즈 작은 드레스를 입는 데는 아무런 도움이 되지 않는다.

내가 태어났을 때는 모유수유가 유행하지 않았다. 게다가 어머니는 직장에 다녔기 때문에 나에게 모유수유를 두 달밖에 하지 않았다.(임신 기간 동안의 식습관과 모유수유 기간은 아이의 장내 세균총gut flora과 DNA 형성에 영향을 끼친다. 이 두 가지는 전반적인 건강 상태의 중요한 요인이기도 하다.) 학교에 들어가서는 방과 후마다 할머니 댁으로 가서 간식으로 과자를 먹었고 TV를 보고 우유를 마시면서 숙제를 했다.

내가 앞서 쓴 두 권의 책을 읽은 사람이라면 내가 운동신경이라고는 없고 30대까지 대개 과체중이었다는 사실을 잘 알 것이다. 신진대사 호르몬을 리셋하는 프로그램을 고안한 후로는 키 168센티미터에 비교적 건강하고 매력적인 체중을 유지하고 있다. 나이가 들수록 이상적 체중을 유지하기가 너무도 힘들어지고 때로는 터무니없을 정도로 거대한 프로젝트처럼 느껴진다. 목과 어깨가 뻣뻣해지는 스트레스 속에서도 혈당과 생각, 체중을 제대로 제어하고자 열심히 노력한다. 물론 누구나 마찬가지겠지만 체중계의 숫자 때문에 스트레스가 더 심해지기도 한다!

우리 집안의 둘째 딸이자 첫째 여동생인 애나는 마음만 먹으면 금방 다이어트에 성공한다. 아들을 낳은 후에도 그랬다. 애나는 어머니의 큰 키를 물려받았고 롱다리를 자랑한다. 어머니는 애나를 임신했을 때는 18킬로그램이나 불어났다. 6개월간 휴직을 했다가 그 후로는 파트타임으로 바꾼 덕분에 시간 여유가 있어서 모유수

유도 13개월이나 했다. 애나는 활동적이라 학창 시절에 배구와 육상을 했다. 비록 교사로 일하는 워킹맘인 지금은 운동할 시간이 없지만 말이다.

애나도 나처럼 스트레스가 많지만 기근 유전자의 스위치는 켜져 있지 않다. 우리 둘 다 사람들을 보살펴야 하는 직업이라 감정 소모가 많다. 애나는 예전에 와인 한 잔과 나초칩, 과카몰리로 스트레스를 해소하고는 했지만 이제 술은 마시지 않고 친구들과 수다로 푼다. 나는 요가로 스트레스를 해소했고 삶의 균형을 맞추기 위해 요가 강사 자격증도 땄다. 최근에 애나는 내 두 번째 책《호르몬 리셋 다이어트》로 약 20킬로그램을 뺐고 어렵지 않게 유지하고 있다. 애나가 나보다 쉽게 날씬한 몸매를 유지할 수 있는 이유는 뱃속에 있을 때 어머니의 식단과 출산 후 모유수유 덕분일까? 그럴지도 모른다.

막냇동생 저스티나는 셋 중에서 얼굴도 가장 예쁘고 여러 모로 가장 안정적이다. 저스티나는 어머니가 상당한 미식가로 변신했을 즈음인 1979년에 태어났다. 어머니는 앨리스 워터스Alice Waters 와 샌프란시스코 베이 에어리어Bay Area에서 일이닌 유기농 로컬 푸드 애용 운동의 적극적인 지지자가 되었다. 우리는 텃밭에서 직접 키운 유기농 채소와 방목한 닭이 낳은 달걀을 아침으로 먹었다.

어머니는 저스티나를 임신했을 때 11킬로그램이 늘었고 6개월 동안 모유수유를 했다. 저스티나가 완강히 거부해 생각보다 일찍 그만둔 것이었다. 그리고 어머니는 몇 년간 직장을 그만두고 저스티나를 돌보았다. 저스티나는 건강하고 예쁜 아기였다. 아버지의 운동 유전자를 물려받았는지, 다섯 살 때부터 축구 신동 기미를 보이더니 나중에는 대학팀에서도 뛰었다. 어려서부터 꾸준한 운동으로 단련한 근육 기억은 성인이 되어서까지 계속되어 저스티나는 고등학생 때 이후로 지금까지 체중이 단 몇 킬로그램밖에 늘어나지 않았다. 저스티나는 남편과 거대한 마스티프 개와 함께 오리건 주 시골에서의 소박한 삶을 선택한 덕분에 애나나 나처럼 스트레스 받을 일도 없다. 애나와 내가 스트레스 받는 일에 대해 토로할 때마다 저스티나는 뭐 그리 호들갑인지 이해하지 못한다. 저스티나는 해변에서 매일 하는 달리기, 유머와 우아함, 애완견과 함께 보내는 시간으로 사소한 문제를 날려버리는 재능을 발휘해 스트레스를 아예 막는다.

자매들과 내 차이가 단지 체형의 문제일 뿐이라고 생각할 수도 있지만 지금까지 애나와 내가 저스티나의 몸무게와 체형과 비슷했던 시기는 여러 번 있었다. 어머니 뱃속에 있을 때의 건강한 식단과 어려서부터 받은 운동 훈련(나에게 스트레스 회복력이 부족한 이유도 이 때문일 것이다), 스트레스를 막는 재능 등 여러 가지 환경 조건이 바로 저스티나와 우리의 차이점이다.

당신은 자매들과 더 뚜렷한 차이를 보일지도 모르지만 어쨌든 핵심 메시지는 똑같다. 당신이 뱃속에 있을 때 어머니가 한 행동은 바꿀 수 없지만 현재와 미래의 환경 조건은 바꿀 수 있다. 근육을 키우고 스트레스를 조력자로 만들 수 있다. 기근 유전자가 발현되지 않도록 할 수 있다. 말차와 유기농 와인을 좋아하게 되는 법을 배워 장수 유전자가 제대로 발현되도록 할 수 있다.

생존의 패러독스

몸의 자원은 한정되어 있다. 다시 말하면 당신은 자신도 모르는 사이에 수시로 판단을 내린다. 변이 DNA를 제거하고 느려진 효소 생산을 가속화하고 손상된 단백질을 없애고 반응성 강한 분자인 활성산소를 중화하는 등의 신체 유지는 비록 힘들지만 그래도 노화를 늦춰준다. 매일의 생활에서 발생하는 손상을 몸이 얼마나 잘 처리하느냐가 노화의 속도를 결정한다. 제한된 자원을 복제와 성장, 신체 작업과 운동, 재생과 유지 등 어디에 사용할지 결정해야만 한다.

앞에서 언급한 기근 유전자가 좋은 예다. 기근 유전자는 음식을 섭취하지 않고도 오랫동안 생존하기 위하여 진화했을 것이다. 감자 기근을 이겨낸 아일랜드 사람들이니 러시아의 집단 박해를 이겨낸 동유럽의 아슈케나지 유대인Ashkenazi(독일과 프랑스를 중심으로 중유럽과 동유럽에 퍼져 살았던 유대인-역주)처럼 기근 유전자의 스위치가 켜진 사람들은 지방을 축적하는 능력이 뛰어나다. 그래서 먹을 것이 귀한 고난의 시간에도 살아남을 수 있다. 하지만 음식이 남아도는 현대로 접어들면서 지방을 축적하는 유전적 성향은 그들에게 불리하게 작용했다. 기근에도 살아남을 수 있게 해준 인슐린 저항 유전자가 이제 그들을 아무리 노력해도 통통한 몸매로 만드는 것이다. 기근이 끝났다고 그 유전자의 스위치가 저절로 꺼지는 것은 아니다. (모든 사람이 기근 유전자를 갖지는 않았지만) 그 유전자의 작동 원리를 이해하고 중단시켜야만(스위치를 꺼야만) 음식이 풍부한 세상에도 날씬한 몸매를 유지할 수 있다.

또 다른 예는 생식 유전자다. 성장과 생식을 도와주는 이 유전자는 세포의 유지와 재생을 도와주는 유전자와 상충한다. 나이가 들수록 배신감을 느낄 정도다. 테스토스테론 수치가 높은 30세 남성을 떠올려보자. 그는 테스토스테론 수치가 낮은 남성보다 여성을 임신시킬 가능성이 높지만 기대수명은 테스토스테론 수치가 낮은 남성이 더 높다. 영거 프로토콜을 살펴보는 과정에서 이러한 패러독스를 의식해야 한다. 조기 사망을 피하고 건강수명을 늘리는 것이 목표다. 따라서 적당한 때에 적당한 유전자를 적당한 순서로 작동시키는 것이 중요하다. 앞으로 영거 프로토콜에서 다룰 내용은 다음과 같다.

- **제1주 : 음식**

  유전자와 당신이 섭취하는 음식물과 보충제 사이의 상호작용을 제어하는 반직관적이지만 따라 하기 쉬운 방법을 적용하는 것부터 시작한다. 수명과 비타민 D 유전자, 알츠하이머와 나쁜 심장 유전자의 스위치 끄기, 팻소 유전자와 신진대사 조절하기에 대해 이야기한다. 효소와 호르몬, 세포에 장착된 시한폭탄을 멈추는 데 필수적인 물질들이 몸에서 생성되도록 해주는 행동에 초점을 맞춘다.

• 제2주 : 수면

엄청나게 바쁘거나 숙면을 취하지 못하는 상태라도 생체 시계 유전자를 당신에게 유리하도록 맞추는 방법을 배울 것이다. 나처럼 생체 시계 유전자 변이를 가진 사람은 반드시 매일 8시간씩 수면을 취해야만 체중을 감량할 수 있다. 이 유전자 변이가 배고픔을 느끼게 하는 호르몬인 그렐린 수치를 높이기 때문이다.

• 제3주 : 운동

혹시 의자병이라고 들어봤는가? 운동을 통해 다수의 좋은 유전자들의 스위치를 켜서 의자병을 물리치는 방법을 배울 것이다. 노화와 암 예방, 정신 건강 개선, 피부 재생, 알츠하이머와 나쁜 심장 유전자의 스위치를 끄는 데 가상 효과적인 운동에 대해 알 수 있다. 운동의 형태와 강도의 과부하를 능숙하게 관리할 수 있을 것이다. 또한 적당한 운동량을 찾도록 도와줄 것이다.

- **제4주 : 이완**

몸에 습관적인 패턴으로 긴장을 붙들어놓고 있으면 처음에는 관절과 근육이 뻣뻣한 정도지만 나중에는 몸의 운동성이 줄어들고 걸음걸이도 느려진다. 고대부터 전해지는 요가에서는 몸 안의 반다bandha, 곧 잠금 에너지를 활성화하면 노화를 지연할 수 있다. 자기 조절과 반다, 그리고 제한된 경로를 해방시키고 운동성을 높여주는 기법을 배워 근육이 열심히 일하도록 만든다. 아킬레스 유전자 같은 부상 위험을 높이는 유전자의 스위치를 끄고 장수 유전자를 활성화할 수 있다.

- **제5주 : 노출**

메틸화, 유방암, 비타민 D, 피부와 주름살, 곰팡이 유전자처럼 인체의 생화학이 틀어지게 만드는 유전자에 대해 배울 것이다. 장수 유전자의 스위치를 켜고 피부를 개선하고 면역 기능을 최적화해주는 데 가장 효과적이라고 증명된 환경 노출법을 알 수 있다.

- **제6주 : 진정**

스트레스에 대한 민감성을 높여서 평소 상태로 돌아가기 어렵게 만드는 유전자들을 끄는 방법을 배운다. 텔로미어를 손보는 확실한 방법도 알 수 있다. 또한 모두의 희망사항이라고 할 수 있는 행복 유전자의 스위치를 켜는 법도 배울 것이다.

- **제7주 : 생각**

기능의학의 검증된 전략을 통하여 잊어버리는 것보다 기억하는 쪽으로 균형이 옮겨지도록 할 것이다. 알츠하이머 유전자를 끄고 긍정적인 자기대화를 유도하고 인지 왜곡을 최소화할 수 있다. 인지 개선에 도움되는 보충제도 알 수 있다. 비타민 D 수치가 낮으면 치매(비타민 D 치매라고도 한다) 위험이 두 배로 높아진다는 사실을 알고 있는가? 비타민 D 수치를 최적으로 유지하면 뇌를 똑똑한 상태로 지킬 수 있다.

7주간의 프로토콜이 끝나면 건강수명을 유지하기 위한 핵심 내용을 하나로 통합한다. 그동안 이룬 것들을 앞으로도 계속 이어나가는 법을 배우는 가장 중요한 주다. 영거 프로토콜의 내용을 새로운 기준으로 삼아 자기관리를 함으로써 중년이나 노년의 시간이 최대한 오래 건강하게 이어지도록 만들어야 한다.

후성유전은 건강수명을 연장하는 핵심 열쇠일지도 모른다. 그것은 개인화 라이프스타일 의학이 약속하는 것이기도 하다. 죽음은 피할 수 없지만 건강수명은 당신에게 달려 있다.

유전자 검사 꼭 받을 필요 없다

유전자 검사를 꼭 받아야만 이 책의 효과를 제대로 볼 수 있을지 고민될 것이다. 정답은 '그렇지 않다'다. 앞에서 말했듯이 모든 인간은 DNA의 99.5퍼센트가 동일하므로 노화를 위해 DNA 기능을 최적화하는 방법도 거의 비슷하다. 게다가 유전자는 엄청나게 많다! 320,485명의 유전자 280만 개를 살펴본 연구에서는 BMI(체질량 지수)에 기여하는 유전자 변이가 약 100개 발견되었다. 유전자 변이는 나이가 들어도 변하지 않는다. 내가 팻소 유전자를 선택한 이유는 100여 개 유전자 변이 중에서도 영향력이 가장 크기 때문이다. 곧 팻소 유전자는 우리 몸에 변화를 일으킬 가능성이 가장 높다.

또 다른 중요 인자는 질병의 단 10퍼센트만이 유전자 때문이고 나머지 90퍼센트가 환경 인자 때문이라는 사실이다. 환경 인자에 따라 유전자가 활성화되거나 비활성화되기 때문이다. 따라서 7주 영거 프로토콜에서는 10퍼센트에 해당하는 유전자에 영향을 끼치는 90퍼센트의 환경 인자를 업그레이드하는 데 초점을 맞춘다. 환경을 개선해 DNA의 발현, 곧 유전자 스위치를 끄고 켜는 방법을 바꿔주는 데 가장 효과적이라고 증명된 단계들이 영거 프로토콜의 토대를 이룬다.

유전자 검사를 꼭 받지 않아도 되는 가장 중요한 이유는 유전자 검사 결과가 100퍼센트 정확하지 않기 때문일 것이다. 가장 일반적으로 실시하는 검사조차 정확도가 떨어질 수 있는데 그 이유는 염색체의 염기 배열이 같은 방향으로 되어 있을 수도 있고 역방향으로도 되어 있을 수도 있어서다. 따라서 유전자 검사 결과는 개인의 특정한 위험 맥락 안에서 받아들여져야 하고 유전자와 환경의 상호작용과 검사의 한계를 이해하는 전문가의 분석이 뒷받침되어야 한다.

유전자 검사 비용은 갈수록 저렴해진다. 이 책을 쓰고 있는 지금은 200달러 정도면 중요 유전자의 지도를 파악할 수 있다. 앞으로 스마트카드에 유전체를 인쇄해 지갑에 넣고 다니는 날이 올 것이라고 생각한다. 그러면 좀 더 개인에게 맞춤화된 방법으로 질병과 불필요한 노화를 예방할 수 있을 것이다. 그날이 오기 전까지는 유전자 검사 없이도 영거 프로토콜과 함께 노화를 방지할 수 있다.

후성유전학 : 유전자 스위치를 켜고 꺼라

03

다양한 화학적 표지를 이용한 유전자의 침묵과 활성화가 유전자를 조절하는 전반적이면서도 강력한 방법이라는 사실은 잘 알려져 있다. 유전자를 일시적으로 켜고 끄는 방법은 수십 년 전부터 알려져왔다. 하지만 유전자의 침묵과 활성화는 일시적인 것이 아니라 유전자에 영구적인 화학적 각인을 남긴다. 화학적 표지는 세포 환경이 보내는 반응에 따라 더하거나 제하거나, 강화하거나 축소하거나, 켰다 켰다 할 수 있다.

_ 싯다르타 무케르지Siddhartha Mukherjee, 《유전자의 내밀한 역사》(2017년 까치 출간)

고등학교 때부터 절친한 친구인 나탈리는 프랑스인이다. 우리는 고등학교 졸업을 앞두고 함께 프랑스 여행을 떠나 파리에서 툴루즈, 니스까지 여러 도시를 다니며 열한 명이나 되는 나탈리의 친척들을 방문했다. 이 이야기를 꺼내는 이유는 프랑스의 맛있는 음식과 멋진 풍경에 대해 늘어놓기 위해서가 아니다. 프랑스 여행 하면 가장 먼저 떠오르는 것은 와인을 몇 병씩 마시고 초콜릿 크루아상을 즐기고 바게트에 치즈를 잔뜩 곁들이고 지방이 넘치는 프렌치

프라이를 먹는데도 프랑스 여자들이 엄청나게 날씬했다는 사실이다. 나는 아일랜드와 독일의 소작농 혈통이라 프랑스인의 날씬한 체형을 타고나지 못했다. 하지만 나중에 깨달은 사실은 타고난 체형이나 프랑스인이 무엇을 먹는지는 중요하지 않다는 것이다. 특정 유형의 유전자와 합쳐진 특정한 라이프스타일이 중요하다.

50세가 된 지금까지도 좋은 친구로 지내는 나탈리는 여전히 날씬하다. 사실 그녀는 한 번도 뚱뚱했던 적이 없다. 나처럼 워킹맘이지만 대식가도 소식가도 아닌 그녀는 와인을 많이 마셔도 엉덩이에 군살이 붙지 않는다는 점이 다르다. 우리는 운동량과 칼로리 섭취량이 비슷하고 와인을 비슷하게 마시는데도 나탈리가 항상 나보다 멋진 모습이다.

프랑스 여성의 비만 확률이 크게 낮은 것은 사실이지만 그 이유는 저녁식사에 곁들이는 와인보다는 메틸화 유전자(메틸렌테트라하이드로엽산 환원 효소 유전자, MTHFR)와의 상호작용과 더 큰 연관이 있다. 이 유전자는 몸 안의 메틸화, 곧 화학물질에 어떤 표지가 붙는지를 좌우한다. 알코올의 체내 해독 또한 이 유전자에 좌우된다(알코올은 메틸화를 차단한다). 싯다르다 무케르지는 《유전자의 내밀한 역사》에서 메틸 표지는 DNA 가닥을 장식하는 목걸이의 펜던트와 비슷해서 메틸화 유전자를 침묵시킬 수 있다고 설명한다. 특히 MTHFR 유전자는 비타민 B_9을 사용하는 방법을 우리 몸에 설명하는 MTHFR 효소를 암호화한다. 나는 MTHFR 유전자 변이가 있어서 MTHFR 효소의 활동이 35~40퍼센트 줄어들었다.

한쪽 부모에게서는 MTHFR 유전자의 정상적인 복제본을 물려받았고 또 다른 부모에게서는 변이된 복제본을 물려받았다. 내 변이 유전자와 관련해 심각한 문제가 세 가지 있다. 비타민 B_9을 충분하게 생성하지 못하는 것, 알코올을 제대로 해독하지 못하는 것, 아미노산 호모시스테인amino acid homocysteine을 근육 성장에 중요한 메티오닌methionine 성분으로 바꾸지 못하는 것이다.

나는 나탈리보다 알코올을 적게, (순무, 케일, 겨자 같은) 녹황색 채소와 (아스파라거스, 시금치, 로메인 상추, 브로콜리, 컬리플라워, 비트 같은) 보통 채소에 많이 들어 있는 엽산을 많이 섭취해야 한다는 사실을 일찍부터 깨달았다. 이렇게 유전적으로 메틸화와 알코올 해독에 약하다는 사실을 알면 음식물 섭취에 변화를 주어 몸의 밸런스를 찾을 수 있다. 타고난 유전자에 대한 해결책으로 채소를 더 많이 먹고 와인 섭취를 줄이면 된다. 알코올이나 채소를 통한 엽산 섭취를 포함한 환경적 투입environmental input은 당신의 몸에 유전자보다도 더 큰 영향을 끼칠 수 있다.

당신도 분명히 변이 유전자를 가지고 있다. 당신의 조상들은 변이를 통하여 진화하고 유전자를 물려줄 수 있었다. 내가 수천 명의 환자에게 유전자 테스트를 실시해본 결과, 한 명도 빠짐없이 적어도 최소한 세 가지 무서운 유전자 돌연변이를 가지고 있었다. 하지만 돌연변이는 역기능을 의미하지 않는다. 유전자는 대개 단백질을 암호화하는데(주로 효소) 돌연변이는 단지 그 단백질이 더 많이 혹은 더 적게 만들어진다는 뜻일 뿐이다. 변이 유전자에 무조건 두

손 들고 항복할 필요는 없다. 특정한 변이를 해결할 수 있는 방법, 곧 더 건강하고 오래 살 수 있도록 환경을 바꿔주는 방법을 찾으면 된다.

환경 바꾸기

유전은 총에 장전을 하고 환경이 방아쇠를 당긴다는 표현이 있다. 나는 이 표현이 마음에 든다. 유전적 요인과 환경적 요인은 서로 따로 노는 것이 아니라 상호작용을 한다. 아무리 나쁜 유전자를 타고나도 환경에 대한 노출을 관리하면 운명 지어진 건강을 바꿀 수 있다. 유전자를 자신에게 불리하게가 아닌 유리하게 바꿀 힘이 당신에게 있다. 직간접적으로 건강에 영향을 끼치는 환경 인자를 통틀어 가리키는 엑스포솜exposome에 변화를 주어 후성유전을 조절할 수 있다. 몸과 마음의 의식적이고 무의식적인 일상 습관을 통하여 엑스포솜을 통제할 수 있다. 여기에는 몸을 얼마나, 어떤 형태로 움직이는지, 집과 사무실에서 어떤 환경에 노출되는지, 어떤 음식물을 섭취하는지, 호르몬 관리를 어떻게 하는지 등이 모두 포함된다. 특정한 노출로 어떤 유전자가 켜지면 다른 유전자는 꺼질 수 있다. '영거' 프로토콜에서는 적당한 양으로 면역계를(그 밖의 체내 시스템도) 조율하여 몸에 탁월한 방어팀을 갖춰서 집합적인 효과를 최대화하고자 한다.

건강과 노화 과정에 연관된 요인들을 동심원의 링이라고 생각해보자.

- 중앙에는 DNA, 곧 부모에 의해 결정되는 당신의 청사진이 자리한다.
- 그다음에는 마치 순서를 바꾸듯 유전자의 스위치를 껐다 켰다 하는 비非DNA 활동인 엑스포솜이 있다.
- 어떤 유전자가 켜지고 꺼지는지가 체중 증가와 주름살, 낮은 활력 등 노화에 따른 건강 상태를 결정한다.
- 노화 증상을 그대로 내버려두면 당뇨와 알츠하이머, 비만 같은 질병이 되고 결국 조기 사망으로 이어질 수 있다.

기능의학

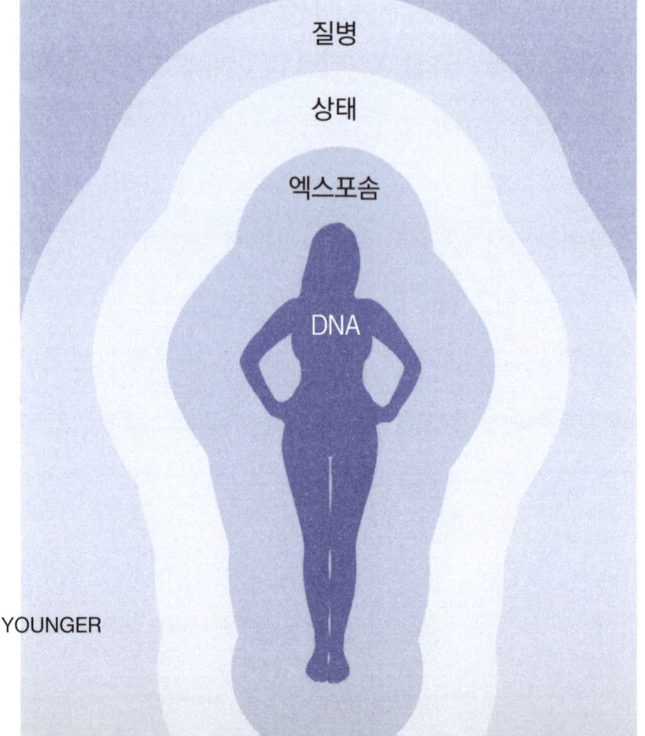

DNA는 변화가 느리지만
유전자 조절은 빠른 변화로 이어진다

새로운 과학의 혁신은 더 젊게 오래 사는 방법에 대한 중요한 단서를 제공한다. 특정한 행동 변화를 통하여 긍정적인 환경 요인을 강화할 수 있다고 말해준다. DNA 변화는 느리지만 유전자 발현의 조절은 빠른 변화를 일으킬 수 있다. 그 변화는 일시적일 수도 있고 영구적일 수도 있다. 유전자 발현을 활성화하거나 비활성화하는 유전자 조절의 변형은 유전될 수도 있다. 이것을 후성유전적 변화라고 하는데 좋은 노출이나 나쁜 노출을 후손에게 물려줄 수 있다는 뜻이다. 따라서 자신만을 위해서가 아니라 후손을 위해 좋은 쪽으로 유전자가 조절되도록 해야 한다.

똑같은 유전자 청사진을 가진 일란성 쌍둥이 형제가 있다고 해보자. 한 명은 성급하고 승부욕 강한 투자 은행가이며 울트라마라톤(정식 마라톤보다 긴 거리의 마라톤을 통칭-역주)을 즐기고 매일 아침에는 커피를, 저녁에는 위스키를 마시며 수면제의 힘을 빌려도 숙면을 취하기 어렵다. 나머지 한 명은 티베트로 건너가 승려가 되었고 매일 5시간 이상 명상 수련을 한다. 쌍둥이 중 첫 번째는 신진대사가 빠르고 스트레스도 더 많으며 알코올로 뇌가 줄어들고 수면 부족으로 회복력도 약하다. 그는 조만간 사망에 이를 확률이 높다. 노화를 늦추기 위해 꼭 티베트 승려가 될 필요까지는 없지만 이두 사람의 극단적 사례에 담긴 과학적 진실을 노화를 늦추는 효과적인 프로그램으로 바꿀 수 있다. 매일 하루가 더 젊어질 수 있는 새로운 기회다. 그것이 후성유전학에 담긴 흥분되는 가능성이다. 후성유전은 채소를 많이 먹고 자연에서 산책을 하는 상식적인 전략보다 더욱 심오하다.

당신의 선택과 습관은 대부분 과학자들은 물론 당신에게도 질병을 예방하고 역전하는 놀라운 기회를 뜻한다. 예를 들어 당신의 가족력에 유방암이 없더라도 좋은 박테리아와 나쁜 박테리아가 장에서 불균형을 이루고 있다면 유방암 위험을 높이는 위험하고 자극적인 에스트로겐이 많이 분비되고 유방암 위험을 낮추는 보호적 에스트로겐은 적게 분비될 수 있다. 결과적으로 에스트로겐의 재활용이 계속 이루어지고 에스트로겐 수용체가 과하게 자극되어 유방암 위험이 높아진다. 유방암에 걸리는 여성 중 85퍼센트가 가족력이 없다는 사실을 기억하고 어머니나 할머니, 고모, 이모가 유방암에 걸리지 않았으니 자신도 걸리지 않을 것이라고 안심하지 말기 바란다. 지금 당신도 모르는 사이에 장이 당신의 건강에 불리하게 작용하고 있을 수도 있다.

알코올 섭취를 줄이고 운동량을 늘리고 체중을 감량하는 등의 라이프스타일 변화를 통하여 '나쁜' 에스트로겐보다 '좋은' 에스트로겐이 많이 만들어지도록 몸에 유전자 재프로그래밍 명령을 내릴 수 있다. 전체적으로 DNA 순서에는 변화가 없지만 비유전적 방아쇠가 유전자의 행동을 바꿔줄 수 있다.

유방암을 예방하는 두 가지 방법

영화배우 안젤리나 졸리는 2013년에 〈뉴욕타임스〉에서 유방암에 걸릴 확률이 87퍼센트, 난소암에 걸릴 확률은 50퍼센트나 되는 결함 유전자 BRCA1을 물려받았다는 사실을 알고 어떤 조치를 취했는지 밝혔다. 그녀의 어머니와 외할머니, 이모가 모두 유방암으로 사망했는데 그들은 모두 그 유전자를 가지고 있었을 것이다. 따라서 안젤리나 졸리는 37세에 예방 차원에서 유방절제 수술을 받기로 결정했다. 2년 후 그녀는 예방적 난소제거 수술도 받았다. 예방적 절제술은 유방암과 난소암을 예방하는 방법으로는 비싸고 극단적이며, 안젤리나처럼 가족력 있는 여성은 전체의 15퍼센트에 불과하다. 따라서 나머지 사람들은 다음에 소개하는 마리처럼 비용이 적게 들고 무난한 예방법을 고려해봐야 한다.

마리는 66세 때 브래지어에 묻은 핏방울을 발견했다. 유방암 가족력은 없지만 부인과 주치의에게 연락했더니 초음파 검사를 받아보라고 했다. 오랜 시간이 걸린 끝에 방사선사가 조그만 혹을 발견했다. 혹을 제거하기로 했는데 생체 검사 결과 유방암 발생 전 단계인 이형성 과증식증atypical hyperplasia으로 나타났다. 다시 말하면 유방에 비정상적인 세포가 축적되어 있다는 뜻이었다. 악성은 아니지만 유방암으로 발전할 위험이 4배나 높아지므로 누구라도 두려움에 사로잡힐 수밖에 없을 것이다.

마리는 외과의에게서 항에스트로겐 약물인 타목시펜을 복용하면 유방암을 예방할 수 있다는 말을 듣고 타목시펜의 효능과 부작용을 검토해보았다. 자궁내막암의 발생률이 높아지는 부작용이 있었다. 아무리 유방암을 예방해준다고 해도 자궁내막암이 발생한다면 득에 비해 실이 너무 커 보였다. 마리와 내가 만난 것은 바로 그 시점이었다. 마리는 다른 전문가의 견해도 들어보기 위해 나를 찾아왔다. 나는 마리에게 어떤 제안을 했을까?

"우선 매일 약 900그램 혹은 10컵 정도로 채소 섭취를 늘리고 그린 파우더(각종 채소 추출물이 함유된 가루형 보충제-역주)를 드세요. 와인 섭취량은 일주일에 두 잔으로 줄이고 체중은 11킬로그램 감량하고 비유기농 육류 섭취도 줄이세요. 유제품과 설탕, 글루텐 같은 염증성 식품도 끊으시고요. 에스트로겐 생성 과정을 좋은 방향으로 유도하려면 몸이 에스트로겐을 어떻게 생성하고 제거하는지 살펴보아야 합니다."

6개월 후 12킬로그램을 감량한 마리가 찾아갔더니 유방암 외과의가 이렇게 말했다.

"환자분 같은 방법을 선택한 환자가 또 있었습니다. 어떻게 해내셨습니까?"

여성 외과의는 유방암 재발을 경험한 비만 환자에 대해 이야기했다. 그녀는 환자에게 안타까운 소식을 전할 때마다 가슴이 아프다고 했다. 여성 환자들이 유방암 위험과 조기 사망률을 높이는 비만 체중을 감량하기 위해 라이프스타일을 바꾸도록 도와주는 과정에서 얼마나 큰 좌절감을 느끼는지도 이야기했다.

하지만 이것은 모든 여성이 안고 있는 문제가 아닌가? 우리는 매일 밤 아무렇지 않게 마시는 와인 한 잔과 외식으로 즐기는 염증성 지방, 수면의 중요성에 대한 무관심이 유방암을 발생시키는 환경을 만드는 연결고리를 알아차리지 못하고 있다.

나는 마리의 소변 내 에스트로겐 수치를 확인한 후 십자화과 채소 추출물인 디-인돌 메탄di-indole methane(DIM)이라는 보충제를 복용하라고 조언했다. 이 보충제는 한 알만 먹어도 브로콜리 11킬로그램을 섭취한 것이나 같아서 마리를 유방암에서 보호해주는 좋은 에스트로겐 수치는 늘리고 유방암 위험을 높이는 나쁜 에스트로겐 수치는 낮출 수 있었다.

이제 마리는 삶의 모든 영역에서 더욱 의식적으로 건강에 좋은 선택을 하게 되었다. 채소를 많이 먹고 매주 세 번씩 빨리 걷기를 하고 만보기로 걸음수를 측정하고 매주 요가 교실에 가며 한 달에 한 번씩 마사지를 받는다. 다음 번 검사에서 유방 상태가 더욱 건강하게 나온 것은 당연했다. 6개월마다 실시하는 MRI 결과 치밀도가 줄어들었고 이형성 과증식증 신호도 없었다. 마리는 7년 동안 체중을 좀 더 줄였다. 안젤리나 줄리와 미리는 모두 유방암 발생 위험이 높았지만 서로 크게 다른 예방법을 활용했다. 이 두 사례는 유전학과 후성유전학이라는 혁신적인 과학이 병을 예방하고 건강수명을 늘리는 더욱 다양해진 선택권을 제공한다는 것을 보여준다.

DNA 검사는 혈액 검사처럼 손쉽게 받을 수 있다. 하지만 그렇다고 꼭 유전자 검사를 받아야 한다는 뜻은 아니다. 적어도 아직은 아니다.

이 책을 쓰고 있는 지금 '23andMe'처럼 소비자에게 직접 유전자 서비스를 제공하는 업체들은 36개 질병에 대한 제한적인 정보를 제공한다. 이것은 검사의 유효성(거짓양성반응과 거짓음성반응)과 소비자들이 자료를 잘못 해석하거나 오용할 가능성에 대한 질문에서 나온 식품의약국(FDA)의 규제 명령 때문이다. 이를테면 사람들이 BRCA 유전자 검사를 통해 성급하게 예방 차원의 수술을 받아서는 안 되기 때문이다(안젤리나 졸리 효과라고도 한다).

또 다른 문제는 대부분의 의사들이 유전자 검사 결과를 해독하고 의미 있는 조언을 해줄 수 없기 때문이다. 따라서 DNA 검사의 실과 허를 제대로 파악하는 것이 중요하다. DNA 검사는 당신이 어떻게 죽을지 혹은 어떤 병에 걸릴지 말해주지 않는다. 질병 가능성을 낮추고 건강수명을 높이기 위해 당신의 라이프스타일을 어떻게 설계하고 기능을 최적화해야 하는지에 대한 단서를 제공해준다. 미래의 어느 시점에 이르러서는 대세가 바뀌어 유전자 검사가 필수적이 될 것이다.

FDA의 규제가 개인의 자유를 제한하는 행동이라고 보는 시각도 있다. 만약 당신도 그렇게 생각하고 유전자 검사를 받고 싶다면 과학적으로 결과를 뒷받침해주는 유효성이 완전한 DNA 패널 검사를 받기 바란다. 또한 유전자 검사의 한계를 제대로 인식하는 전문가와 함께 결과를 살펴봐야 한다.

알아야 할 기본 유전학 용어

유전자 변이의 발현에 영향을 끼치는 것이 '영거' 프로토콜의 목적이다. 나쁜 유전자 변이는 끄고 좋은 유전자 변이는 켠다. 이 책을 이해하기 위해 꼭 알아야 할 몇 가지 용어를 소개한다. 유전자, DNA, 대립유전자, 변이 등 반복되는 용어에 집중하라. 어려워할 필요 없다. 이해되지 않는 단어가 있으면 이 책의 부록에 있는 '용어 해설'을 참고하면 된다.

숫자로 보는 DNA

- 인간의 염색체는 46개이고 양쪽 부모에게서 23개씩 물려받는다. 각 염색체에 나선 구조의 DNA가 들어 있다.

- 유전자는 약 24,000개에 달하며 이 책에서는 가장 중요한 일곱 개 유전자를 다룬다. 중복되거나 심지어 기능적으로 반대되는 유전자들이 많은데 유전자가 일으키는 전체적 효과가 중요하다.

- DNA는 대부분(약 99.9퍼센트) 세포핵에 들어 있는데 세포 내의 개별적 소기관인 미토콘드리아에도 DNA가 조금(0.1퍼센트) 있다(우리 몸은 약 50조 개의 세포로 이루어진다). 이 사실을 알아야 하는 이유는 미토콘드리아 기능이 저하되면 점점 피로가 심해지기 때문이다.

- 줄여서 DNA라고 하는 디옥시리보핵산deoxyribonucleic acid

은 네 가지 화학적 염기의 반복 패턴으로 이루어진다. 아데닌adenine(A), 시토신cytosine(C), 구아닌guanine(G), 티민thymine(T)이다. 이러한 화학적 염기는 유전자 부호 혹은 유전자형이다. 당신의 DNA는 사다리와 같고 화학적 염기 패턴은 그 사다리의 가로대를 이룬다.(DNA 사다리의 측면은 당과 인산염으로 이루어진다.)

- DNA 사다리는 이중 나선 구조를 이루는데 세포 분열 시 효과적으로 복제되기 위해서다. DNA 가닥의 총 길이는 약 180센티미터다.

- 뉴클레오티드nucleotide 300개 중 하나당 변이가 나타난다(다형성이라고 함). 다형성은 총 1억 가지에 이른다.

- 각 염색체는 복제본 2개가 한 쌍을 이루며 부모에게서 복제본을 하나씩 물려받는다. 이렇게 한 염색체의 같은 위치에 있는 유전자를 대립 유전자라고 한다. 부모에게서 정상적인 복제본을 하나씩 물려받았다면 야생형wild type 혹은 정상 유전자라고 한다. 정상 유전자 복제본 하나, 변이 유전자 복제본 하나를 물려받았다면 유전자가 이형heterozygous으로 존재한다고 말한다. 똑같은 이형성 유전자를 하나씩 물려받으면 동형 유전자라고 한다. 이형 또는 동형 유전자일 때 대부분 문제가 발생한다.

DNA의 속삭임

세계에는 장수로 유명한 다섯 개 문화권이 있다. 이 문화권에는 노화와 관련된 올바른 유전자의 스위치를 켜주고 잘못된 유전자의 스위치는 꺼주는 공통된 습관이 있다. 그 습관 덕분에 세계의 다른 사람들보다 평균수명이 12년이나 길다. 그것을 DNA의 속삭임이라고 생각해보자. 우선 세계적인 장수 문화권의 사람들은 모두 해변이나 산에 산다. 생선을 먹고 신선한 제철식품을 섭취한다. 저녁 식사로는 항산화성분이 풍부한 슈퍼 푸드를 하나씩 먹는다. 여성의 수명이 세계에서 가장 긴 일본 오키나와는 해초이고, 남성의 수명이 세계에서 가장 긴 이탈리아 사르데냐는 올리브 오일과 레드 와인이다. 이들 문화권에서는 노화를 막아주는 유전자와 라이프스타일의 특정 조합을 이루었다. 당신도 얼마든지 가능하다.

자신의 DNA를 알지 못해도 후성유전을 개선할 수 있다. 7주간의 프로토콜을 따라 하고 최선의 건강수명을 활성화해주는 DNA 엑스포솜을 만든다면 누구나 노화를 늦추는 기법으로 효과를 볼 수 있다.

유전자의 대화를 바꿔라

유전자의 스위치를 켜고 끄는 것을 유전자 조절이라고 한다. 다양한 유전자 조절 과정과 그 상관관계는 지금도 계속해서 연구하고 있다. 라이프스타일 선택은 유전자 조절에 영향을 끼친다. 5장에서 11장까지 다룰 텐데 특정한 음식 섭취 같은 여러 행동을 통하여 유전자 조절을 간접적으로 통제할 수 있다. 유전자 조절 과정이 최대한 제 능력을 발휘하도록 만들어야 한다. 이 책에서는 DNA 전사 인자와 메틸화, 그리고 히스톤 변형histone modification과 염색질 재구성 같은 새롭지만 검증이 덜 된 방식의 역할에 집중할 것이다. 후성유전학은 비교적 새로운 분야로 계속 발전하고 있으므로 다른 과학자들은 후성유전의 메커니즘을 다른 순서로 설명할 수도 있다.

노벨상 수상 연구처럼 복잡하게 들리겠지만 유전자 조절 과정을 이해하기 쉽게 설명하고자 한다. 다음은 간단한 설명이다. 하지만 이 내용을 전부 이해하지 못해도 7주간의 프로토콜로 효과를 거둘 수 있다.

• 전사 인자

전사 인자는 DNA 배열 순서에 결합하여 DNA가 RNA로 전사되는 속도를 조절함으로써 유전자를 끄거나 켤 수 있는 단백질이다. 사우나를 할 때 배출되어 높은 열에서 생존하도록 도와주는 유전자를 상향 조절하는 열충격 인자, 혈당 조절에 개입하는 탄수화물 감지 전사 인자, 에스트로겐 수용체 전사 인자가 있다.

- **메틸화**

메틸화는 보통 어떤 유전자의 스위치를 끔으로써 세포에 지시를 내리는 단순한 생화학적 반응이다. 이 과정은 우리 몸의 모든 세포마다 1초당 10억 회씩 일어난다. 다시 말하면 그만큼 중요하고 밀착적으로 조절된다는 뜻이다. 메틸화는 우리 몸이 어떤 유전자나 유전자의 일부를 끄기 위하여 DNA 가닥이나 비타민에 표지를 할 때 일어난다. (탄소 원자 1개와 수소 원자 3개로 이뤄진 화학물질인) 메틸기methyl group를 DNA 분자, 곧 대개는 단백질이나 효소에 붙인다. 에스트로겐이 계속 순환하거나 해를 가하지 않도록 비활성화하기 위해 메틸화가 필요하다.

메틸화는 해독 주기의 중요한 부분이면서 가장 강력한 항산화물질이라고 할 수 있는 글루타티온glutathione 생성을 돕는다. 초밥을 먹었을 때 수은이 축적되지 않게 하거나 물이 새는 건물 안에 있을 때 체내 곰팡이를 제거하기 위해 글루타티온이 필요하다. 몸 안에서 메틸화가 제대로 이루어지지 않으면 해독 기능도 저하되어 중금속에 중독될 위험이 높아지고 농약이나 환경적 독성, 오염물질, (내장에 나쁜 박테리아가 있을 때 생기는 독성인) 지질다당류lipopolysaccharide 등에 해를 입을 위험도 높아진다. 일반적으로 독성 과부하 위험이 커지는 이유는 몸에서 해독 작용이 제대로 이루어지지 않기 때문이다. 다음에서(86쪽) 메틸화에 문제가 있다는 신호를 확인해

메틸화 손상의 신호

- 피로-활력이 낮거나 불안정

- 운동에 대한 내성 낮음

- 비만과 체중 증가

- 만성 근육통을 비롯한 통증

- 우울증이나 조울증, 불안증 등 기분 관련 문제

- 자가면역이나 바이러스에 대한 약한 내성 등 면역계 이상

- 중금속 또는 효모 과다증식 등 해독 관련 문제

- 불임

- 계속되는 유산

- 불면증

볼 수 있다. 내 환자들 중 약 70퍼센트가 이러한 신호를 보인다. 나 또한 메틸화가 잘 일어나지 않는 편이라 유해한 에스트로겐이 축적되는 경향이 있다. 메틸화를 돕기 위해 매일 채소와 보충제를 섭취하여 나쁜 에스트로겐을 대부분 비활성화한 덕분에 이제 내 몸은 그것을 소변과 대변으로 내보낼 줄 알게 되었다.

• 히스톤 변형

염색체 안에는 히스톤이라는 단백질이 있다. 이것은 유전자 암호의 일부분은 아니지만 DNA가 나선 모양을 이루는 실패 역할을 한다. 히스톤은 유전자 스위치에 어느 정도 힘을 발휘한다. 일반적으로 히스톤 단백질의 변형 방법에는 몇 가지가 있는데 메틸화와 아세틸기acetyl group 붙이기, 인산화 반응 등이다. 히스톤에 아세틸기가 붙으면 유전자가 활성화된다. 아세틸기는 히스톤(생화학적으로 C_2H_3O)에 붙으면 켜지는 스위치나 마찬가지다. 히스톤 아세틸전달효소histone acetyltransferase가 마치 택시처럼 아세틸기를 태워다 내려주어 히스톤에 붙게 해준다.

연구 결과 히스톤 단백질에 자연스럽게 일어나 유전자 제어에 영향을 끼치는 변화는 다음 세대로 유전될 수 있다. 어떤 특성이 유전될지에 영향을 끼치는 것이다. 연구 결과는 어떤 특성이 유전될지는 DNA에 의해서만 결정되지 않는다는 사실을 보여준다. 이러한 발견은 자연적 변화에 의한 유전 방식이 언제 어떻게 일어나는지, 구체적인 특성이나 건강 상태와 연관이 있는지 연구하기 위한 길을 열어준다.

'프롤로그'에서 소개했듯이 노화에 영향을 끼치는 다섯 가지 인자 중 하나는 나이 들수록 지방이 더 많이 축적되고 근육량은 줄어드는 것이다. 그 과정은 간에서 흔히 일어나 지방간을 발생시킨다. 좀 더 정확하게 말하면 무알코올성 지방간 질환

이라고 하며 히스톤 아세틸화와 연관 있다. 설탕 섭취 때문에
아세틸기가 지방 축적 유전자를 활성화한다.

• 염색질 재구성

염색질은 DNA와 단백질, 세포에서 발견되는 RNA의 결합
으로 구성된다. 이 염색질은 DNA가 히스톤 단백질을 감싼
상태에서 세포 안에 들어갈 만큼 작은 부피로 포장하는 역할
을 하며 유전자 발현과 DNA 복제에 영향을 끼치게 해준다.
복잡해 보이는 설명에 긴장하지 않아도 된다. 특수 효소를 이
용해 뉴클레오솜nucleosome(히스톤 단백질과 DNA 이중 사슬
이 결합하여 이루는 규칙적인 구조-역주)을 개조함으로써 몸이
유전자 발현을 제어할 수 있게 되는 개별적인 방식이라는 것
이 핵심이다. 자폐 스펙트럼 장애를 비롯한 특정한 신경 질환
은 염색질 재구성(뉴클레오솜 재구성이라고도 한다)에 따른 문
제와 연관 있다. 특정 효소가 뉴클레오솜을 움직이거나 재구
성함으로써 유전자 발현을 조절한다. 염색질을 재구성하는
효소군 중 하나로 종양억제자가 있다. 이 효소가 충분한 여성
은 난소암 발생률이 낮다.

유전자와 라이프스타일이 메틸화 기능을 통제한다. 이것은 닭
이 먼저냐 달걀이 먼저냐 하는 진퇴양난의 문제와 비슷하다. 내가
기능의학에서 경험한 다음의 상황을 한 번 살펴보자.

- 메틸화에 필요한 지극히 정상적인 유전자가 있지만 지나친 당분 섭취로 장내 세균총이 불균형을 이룰 수 있다. 따라서 중요한 비타민 B군을 흡수하지 못해 메틸화가 잘 이루어지지 않을 수 있다.
- 메틸화가 어려운 결함 유전자를 가지고 있지만 건강한 식단을 통해 장내 균형을 잘 관리해 메틸화가 정상적으로 이루어진다.
- 한때 메틸화가 잘되지 않을 때도 있었지만 문제 해결 후 과메틸화가 이루어지고 있다. 좋은 현상 같지만 독감에 걸린 것처럼 컨디션이 영 나쁘다. 체내에 비축된 독성이 처리되고 있기 때문이다. 일시적인 증상이기는 하지만 나쁜 컨디션을 먼저 겪어야 한다.

메틸화 개선을 위한 일반적인 조언을 해줄 수는 있지만 주의할 사항이 있다. 몸 상태가 보통 사람보다 복잡하거나 '영거' 프로토콜이 기대만큼 반응이 나타나지 않는다면 기능의학 전문가에게 일대일 도움을 받으면 좋다. 유선사와 환경의 상호작용을 질 아는 사람에게 도움을 얻고 싶다면 웹사이트 functionalmedicine.org에서 당신과 가가까운 곳에 있는 공인 기능의학 전문가를 찾아볼 수 있다.

DNA에 붙은 포스트잇

2장에서 설명했듯이 유전자 조절은 어머니(혹은 할머니)의 유전적 각인에서부터 일찌감치 시작한다. 기능의학연구소 설립자이자 《질병 망상Disease Delusion》 저자인 제프리 블랜드 박사는 유전적 각인을 성장 발달의 주요 단계에서 염색체에 붙은 포스트잇이라고 생각하는 방법을 가르쳐주었다. 임신 초기의 태아를 예로 들어보자. 어머니가 당신을 임신했을 때 기근을 무사히 버텼거나 특정 독소에 노출되었다면 당신의 DNA에는 작은 포스트잇이 붙는다. 나중에 DNA가 그 특정한 위치에 관심을 기울이게 만드는 시각적 단서 역할을 한다.

유전적 각인의 또 다른 예가 있다. 1998년에 얼음 폭풍이 캐나다 온타리오에서 노바스코샤까지 강타했을 때 엄청난 한파로 전기가 끊겨 사람들은 몇 주 동안이나 극심한 추위에 떨어야만 했다. 연구자들은 당시 임산부였던 여성들이 낳은 아이들을 추적해 태아기의 극심한 스트레스가 어떤 유전적 표지를 만들었는지 살폈다. 그리고 결과를 보통의 임산부가 낳은 아이들과 비교했다.

얼음 폭풍 때 엄마 뱃속에 있었던 아이들의 DNA 메틸화 특징에서 차이가 나타났다. 연구자들은 그 아이들의 면역 세포를 살펴본 결과 유전자의 특정 영역인 촉진제 메틸화에서 큰 차이를 발견했다. 촉진제는 유전자를 발현하거나 발현을 저하하는 스위치다. 그 영향을 받은 유전자들이 인슐린과 혈당을 통제했다. 얼음 폭풍 때 엄마 뱃속에 있었고 현재 15~17세가 된 그 아이들은 앞으로 몇 십 년 후에 당뇨 발병률이 엄청나게 높을 것이다. 이것은 극심한 스트레스 속에서의 후성유전적 스위치를 보여주는 대표적인 사례다.

유전적 각인에는 좀 더 유연한 것도 있다. 염색체에 포스트잇을 붙이거나 떼기가 쉽다는 뜻이다. 트랜스지방이 아니라 영양소가 풍부한 식품 섭취하기, 일주일에 거의 매일 빠르게 걷기, 매일 세 시간 이상 책상 앞에 앉아 있지 않기 같은 행동이 유연한 각인에 영향을 준다. 쉽게 말해서 예전에 극심한 스트레스나 트라우마를 겪었고 건강하지 못한 라이프스타일을 선택했다고 해도 염색체에 붙은 포스트잇을 바꿔서 유전자의 청사진이 다르게 읽히도록 바꿀 수 있다.

개인의 DNA와 엑소포솜의 상호작용을 이해하는 것은 아직 초기 단계에 머물러 있지만 다음 장부터 소개하는 프로토콜에서 제시하는 해결책은 이미 검증된 것들이다. 영향력의 종류와 복잡성 때문에 수량화가 불가능한 것도 있지만 이미 우리는 엑소포솜 개선에 필요한 지식이 충분한 시대로의 전환점에 머물러 있다. 엑소포솜의 중재를 받는 유전자 발현은 지속적으로 일어난다. 이 책에 나온 대로 라이프스타일을 개선한다면 환경적 투입이 개선되고 결과적으로 유전자 발현과 건강 개선으로 이어질 것이다. 일상의 선택이 당신은 물론이고 후손의 건강에도 지대한 영향을 끼칠 수 있다는 사실을 기억하라. 자, 이제 내 몸의 청사진을 바꿔보자.

건강수명 점수

04

저마다의 기능이 있는 모든 신체 부위는 적당히 사용하고 노동으로 운동을 해주면 건강해지고 발달하며 노화가 지연된다. 하지만 신체를 사용하지 않으면 질병에 걸리거나 성장이 결핍되며 노화가 빨리 온다.

_ 히포크라테스Hippocrates

오늘 아침에 바 피트니스barre fitness(발레 바를 이용한 피트니스 운동법-역주) 교실로 들어서다가 한 여성을 보았다. 얼굴은 50대처럼 보이지만 잿빛 머리칼은 숱이 풍부하고 몸매는 30대였다. 맙소사! 눈을 떼지 못하고 계속 쳐다보았다. 자전거를 탄 그녀는 마치 가장 좋아하는 옷이라도 되는 것처럼 그것을 다루었고 베테랑 사이클 선수 같은 분위기를 풍기며 거치대에 고정했다. 여전히 헬멧을 쓴 채로 나보다 먼저 교실 안으로 들어갔다.

내 몸매를 남과 비교해서는 안 되는데 나도 모르게 비교하게 되었다. 그녀는 나와 키는 비슷하지만 더 날씬하고 근육의 선명도도 훌륭했으며 '허벅덩이'도 없었다(내 아이들 말로는 엉덩이와 허벅지 사이가 붙은 것이 '허벅덩이'란다. 그 사이가 날렵하지 않으면 늙었다는 증거라고). 그녀는 교실의 맨 앞자리로 걸어갔다(나는 주로 뒷자리를 선호한다). 수업 도중에 보니 그녀는 나보다 무거운 아령을 들고 플랭크plank와 팔굽혀펴기를 '완전한 자세'로 할 수 있었다(무릎을 대고 하는 것이 아니라 손과 발을 바닥에 대고). 강사가 내주는 도전 과제를 전부 다 척척 해냈다. 감탄하고 자극받은 나는 그녀를 관찰해보았다.

그녀, 실비아는 71세다. 실비아의 건강수명 점수는 평균 이상인 74점이다. 가족은 운동에 별로 관심이 없지만 그녀는 예전부터 운동을 즐겼다. 그녀의 안정 시 심박수는 약 50이고 육식을 하지만 채소와 과일을 많이 먹고 외식은 거의 하지 않는다. 밖에서 식사하게 될 때는 샐러드나 수프, 생선 요리를 주문한다. 자동차를 싫어해서 자동차가 없으며 어디든 걷거나 자전거를 타고 간다. 지난 주말에는 자전거로 4시간 30분 동안 100킬로미터를 완주했다. 그녀는 자전거 타기나 운동을 오래 하기 전에는 9시간 동안 수면을 취한다. 하루 운동 시간이 2시간보다 적은 날에는 최소한 8시간을 자고 어디서든 시간이 허락하면 15~30분 동안 낮잠을 잔다.

실비아는 예전에 마케팅 기업 임원이었고 지금도 홍보 담당자로 풀타임으로 일한다. 그녀는 1978년에 여성 산악인 최초의 히말라야 안나푸르나 등정 기금을 마련하기 위해 제작한 티셔츠에 들어간 "여성의 자리는 정상이다"라는 문구를 내놓은 장본인이다. 용감무쌍한 여성 산악인들은 그 문구가 들어간 티셔츠를 만 장 이상 판매한 덕분에 히말라야 등정에 도전할 수 있었다(실비아도 함께 등정했지만 중간에 하산했다). 그 티셔츠 문구는 실비아라는 사람이나 그녀의 느린 노화 방식과 여전히 잘 어울린다.

내가 노화에 관한 책을 쓰고 있다고 밝히자 실비아는 온갖 질문을 던졌다. 그녀는 명석하고도 기민한 눈동자로 나를 똑바로 바라보고는 젊음을 유지하는 비결은 새로운 생각에 마음을 열고 호기심을 유지하는 것이라고 말했다. 실비아가 수십 년 동안 해온 것처럼 당신도 유전자 암호의 90/10의 법칙을 이해하면 노화를 늦출 수 있다. 따라서 최대한 효과적인 후성유전을 위한 준비를 갖춰야 한다. 여기에는 노화와 질병 발생을 늦춰주는 데 가장 효과적이라고 검증된 방법들만 모았다. 우선 당신의 현재 건강수명 점수부터 계산해보자.

건강수명 테스트

노화 속도를 늦추려면 현재의 노화 과정부터 측정해야 한다. 측정을 해야만 개선할 수 있다. 또한 처음에 기준점이 있어야 나중에 비교 기준이 생긴다. 노화를 측정하는 가장 좋은 방법에 대해 활발하게 토론하고 있지만 의견합의를 도출하지는 못했다. 노벨상을 수상한 유전학자 엘리자베스 블랙번Elizabeth Blackburn은 특수 연구실에서 실시한 백혈구의 텔로미어 길이를 측정하는 실험이 가장 좋은 노화 측정 방법이라고 말한다. 오즈Oz 박사는 마이크 로이젠Mike Roizen 박사와 함께 고안한 독특한 신체 나이 계산법인 리얼에이지 테스트RealAge Test를 제안한다. 하지만 1999년에 고안한 방법이라서 최신 과학 정보를 업데이트해야 한다. 그런가 하면 다수의 항노화 연구자들은 턱걸이할 때처럼 손으로 물건을 쥐는 힘인 악력을 이용한다. 볼티모어 노화종적연구소Baltimore Longitudinal Study on Aging의 루이지 페루치Luigi Ferrucci 소장은 1958년부터 대규모 코호트cohort(동일한 특성을 가진 인구 집단-역주)의 건강한 사람들을 대상으로 악력을 이용하여 노화와 염증을 추적하는 연구를 해왔다. 또한 그는 염증을 측정하는 혈액 표지인 인터루킨-6interleukin-6(IL-6)도 활용한다. 면역계로 만들어지는 인터루킨-6는 노화와 사망에 관여하는 807 유전자와 연관 있는데 나이가 들면서 수치가 올라간다. 염증 표지인 C반응성 단백질C-reactive protein 수치를 검사하는 방법이 사망 위험률을 알아보는 가장 좋은 방법이라는 주장도 있다. 하지만 간단하고 편리하면서 첨단인 방법은 하나도 없어서 내가 직접 건강수명 점수 테스트를 고안했다.

이 테스트를 효율적으로 실시하려면 다음의 도구가 필요하다.

- 온라인 테스트(www.HealthspanScore.com)를 선호할 경우 컴퓨터나 태블릿
- 허리둘레를 잴 줄자

건강수명 점수는 노화와 관련 있는 몇 가지 영역에서 가장 큰 우선순위를 밝혀준다. 어떤 대책을 세워야 하는지도 알게 될 것이다. 건강수명 테스트를 하면서 시작점의 기준이 되어줄 전신과 얼굴(특히 눈과 피부)의 클로즈업 사진을 찍어두자. 다음은 테스트를 하기 전에 기록해두어야 할 건강수명에 영향을 끼치는 기본적인 측정 기준이다.

- 안정 시 심박수
- 허리둘레
- 체중, 신장, BMI(체질량 지수)
- 공복 혈당 수치

건강수명 테스트

건강수명 테스트는 노화 속도를 알아보고 나중에 얼마나 개선되었는지 비교해보기 위한 기준점을 마련하기 위해 필요하다. 각 질문마다 자신의 상태를 가장 잘

설명해주는 답을 선택한다. 답에 해당하는 점수를 빈 칸에 적는다. 문제를 다 풀

고 난 후에는 각 영역에 해당하는 합계와 맨 끝에 전체 합계(내 건강수명 점수)를

기록한다.

기본 사항

---

01 〉 성별

　　여성 = 1점

　　남성 = 0점　　　　　　　　　　　　　　　　　　　점수________

---

02 〉 나이

　　40세 이하 = 2점

　　40-65세 = 1점

　　65세 이상 = 0점　　　　　　　　　　　　　　　점수________

---

03 〉 허리둘레(배꼽 위치의 허리둘레 측정)

　　여성 : 35인치 이히 = 2점

　　여성 : 35인치 이상 = 0점

　　남성 : 40인치 이하 = 2점

　　남성 : 40인치 이상 = 0점　　　　　　　　　　점수________

04〉 현재 BMI

키 : _________ m

몸무게 : _________ kg

BMI = 몸무게 ÷ 키^2

18.5 이하 = 0점

18.5-24.9 = 2점

25.0-29.9 = 1점

30 이상 = 0점　　　　　　　　　　　　　　　　　　점수_________

기본 사항 점수 합계 _________

라이프스타일

05〉 평일에 일할 때 평균적으로 앉아 있는 시간은?

3시간 이하 = 2점

3-6시간 = 1점

6시간 이상 = 0점　　　　　　　　　　　　　　　　점수_________

06〉 평균 수면 시간은?

4시간 이하 = 0점

4-7시간 = 1점

7-8.5시간 = 2점

8.5시간 이상 = 1점

잘 모르겠다 = 0점   점수________

---

07 〉 일주일에 적어도 5일씩 최소한 30분씩 중간에서 고강도로 운동을 하는가?

그렇다 = 2점

아니다 = 0점   점수________

---

08 〉 하루에 양치질을 두 번 이상 하는가?

그렇다 = 2점

아니다 = 0점   점수________

---

09 〉 치실을 얼마나 자주 사용하는가?

하루 2회 이상 = 2점

하루 1회 = 1점

사용하지 않는다 = 0점   점수

---

10 〉 (요가, 명상, 마음챙김, 태극권 등) 묵상 수행을 얼마나 자주 하는가?

일주일에 5회 이상 = 2점

일주일에 1-4회 = 1점

하지 않는다 = 0점   점수_________

11〉 매주 알코올 섭취량은?

　없음 = 0점

　1-2회분 = 2점

　3-7회분 = 1점

　7회분 이상 = 0점   점수_________

12〉 낮에 제대로 활동하기 위해 수면 시간은 얼마나 되어야 한다고 느끼는가?

　4시간 이하 = 0점

　4-7시간 = 1점

　7-8.5시간 = 2점

　8.5시간 이상 = 0점

　잘 모르겠다 = 0점   점수_________

13〉 지금까지 살면서 피운 담배가 100개비 이상인가?

　그렇다 = 0점

　아니다 = 1점

　잘 모르겠다 = 0점   점수_________

라이프스타일 점수 합계 _________

14〉 또래의 다른 이들보다 몸이 건강한 편이라고 생각하는가?

그렇다 = 2점

아니다 = 0점   점수________

15〉 선크림을 사용하고 태양을 피하고 비타민 D 수치가 낮은가?

그렇다 = 0점

아니다 = 1점   점수________

16〉 다음 진단을 받은 적이 있는가?('그렇다' 하나마다 0점, '아니다' 하나마다

2점, '잘 모르겠다'는 0점)

당뇨 또는 당뇨 전증

우울증

알츠하이머

암(모든 유형)

다발선 경화증

치은염

고혈압

심장 질환

자궁경부암 검사 이상(여성)

뇌졸중

계절성 우울증(SAD)이나 겨울 우울증   점수________

17〉 안정 시 심박수(가만히 앉아 있을 때의 심박수)는?

1분 60회 이하 = 2점

1분 60-79회 = 1점

1분 80회 이상 = 0점

잘 모르겠다 = 0점   점수________

18〉 최근의 공복 혈당이 70-85mg/dL인가?

그렇다 = 2점

아니다 = 0점

잘 모르겠다 = 0점   점수________

19〉 감기나 기타 유형의 감염(입술 발진이나 헤르페스, 기도 감염, 기관지염, 부

비동염 등)이 자주 발생하는가?

그렇다 = 0점

아니다 = 1점   점수________

건강 점수 합계 ________

피부, 모발, 손발톱

20〉 손발톱이 약하고 얇고 자주 부러지는가?

그렇다 = 0점

아니다 = 1점 점수________

21〉 손발톱에 백색 반점이 있는가?

그렇다 = 0점

아니다 = 1점 점수________

22〉 습진이나 발진, 여드름 같은 피부 트러블이 있는가?

그렇다 = 0점

아니다 = 1점 점수________

23〉 탈모를 경험한 적이 있는가?

그렇다 = 0점

이니디 = 1점 점수________

피부, 모발, 손발톱 점수 합계 ________

스트레스

24〉 지난 12개월 동안 사랑하는 이의 죽음이나 이혼, 이별, 실직, 이사 등 커다란

생활 스트레스를 경험했는가?

그렇다 = 0점

아니다 = 2점   점수________

---

25 〉 항상 이 일 저 일로 바쁘게 뛰어다는 기분이고 시간에 쫓겨 스트레스를 받는가?

그렇다 = 0점

아니다 = 2점   점수________

---

26 〉 당신의 삶은 스트레스가 심한가?

그렇다 = 0점

아니다 = 2점   점수________

---

27 〉 지난 2주 동안 스트레스에 대처한 능력을 평가해본다면?

형편없음 = 0점

중간 = 1점

탁월함 = 2점   점수________

스트레스 점수 합계 ________

음식 섭취

28 〉 밀가루와 설탕이 든 음식을 일주일에 2회 이상 섭취하는가?

그렇다 = 0점

아니다 = 1점   점수________

29> 매일 최소한 7회분의 채소와 과일을 섭취하는가?(1회분 = 1/2컵)

그렇다 = 2점

아니다 = 0점   점수________

30> 매일 최소한 1회분의 녹색 채소를 섭취하는가?(1회분 = 1/2컵)

그렇다 = 2점

아니다 = 0점   점수________

31> 가공식품이나 포장식품, 패스트푸드, 트랜스지방 함유 식품(도넛, 쿠키, 크래커 등)을 일주일에 1회 이상 먹는가?

그렇다 = 0점

아니다 = 1점   점수________

음식 섭취 점수 합계 ________

가족력

32> 다음에 대한 가족력이 있는가?('그렇다' 하나마다 0점, '아니다' 하나마다 1점)

알츠하이머 / 당뇨

심장 질환 / 골다공증

뇌졸중 / 암   점수_________

가족력 점수 합계 _________

교감

33〉 현재 배우자나 연인과 일상의 경험을 공유하고 있는가?

그렇다 = 2점

아니다 = 0점   점수_________

34〉 고립감이나 외로움을 느끼는가?

그렇다 = 0점

아니다 = 2점   점수_________

35〉 현재의 삶에 열정과 흥분을 느끼는가?

그렇다 = 1점

아니다 = 0점   점수_________

36〉 나에게 관심을 기울여주고 무조건적으로 사랑해주는 사람이 있는가?

그렇다 = 1점

아니다 = 0점   점수_________

37 > 개인으로서 내가 중요한 존재이고 타인의 삶에 영향을 끼친다고 생각하는가?

그렇다 = 1점

아니다 = 0점   점수__________

교감 점수 합계 __________

산화 스트레스

39 > 정기적으로 피로를 느끼는가?

그렇다 = 0점

아니다 = 1점   점수__________

39 > 운동 후 피로함을 느끼는가?

그렇다 = 0점

아니다 = 1점   점수__________

40 > 담배나 향수, 청소 제품 등의 화학제품에 민감한가?

그렇다 = 0점

아니다 = 1점   점수__________

41 > 근육이나 관절에 통증이 있는가?

그렇다 = 0점

아니다 = 1점 점수________

42〉 흡연을 하거나 간접흡연에 노출되어 있는가?

그렇다 = 0점

아니다 = 1점 점수________

43〉 집이나 직장에서 오염물질, 중금속, 기타 화학물질 같은 환경적 독성에 노

출되어 있는가?

그렇다 = 0점

아니다 = 1점 점수________

44〉 처방약이나 기분 전환을 위한 약을 먹는가?

그렇다 = 0점

아니다 = 1점 점수________

산화 스트레스 점수 합계 ________

뇌 기능

45〉 대화 도중에 말이 생각나지 않는 경우가 일주일에 1회 이상 있는가?

그렇다 = 0점

아니다 = 2점 점수________

46〉 지난 5-10년 동안 예리한 정신적 능력이나 기억, 집중력이 감소되었다고 생

각하는가?

그렇다 = 0점

아니다 = 2점   점수________

47〉 뇌 기능이 5-10년 전보다 떨어졌는가?

그렇다 = 0점

아니다 = 2점   점수________

48〉 미각, 후각, 청각이 손상되었는가?

그렇다 = 0점

아니다 = 2점   점수________

뇌 기능 점수 합계 ________

49〉 초콜릿, 와인, 과카몰리가 젊은 외모와 건강에 도움이 된다고 생각하는가?

정답은 '그렇다'다!('그렇다'라고 답했다면 유머 감각이 있다는 뜻이므로 1점

추가)

점수 총합계 ________ /100

날짜 ____________________

노화 속도를 좌우하는 가장 중요한 인자에 대한 평가 기준점이 마련되었다. 인구통계학적 정보, 라이프스타일, 스트레스, 노출, 병력과 가족력, 항산화 활성도, 사회적 유대감, 뇌 기능.

이제 다음 표를 참고해 자신의 점수를 분석해보자. 7주 프로토콜 이후에 다시 한 번 점수를 계산하고 그 후로도 정기적으로 테스트를 실시하여(6개월에 한 번씩) 건강수명 연장이 잘되고 있는지 확인한다. 이 장의 남은 부분은 노화 과정과 건강에 대한 주도권을 다시 잡을 수 있는 준비가 되도록 도와줄 것이다. 만약 앞으로 점수가 떨어진다면 어느 부분에서 떨어졌는지 살펴보고 해당 프로토콜 수칙이 잘 실천되는지 검토한다.

점수	진단과 계획
40점 이하	건강수명 매우 낮음. 노화가 심하게 진행 중. 영거 프로토콜을 시작해 노화 속도를 늦추는 것뿐만 아니라 의사에게 도움과 격려를 얻는다.
40-49점	건강수명 낮음. 노화가 빠르게 진행 중이며 건강수명이 줄어들 위험이 크다. 낭비할 시간이 없다. 영거 프로토콜을 최대한 빨리 시작하라.
50-59점	건강수명 평균 이하. 다소 빠르게 노화가 진행 중이지만 영거 프로토콜로 늦출 수 있다.
60-69점	건강수명 평균. 건강수명이 평균 수준이지만 이 책과 함께 앞으로 해야 할 일이 많다.
70-79점	건강수명 평균 이상. 아주 잘하고 있지만 몇 가지 틈을 메워야 한다.
80점 이상	건강수명 탁월. 영거 프로토콜로 현재의 좋은 방법들을 강화하고 습관으로 굳히는 한편 약간 수정하여 점수를 더욱 높이는 방법을 찾는다.

측정이 중요한 이유

측정을 통해 당신의 유전자가 어떻게 기능하는지 알 수 있다. 유전자 발현에 영향을 끼치고 기능의학적 해결책을 강조하고 우선순위를 정하도록 도와준다. 각 영역마다 질병 위험에서 산화 스트레스까지 노화의 핵심적인 측면을 반영하므로 가장 도움이 필요한 부분이 어디인지 알 수 있다. 예를 들어 라이프스타일을 제외한 나머지 영역에서 모두 괜찮은 결과가 나왔다면 거기에 7주 프로토콜의 초점을 맞춰야 한다. 영거 프로토콜의 각 장은 이미 괜찮은 점수가 나온 영역까지 포함하여 당신의 건강수명을 개선해줄 것이다. 만약 노화 방지 식단 계획에는 열심인데 수면은 소홀히 한다면 그 문제를 해결해야 한다. 라이프스타일 영역에서는 잘하고 있는데 친척 중에 알츠하이머 환자가 있다면 11장(생각)에 더욱 집중해야 한다.

한 영역만 측정하면 전체를 볼 수 없다. 심박수를 예로 들어보자. 내 남편의 안정 시 심박수는 49인데 모든 스포츠에 탁월한 운동선수 타입이기 때문이다. 반면 내 안정 시 심박수는 컨디션 좋은 날이 60 정도다. 다시 말하면 남편이 나보다 더 효율적으로 심장에서 혈액을 펌프질해 온몸으로 내보낸다는 뜻이다. 이것은 근육 인자의 일부분이기도 하다. 노화를 늦추는 열쇠는 안정 시 심박수를 낮추는 것이다. 지구력 중심의 운동은 안정 시 심박수를 내려주고 24시간 동안의 총 심박수를 줄여준다. 또한 지구력 운동을 하는 사람일수록 신경계의 균형도 더 뛰어나다. 남들보다 휴식을 잘 취하고 소화도 잘 시키지만 필요할 때마다 초고속 기어 상태로 돌입해 최고의 수행 능력을 발휘한다는 뜻이다.

운동선수들이 건강한 이유는 심박수 때문만이 아니다. 그들은 심박 변이도heart rate variability(HRV)라고 하는 심박수 간 변이성beat-to-beat variability에서도 앞서간다. HRV는 심박수의 패턴을 말한다. 안정 시 심박수가 60이라면 1초당 한 번씩 뛴다고 생각하겠지만 HRV가 매우 낮은 편에 속한다. 심박수 간에 변이성이 있어야 한다. 예를 들어 심박수 간의 첫 번째 간격이 1.00초이고 두 번째는 1.02초, 그다음은 1.05초 등이어야 좋다.

나는 HRV가 신경계 유연성의 기준이라고 생각한다. 유연성은 뛰어날수록 좋다. 특정 수준의 심박 변이도가 건강하고 바람직하다고 여겨진다. 이 변이도는 외부적 요인(라이프스타일, 행동, 환경)과 내부적 요인(신경 반사, 신경 중추, 호르몬, 기타 체액의 영향)을 비롯한 여러 요인의 결과다. 안정 시 심박수가 낮을수록, HRV가 높을수록 수명이 높아진다고 생각하면 된다(HRV를 측정하는 방법은 7장에서 자세히 설명한다). 하지만 HRV는 하나의 기준일 뿐이다. 예를 들어 운동선수 타입이라 HRV는 높지만 수면 시간이 너무 부족하거나 알츠하이머 가족력이 있고 공장에서 일하느라 매주 40시간씩 독소에 노출될 수도 있기 때문이다. 따라서 건강수명 점수는 노화 속도를 나타내는 단 하나의 요인에 의존하지 않는다.

시력 테스트

일반적으로 40대가 넘으면 돋보기안경이 필요하지만 피할 수 없는 일은 아니다. 대부분 이 시기에 노안이 발생해서 독서 같은 정밀 작업이나 핸드폰 보기, 바느질, 뜨개질, 컴퓨터 작업 등을 할 때 시야가 흐려진다. 과거에 근시 같은 안과 질환이 있었더라도 안경이나 콘택트렌즈를 껴도 시야가 흐릿할 수 있다. 팔 높이로 들고 봐야 더 잘 보이기도 한다. 노안은 유아기나 청소년기에 주로 발생하는 근시나 원시, 난시와 달리 노화 때문에 생긴다. 노안이 생기는 이유에 대한 가장 타당한 설명은 우리 눈의 렌즈인 수정체의 단백질이 노화되기 시작되면서 조금씩 두꺼워지고 딱딱해지기 때문이다. 또한 수정체를 둘러싼 근육섬유가 노화해서 바로 가까이에 있는 물체에 집중하기가 점점 힘들어진다. 노안이 늘어나는 이유는 주로 인간의 평균 연령이 높아지고 있어서다. 게다가 사람들이 하는 정밀 작업의 양도 늘었다. 휴대폰이나 소형 디지털 기기, 노트북 사용이 급격히 늘어났다. 인터넷에서 시력 검사 차트를 다운받아 정해진 거리에서 테스트해보자.

그렇다면 노안을 막을 방법이 있을까? 9장에서 구체적인 방법을 알려주겠지만 영거 프로토콜늘 시작하기 진에 일주일미다 한 번씩 24시간 동안 디지털 디톡스를 실시해야 한다. 휴대폰과 컴퓨터, TV, 기타 소형 디지털 기기를 사용하지 말아야 한다는 뜻이다. 정밀 작업을 할 때는 45분마다 한 번씩 15분간 휴식을 취한다. 정밀 작업 시 햇빛을 많이 받는 것도 도움이 된다. 또한 멀리 있는 물체에 초점을 맞추도록 야외 활동 시간을 늘린다.

도움이 필요해 : 새로운 패러다임

나는 60대, 70대, 80대 사람들에게서 우아하게 늙기에는 이미 늦었느냐는 질문을 자주 받는다. 가장 최근의 노화 연구에서는 신체의 타고난 지능이 죽는 날까지 올바른 신호에 따라 조절되고 적응된다는 사실을 발견했다. 따라서 세포 속의 시한폭탄을 비활성화하고 건강수명을 늘리기에 절대로 늦은 때란 없다.

안타깝게도 우리는 DNA와 서로 어긋나는 세상에 살고 있다. 유전자와 수명, 지배적인 사회 문화, 곧 교육과 자녀 양육, 일, 은퇴에 따른 선택을 이끄는 사회적 표준이 서로 일치하지 않는다. 50세부터 기하급수적으로 노화가 시작되고 그로부터 10~20년 후에는 더 이상 생산성이 없어져서 은퇴한다는 것이 현재의 사회적 기준이다. 그러나 유전자는 독특한 대안을 제공한다. 실비아처럼 나이와 상관없이 환경을 개선하면 유전자의 기능을 최적화할 수 있다.

따라서 더 건강하게 오래 살 수 있게 해주는 노화의 새로운 패러다임이 필요하다. 패러다임을 변화시키기 위해서는 감퇴하는 시력부터 하루 중 앉아 있는 시간, 인생의 목적까지 노화의 여러 측면을 다시 생각해보아야 한다. 질 높은 삶을 위해 더욱 일찍부터 준비하면 어떨까? 눈에 거슬리는 털처럼 수명 다한 세포만 골라 쏙쏙 뽑아내면 얼마나 좋을지부터 생각해보자. 영거 프로토콜이 바로 그런 효과를 가져다줄 수 있다.

이카리아 주민들에게서 배우자

모나코와 이카리아, 오키나와처럼 장수로 유명한 지역에 사는 사람들을 따라 하겠다는 야심찬 목표를 세우자. 그들은 건강하게 오래 살 뿐만 아니라 미국에 사는 사람보다 삶의 질도 훨씬 높다. 이카리아Icaria(혹은 Ikaria)는 그리스의 섬인데 주로 험난한 바위 지형으로 이루어져 있다. 그곳 주민들은 분명 미국의 유명한 스타 가족인 카다시안 패밀리보다 더 오래 살 것이다!

이카리아 주민의 평균수명은 유럽인보다 10세 정도 높다. 연령대를 막론하고 모두 매일 산 지형을 오르내리기에 훨씬 건강하다. 태양과 너무 가까이 날다가 인공 날개가 녹아서 추락해 젊은 나이에 죽은 그리스 신화 속 이카루스의 이름을 본따 지은 이 섬의 주민들은 아이러니하게도 90대 인구가 매우 많으며 3명 중 1명이 90대까지 산다. 그래서 '사람들이 죽는 것을 잊은 섬'이라는 별명까지 있을 정도다. 하지만 나는 '사람들이 정신을 잃지 않는 섬'이라는 별명이 더 좋다. 실제로 이카리아는 치매와 우울증 발병률이 0에 가깝기 때문이다. 그리스의 섬 중에서도 특히 고립되어 있다 보니 (아테네에서 배를 타고 10시간을 가야 한다) 패스트푸드를 비롯해 느린 삶과 반대되는 것들이 넘쳐나는 관광지와는 거리가 멀다. 덕분에 이 섬은 지금까지도 새로운 삶, 곧 건강수명이 긴 삶을 연구하는 훌륭한 실험실이 된다.

장수 비결은 단 하나의 인자만으로 설명할 수 없지만 이카리아 주민의 평범한 하루를 통해 이곳의 건강수명이 긴 이유를 살펴보면 매우 흥미롭다. 이카리아 주민들에 관한 자료는 대부분 아테네대학교와 하버드공중보건대학원Harvard School of Public Health, 그리고《내셔널 지오그래픽》의 세계 장수 문화 연구에 참여한 저널리스트 댄 뷰트너Dan Buettner가 수집한 것이다. 영거 프로토콜을 단계별로 살펴보면서 이카리아의 장수 비결을 살펴보자.

- **잠에서 깰 때 자연적으로 일어난다**

  이카리아 주민들은 알람시계에 의존하거나 시계를 차지 않으며 시간에 대해 느긋한 태도를 지닌다.

- **치유력 있는 온천에서 목욕을 한다**

  근대 의학의 아버지 히포크라테스는 광천수 목욕이 치유 효과가 있다고 믿었다. 실제로 유럽과 일본의 의사들은 광천수 목욕을 무릎 통증과 관절염, 섬유근육통, 고혈압, 습진 등의 질환 치료법으로 널리 인정한다. 자연 온천에는 코 막힘을 개선해주는 유황, 혈액 순환을 원활하게 해주는 칼슘과 중탄산나트륨, 소화를 돕는 염분 등을 비롯한 미네랄 성분이 풍부하다.

- **생선과 채소를 많이 섭취한다**

  이카리아 주민들의 식단은 일반적인 지중해 식단과 비교해도 생선과 신선한 채소가 더욱 풍부하다. 특히 민들레, 펜넬, 오르타horta(시금치의 사촌 격) 같은 초록 채소를 많이 먹는다. 이카리아 섬에는 150가지가 넘는 초록 채소가 야생으로 자란다. 육류는 일주일에 1회 미만으로 섭취하고, 저녁식사 메뉴에 올리브 오일을 듬뿍 뿌려 먹는다. 미국인보다 콩류 섭취는 6배 많고 설탕 섭취는 4분의 1 수준이다. 섬 주민 대부분이 텃밭을 가꾸고 염소 같은 가축을 키운다. 하지만 그들은 장수 비결이 음식만은 아니라고 강조한다. 건강한 식단과 사랑하는 사람들과의 대화가 합쳐진 것이다.

• 이웃, 친구, 가족과 가깝게 지낸다

강력한 사회적 유대감은 건강과 수명에 이롭다. 이카리아 주민들은 평소 문을 열어두고 생활하고 사람들을 자주 초대해 화기애애한 분위기에서 느긋하게 식사를 즐기는 것으로 유명하다.

• 살균하지 않은 생 염소젖을 마신다

이카리아에서는 살균하지 않은 염소젖을 마시고 그것으로 요구르트와 치즈를 만들어 먹는다. 염소젖은 우유보다 저자극성이라 유당 불내성이 있는 사람도 대부분 문제없이 마실 수 있다. 염소젖이 우유보다 건강에 좋아 보이는 것은 사실이지만 무엇보다 생으로 섭취한다는 점이 가장 큰 비결이다. 우유는 살균 과정을 거치면서 유산균인 락토바실러스 아시도필루스Lactobacillus Acidophilus가 죽는다. 비타민 B를 생성하고 장에 건강한 박테리아를 접종하려면 락토바실러스 아시도필루스가 꼭 필요하다.

• 염소지기처럼 움직이고 텃밭을 가꾼다

이카리아 섬은 험한 산 지형이라 집밖으로 나가기만 해도 운동이 된다. 이곳에서는 90대 주민 중 60퍼센트가 신체 활동을 한다. 다른 지역은 20퍼센트에 불과하다. 방문객들에 따르면 이카리아 섬에서는 하루에 최소한 20개의 언덕을 오르내리게 된다.

• 와인을 적당히 마신다

이카리아에서 생산하는 와인은 아무런 보존제를 첨가하지 않는다. 주민들은 하루에 와인을 2~4잔 마신다. 와인을 과일, 채소와 함께 섭취하면 건강에 이로운 식물 색소인 플라보노이드flavonoid가 잘 흡수된다.

• 간헐적 금식을 한다

이카리아 주민들은 대부분 그리스 정교회 신자라서 일 년에 약 6개월 동안 간헐적인 금식을 한다. 축일 이전에 18시간 동안 금식한다. 가끔씩 음식을 제한해주면 포유류의 노화를 방지해주는 효과가 있다.

- **매일 오후에 낮잠을 잔다**

이카리아에는 점심식사 후 30분 동안 낮잠 자는 관습이 있다. 최소한 일주일에 세 번이지만 매일 자기도 한다. 낮잠이 심장 질환 위험을 37퍼센트 낮춰준다는 사실을 아는가? 스트레스 호르몬 수치가 내려가고 심장이 휴식을 취할 수 있어서인 듯 하다.

- **은퇴를 하지 않는다**

이카리아 주민들은 매일 아침 일하러 나가는 것에 느긋한 태도를 보이지만 일에서 삶의 목적과 의미를 찾는다. 그들은 일을 삶의 방식으로 바라보고 오히려 은퇴해서는 안 된다고 생각한다. 그들에게 일하는 시간은 성스러운 시간이다.

- **진한 허브차를 마신다**

마저럼marjoram, 꼬리고사리spleenwort, 퍼플 세이지purple sage, 로즈메리rosemary, 오레가노oregano, 캐모마일chamomile, 민늘레잎, 쑥artemisia, 야생 민트인 플리스크오우니fliskouni 등을 우려서 마신다. 허브차는 이뇨제처럼 체내의 노폐물을 배출해주고 과도한 나트륨과 체액을 제거해 혈압을 낮춰준다. 주민들은 매일 하루를 마무리하는 강장제로 허브차를 마신다.

기능의학 : 압정을 빼는 것이 답

후성유전으로 건강하게 나이 들고 건강수명을 높이기 전에 이 카리아 섬 주민들처럼 젊음을 빼앗아가는 가장 큰 문제들을 해결해야 한다. 표준의학에서는 근본적인 원인을 치유하기보다는 증상에 맞춰 처방을 내리는 것이 관행이다. 하지만 그런 접근법은 일시적인 효과가 있지만 질병이 계속 진행되고 노화도 빨리 이루어진다는 문제가 있다. 기능의학을 초기에 실시한 의사 중 시드니 베이커Sydney Baker는 압정이 박혔으면 통증을 치료하는 것이 아니라 압정을 찾아 빼는 것이 해결책이라고 했다. 이처럼 기능의학에서는 근본 원인을 분석해 생리를 조율하고 질환을 역전해 장기적으로 건강을 개선하는 것을 목표로 삼는다. 실제로 기능의학의 주요 권장 사항은 거의 모든 사람에게 이롭고 노화를 늦춰준다. 그것은 이 장에서 본격적으로 살펴볼 영거 프로토콜의 일부이기도 하다.

영거 프로토콜은 기능의학을 토대로 하므로 노화를 가속하는 10가지 가장 보편적인 근본 원인을 다룬다. 식단과 호르몬, 독성, 스트레스, 오메가-3/오메가-6의 균형, 비타민, 미네랄, 알레르기 원인, 수면, 운동을 포함한 라이프스타일과 여러 유전자 간의 상호작용에 초점을 맞춘다. 라이프스타일 인자는 유리기(활성산소, 유해산소)를 비롯한 파괴적인 분자의 축적, 미토콘드리아 역기능, 호르몬 감소, 텔로미어 손상, 염증과 염증성 노화(진행성 염증과 스트레스 민감 반응으로 노화가 빨라지는 것)에 영향을 끼친다.

당신의 젊음을 훔치는 10가지 문제

나는 노화를 촉진하는 염증성 노화에 집착적일 정도로 관심이 많다. 그렇다면 염증성 노화가 일어나는지 어떻게 알 수 있을까? 몸이 뻐근하고 피로하며 빠릿빠릿하지 못하며 깜빡깜빡하는 일이 잦아진다. 다음은 염증성 노화를 일으켜 건강수명을 단축하는 가장 흔한 문제들의 목록이다.

① 비만

② 지나치게 적은 활동량

③ 항불안제나 항히스타민제(베나드릴* 같은) 등 특정 의약품 복용

④ 탄수화물과 가공식품 과다 섭취

④ 근육량 감소(근력을 키우지 않은 상태에서 근육 섬유의 지속적인 감소)

⑥ 수면 부족

⑦ 삶의 목적과 의미 부재

⑧ 비타민 D 부족

⑨ 심한 스트레스

⑩ 사회적 고립

* 최근 연구에서 발륨Valium, 자낙스Xanax, 아티반Ativan 같은 항불안제가 알츠하이머 위험을 50퍼센트 이상 높인다는 결과가 나왔다. 수면이나 알레르기 문제

로 베나드릴을 복용하는 사람은 숙고해봐야 한다. 《미국의학협회저널Journal of the American Medical Association》은 최근에 베나드릴 같은 항콜린제를 자주 사용하거나 장기 복용하면 치매를 일으킬 수 있다는 연구 결과를 발표했다.

영거 프로토콜의 전제조건

영거 프로토콜 제1주에 대해 자세히 살펴보기 전에 긴 건강수명의 세 가지 필수조건 혹은 전제조건을 충족해야 한다.

• **매일 최소한 6시간의 수면을 취한다**

이 전제조건을 충족하지 않는 사람은 30분 늘리는 것부터 시작하라. 수면은 우리 몸의 쓰레기를 청소해주는 강력한 세척제와 같다. 6장에서 500개가 넘는 유전자를 제어하는 중요한 노화 방지 호르몬인 멜라토닌의 생산을 최적화하는 방법을 알려준다.

• **가공식품을 피한다**

땅에서 나거나 땅을 걸어 다니는 것이 아니고 식물인지 육류인지 생선인지 알아볼 수 없는 식품은 피한다. 가공식품은 자연식품에 대해 연속체의 특징을 보인다. 이를테면 마카다미아너트는 마카다미아 오일보다 덜 가공한 것이다. 발음하기조차 어려운 단어로 된 성분이 5가지 이상 들어 있는 식품이나 유통기한이 긴 가짜 음식을 피하는 것이 핵심이다. 닭고기가 든 채소 샐러드나 유기농 아마씨가 든 아마씨 크래커, 애플 사이다 식초, 바닷소금(천일염), 허브 등은 괜찮다. 하지만 설탕이 들어간 시중 파스타 소스는 피하라.

● **일주일에 4일 동안 20~30분간 운동한다**

산책도 포함된다!

7장에 나오는 접근법을 가다듬기 전에 안정 시 심박수와 운동 시 심박수를 알고 있어야 한다.

이 세 가지가 영거 프로토콜 제1주를 시작하기 전에 갖춰야 할 전제조건이다. 습관으로 굳어지려면 며칠에서 몇 주까지 걸릴 수 있지만 기초를 갖춰놓지 않으면 몸이 영거 프로토콜의 효과를 볼 수가 없다. 이미 기초가 마련되었다면 세1주의 성공을 위해 필요한 준비물을 갖추는 데 하루 이틀이면 될 것이다.

나만의 이유를 만들어라

세 가지 전제조건을 갖춘 다음에는 건강수명을 늘리고 싶은 나만의 이유를 정의해야 한다. 노화에 대한 당신의 믿음이다. 그 믿음은 당신이 노화를 늦추려는 동기가 된다. 그것은 당신이 이 책을 구입한 이유이기도 할 것이며 젊음을 유지해주는 새로운 습관을 만들어가는 동안 더욱 견고해질 수도 있다. 힘들거나 불편할 때도 몸을 움직이게 만드는 자극제다. 단순히 건강에 좋다는 이유에서도 아니고 단순한 의지력보다도 강하다. 매우 개인적인 그 이유는 당신을 오랫동안 버티게 해줄 것이다.

내가 노화를 늦추고 싶은 이유는 남편과 건강하게 오래 살면서 우리 부부가 가장 좋아하는 포인트 라이스 국립 해안Point Reyes National Seashore에서 하이킹을 하고 기나긴 대화도 나누고 두 딸이 멋진 여성으로 성장하는 모습을 지켜보고 미래의 손주들도 봐주고 싶기 때문이다.

남편의 이유는 약간 다르다. 당신의 이유 또한 다를 수 있다. 현재 56세인 남편 데이비드는 건강수명을 늘려서 앞으로도 계속 적극적으로 신체 활동을 하고 싶어 한다. 늙어서도 낚시를 하러 가고 보통 사람처럼 목을 돌릴 수 있도록 활기를 유지하고 싶다는 것이다. 그는 사람들이 은퇴할 때까지 몇십 년 동안 재정 자산을 쌓으려고 노력하지만 정작 은퇴할 나이가 되면 건강을 잃고 신체적 파산 상태가 되는 것이 애석하다고 말한다. 건강 자산이 0이 되는 것이다. 그는 넉넉한 건강 자산을 원한다. 그러려면 한 달에 몇 번씩 척추 지압을 받게 만드는 허리의 뭉침과 염증을 줄여야만 한다(12년 동안 태클식 풋볼을 한 것과 관련 있을 것이다).

그는 매일 아침 고통이 아니라 살아 있음에 행복과 여유를 느끼면서 일어나고 싶어 한다. 레몬-리코타 팬케이크와 끝내주는 글루텐 무첨가 인도산 페일 에일(아직 이런 제품이 나오지 않았다. 이런!)을 즐기고 싶다. 그리고 두 딸의 결혼식에서 함께 춤추고 싶어 한다. 그는 나를 도와 손주들을 돌볼 수 있을 때까지 자신이 살아 있을지 모르겠지만 만약 그렇다면 적극적으로 도와줄 생각이다. 나보다 여섯 살 많기도 하지만 남편은 노화에 대해 나보다는 덜 긍정적이다. 그래도 그의 건강수명 점수는 그 나이에 비해 제법 높은 편이다.

내 친구 조 일펠드는 나처럼 아직 어린 자녀들을 둔 42세의 엄마인데 노화를 늦추고 싶은 이유를 이렇게 표현한다.

"내 아이들이 어떤 어른이 될지 보고 싶어. 은퇴해서 지금 하지 못하는 일들을 하고 싶고. 만약 은퇴하지 않는다면 당분간 아이들 없이 남편하고만 결혼생활을 하고 싶어. 죽을 때까지 만족스러운 성생활을 하고 싶고!"

영거 프로토콜을 위한 준비

내가 이 책을 쓰기 시작했을 때 조는 두 가지 길을 제시해달라고 요청했다. 효과를 볼 수 있는 기본적인 방법과 함께 난이도가 높은 방법도 알려달라는 것이었다. 스키장에 초보자를 위한 코스와 상급자 코스가 있는 것처럼 말이다. 이 책에서는 두 가지를 모두 제공할 것이다. 다음은 몇 가지 팁이다.

- 간단하게 하고 싶으면 '기본 수칙' 행동을 실시한다.
- 방법만 알고 싶을 뿐 복잡한 과학적 근거는 건너뛰고 싶다면 5장부터 11장 내용 중 다른 설명은 넘어가고 프로토콜을 다루는 부분만 살펴본다.
- 나중에 프로토콜을 다시 실시할 때는(일 년에 두 번을 권장한다) '심화 프로젝트'를 하나 추가한다.
- 더 큰 도전을 원한다면 기본 수칙에 심화 프로젝트를 함께 실시한다.
- 모든 준비 과정에서는 기본적인 방법을 강조하되 시간과 에너지가 더 많은 사람을 위해 난이도 높은 방법도 제시한다. 시작할 준비가 되었는가?

시작하기 전에 : 음식으로 몸을 업그레이드하라

- 건강수명 테스트 실시

- 쇼핑하기

- 발효식품 구입 또는 직접 만들기
    - 자우어크라우트(독일식 양배추 절임-역주)
    - 발효 채소(나는 비트, 터닙, 배추를 가장 좋아한다)
    - 김치
    - 코코넛 케퍼kefir(발포성 발효유-역주)

- 건강한 지방 준비
    - 압착식 비정제 코코넛 오일
    - 중쇄중성지방medium-chain triglyceride(MCT) 오일. 코코 넛에서 추출한 오일로 간에 들러서 처리될 필요가 없으므 로 뇌와 신체에 신속하게 에너지를 공급한다(소화에 담즙산 이 필요하지 않아 위장관에 더 수월하다).
    - 초지 방목 버터(풀 먹고 자란 소의 우유로 만든 비터) 또는 기 ghee 버터(정제 버터)
    - 치아 씨드
    - 아마씨

- 아보카도
- 오메가-3 영양제, 자연산 생선(연어, 대구, 광어), 크릴 오
  일 등 해산물 지방 식품

- 천연 단백질을 구입해 매끼마다 동물성 혹은 식물성 단백질 85~110그램을 섭취한다. 장수 유전자의 발현을 도와준다. 방목한 닭, 풀 먹고 자란 소나 버펄로, 사슴 등 자연 서식지에서 자란 동물의 육류가 가장 좋다. 돼지고기나 소시지 같은 가공 육류는 피한다.

- 저탄수화물과 소화흡수가 느린 탄수화물 섭취로 염증과 당화를 줄이는 목표를 세운다. 고구마와 얌, 유카yucca, 퀴노아를 준비한다.

- 뼈 국물bone broth을 만들거나 구입한다. 뼈 국물에는 피부와 치아, 손톱 건강에 필요한 단백질인 콜라겐이 풍부하다. 나이가 들수록 콜라겐 생성이 줄어들어 주름이 생기고 턱에서 목으로 이어지는 부분이 늘어지고 관절 연골이 약해진다. 우리 집에서는 뼈 국물 만들기가 식단에 콜라겐을 포함하는 가장 간편한 방법이다. 뼈 국물이 좀 징그럽게 느껴진다면 처음에는 닭뼈와 정제수를 슬로 쿠커에 넣어 만든다. 슬로 쿠킹은 콜라겐을 젤라틴으로 분해해준다. 깜짝 놀랄 만한 효과를

볼 것이다. 부록의 레시피에 나오는 생선과 닭, 소 뼈 국물 만
드는 법을 참고한다.

- 알코올을 섭취하는 사람이라면 유기농 레드 와인을 준비한
다. 화이트 와인이나 맥주, 칵테일보다 훨씬 좋다(이 주제에
대해서는 5장에서 자세히 다룬다).

- 베르베린berberine을 한 병 준비한다. 50대부터 점점 혈당
이 높아지는데 베르베린은 혈청 포도당을 정상화해준다고 증
명된 보충제 중 하나다. 뿐만 아니라 베르베린은 체내 염증
을 제거하고 콜레스테롤 수치를 낮추고 체중 감량을 보조하
고 항산화물질 역할을 한다. 공복 시 혈당 수치가 85mg/dL
이상인 경우 추천한다. 매일 1~3회에 걸쳐 300~500밀리
그램을 섭취하면 일명 '신진대사의 마스터 스위치'라고 부
르는 중요한 단백질 인산화 효소인 아네노신인산adenosine
monophosphate(AMP)을 활성화해주는 것으로 나타났다. (특
정 항생제 같은) 약을 복용하고 있다면 약물 대사를 방해하지
않는지 전문가와 상담한다. 프로토콜을 실시하는 동안 첫 날
부터 매일 식전이나 식후에 베르베린을 복용한다. 밀크시슬
milk thistle과 함께 복용하면 효과가 더 좋다. 2개월간 복용
한 후에는 중단하여 간의 효소가 정상화되도록 한다.

영거 프로토콜 제1주에는 세포 속의 시한폭탄을 해체해줄 음식과 치아 건강, 보충제에 관한 반직관적이지만 따라 하기 쉬운 법칙들을 배울 것이다. 몸이 노화 과정을 늦추는 데 필수적인 효소와 호르몬, 기타 물질을 생성할 수 있도록 해주는 '마법 지팡이'를 만드는 행동에 집중한다. 유전적 성향을 거부하고 병을 물리치도록 도와주는 일상적인 습관을 배워볼 준비가 되었는가?

음식 Feed
제1주

05

인간의 고통과 불행은 예방할 수 있었지만 예방하지 못한 병에서 나온다.
_ 프랜시스 콜린스Francis Collins(미국국립보건원National Institutes of Health 원장)

40세와 50세, 65세 생일은 누구에게나 매우 중요한 날이다. 갑자기 건강에 힘쓰기 시작하거나 마침내 나쁜 습관을 버리게 되기 때문이다. 인생이 짧은 것 같고 덧없게 느껴진다. 갑자기 버킷 리스트를 작성하고 싶어진다. 비키니 수영복과도 작별이다. 삶이 어떻게 흘러가는지 의아해지고 남은 나날을 어떻게 살아야 하는지도 고민한다. 과거의 나를 버리고 새롭고 좀 더 나은 사람으로 거듭나고 싶어진다. 나는 올해 50세가 되면서 중년기를 늘려서 건강하게 오래 살 수 있는 기간을 연장하는 방법에 더욱 집착하게 되었다. 하지만 경고 신호를 받기 위해서 꼭 특정한 나이에 도달해야만 하는 것은 아니다. 요즘은 노년기(67세 이상으로 정의)에 접어들어도 활력 넘치는 사람이 많다. 당신도 그렇게 되기를 바란다. 과연 가능할까? 물론이다. 우선 몇 가지 경고와 함께 음식과 관련된 것부터 시작해보자.

영거 프로토콜 제1주에는 음식, 치실 사용, 양치질, 보충제 등을 포함해 유전자 발현을 바꿔주는 습관 중에서 당신의 입과 관련된 것들에 대해 배울 것이다. 음식부터 시작한다. 입에 들어가는 음식은 단순히 연료가 아니라 DNA를 위한 실행 가능 정보이기 때문이다.

당신은 '어떤 유전자가 바뀌는 것일까?'라고 물을 것이다. 나이 들면서 약해지는 세포 발전소 미토콘드리아를 회복하여 노화 관련 질병에서 보호해주는 시트루인(SIRT1)이라는 장수 유전자를 작동시킬 것이다. 반反장수 유전자인 기계적 라파마이신 표적(mTOR)의 스위치를 꺼주는 간헐적 금식에 대해서도 배운다. 비타민 D 유전자(VDR)와 해산물 유전자(PPARγ)도 활성화한다. 알츠하이머와 심장 질환 관련 유전자(APOE4)의 스위치도 끌 것이다.

왜 중요한가

음식은 당신을 다치게 하지 않는다. 삶이 복잡한 방식으로 스트레스를 안겨주고 체중 증가와 근육 상실, 인지 감소를 가속하고 체내 조직에 면역 공격을 가하고(자가면역이라고 한다) 전반적으로 염증노화를 일으킴으로써 해를 입히는 것이다. 어떤 이들은 염증성 노화를 체내의 염증 정도를 지나치게 높거나 낮게 만들어 세포를 파괴하거나 노화시킴으로써 자가면역이나 암을 일으키는 고장난 온도조절 장치에 비유하기도 한다. 염증 노화는 디폴트 패턴이다. 수명은 늘리는 것보다 줄이는 것이 훨씬 더 쉽다.

가장 빠르고 확실한 노화 방법이 있다. 체중을 불리고 혈당 수치를 엉망진창으로 만들고 잠도 제대로 자지 않고 대부분의 시간을 컴퓨터 앞에 앉아 있고 만성 스트레스와 불안에 시달리고 최고의 염증 유발 식품인 설탕과 글루텐, 유제품을 섭취하면 된다. 영거 프로토콜의 제1주에 먹고 마시는 문제를 먼저 살펴보는 이유가 이해될 것이다.

내가 그랬듯이 체중으로 고생하는 사람이리면 나이 들수록 터무니없을 정도로 쉽게 살이 찐다는 사실을 잘 알 것이다. 굳이 살찔 만한 일을 하지 않아도 그냥 찐다. '프롤로그'에서(27~33쪽) 다섯 가지 노화 인자를 소개했는데 35세 이후로 체중이 불어나기 쉬운 이유를 확실히 설명해주겠다. 그것은 지방과 근육 사이의 조용한 전쟁에서 시작된다.

• 35세 이후 근육을 늘리려는 특별한 노력을 취하지 않는 한 체지방이 연간 1퍼센트씩 늘어난다.

• 40세 이후에 근육량이 서서히 줄어든다. 50세에 이르러 손실된 제지방 체중(지방을 제외한 체중)은 평균 15퍼센트에 달한다. 70세에 이르면 10년마다 30퍼센트가 손실된다! 노화와 관련된 근육량 손실을 근감소증sarcopenia이라고 한다. 근육량 감소는 근육을 만들고 그 성장과 보수를 담당하는 호르몬인 테스토스테론이 손실되기 때문이기도 하다. 성장 인자에 속하는 마이오스타틴myostatin이라는 호르몬과도 관련 있다. 마이오스타틴은 골격근 크기에 매우 부정적인 영향을 끼치므로 수치가 낮게 유지되어야 한다. 아직 자세한 것까지 밝혀지지는 않았지만 마이오스타틴은 노화에 따른 여성의 근육량 손실을 제어하는지도 모른다고 알려져 있다.

• 걸음에 용수철을 달아 점프와 빨리 달리기를 가능하게 해주는 속근fast-twitch muscle이 먼저 손실된다. 유산소 능력 이전에 속근이 먼저 퇴화한다.

• 오래된 지방은 노화도 끔찍하게 이루어진다. 버터나 라드가 주방에 몇 달 동안 놓여 있었다고 생각해보자. 체지방은 비활성이 아니다. 노화는 체중 증가를 촉진하고 체중 증가는 노화를 촉진한다. 끊어지기가 쉽지 않은 악순환이다.

• 지방은 우두머리 노릇을 좋아해서 뇌가 인슐린과 렙틴의 신호에 무감각해져 더 많이 먹도록 만든다.

지방이라고 다 나쁜 것은 아니다. 목과 허리의 갈색지방은 몸을 따뜻하게 해주고 신진대사를 높여준다. 하지만 내장지방이라고 부르는 복부의 백색지방은 내부 기관에 침투하여 인터루킨-6interleukin-6와 TNF-알파TNF-alpha 같은 염증 전달자를 주입한다. 이 때문에 경미한 화상low-grade burn이 발생해 주름이 생기고 근육이 뭉친다.

우울한 이야기만 잔뜩 늘어놔서 기분이 가라앉았을 것이다. 손주들과 뛰어놀고 마음껏 여행을 즐길 수 있도록(혹은 둘 다!) 후성유전을 통하여 탱탱한 피부와 활력을 유지하자.

유전자는 체중 증가와 별 관계가 없다

굵은 다리와 쉽게 살찌는 체질이 조상 탓이라고 말하고 싶지만 내 유전자를 검사하면서 놀랍게도 체중의 3퍼센트만이 유전자에 의해 제어된다는 사실을 발견했다. 다시 말하면 체중의 97퍼센트는 라이프스타일 탓이다. 먹고 마시는 음식, 스트레스 정도와 해소 여부, 호르몬 균형, 마음자세, 수면의 질, 운동량 등. 이 계산은 유럽계 성인 수십만 명에 대한 연구를 토대로 한다. 그 연구에서는 BMI(키와 체중의 비율) 차이와 가장 큰 연관이 있는 8개 유전자가 발견되었다. 가장 중요한 사실은 체중이 유전자보다 라이프스타일과 더욱 밀접한 연관이 있다는 점이다. 체중의 약 80퍼센트가 직간접적으로 우리가 먹는 음식과 관련 있고 나머지는 운동이나 수면, 스트레스, 호르몬, 마이크로바이옴, 유전 등의 요인에 따른다.

음식과의 친밀한 관계

베티 퍼셀은 정말로 중요한 사실을 알고 있는 듯하다. 나는 그녀에게 좋은 삶을 살기 위해서 무엇이 가장 중요한지 물었다. 그녀는 프로토콜을 만들고 싶다는 내 견해에 반대했다(여기서 베티와 나의 생각 차이가 나온다. 나는 매일 실용적인 단계와 지도, 정보를 부탁받는 입장인 만큼 그것들을 공유하는 것이 중요하다고 생각한다). 그래도 나는 그녀의 말을 귀담아들었다. "매일 입안에 음식을 넣는 과정에 개입하지 않는 것은 타자他者와의 관계에도 제대로 개입하지 않는다는 뜻이에요. 음식은 내가 소비하고 먹고 몸 안에 넣는 타자니까요." 베티는 음식과 친밀한 관계가 되기 전까지는 길을 잃은 것이나 마찬가지라고 설명했다. "음식을 게걸스럽게 먹거나 버리거나 나쁜 것으로 취급하기 쉽죠. 음식을 그 자체로, 자신의 일부로 보지 않고 그냥 연료로 생각하고 지방과 칼로리, 화학물질 등의 내용물만 게걸스럽게 먹어버리게 되는 거예요."

베티는 합치고 만지고 냄새 맡고 즐기면서 음식에 적극적으로 개입하고서야 하루를 마무리한다고 말했다. 보통 사람들과 달리 그녀는 요리를 집안일이라고 생각해본 적이 한 번도 없다. 그녀는

베티를 소개합니다

2008년에 《보그》에서 80대의 대단한 여성으로 소개한 베티 퍼셀Betty Fussell을 처음 보았다. 풍성한 긴 머리카락에 아기 염소를 안고 있는 잡지 속 베티의 모습은 시애틀에서 보기 드문 날씨 맑은 날 레이니어 산Mount Rainier을 볼 때마다 느끼는 가슴 벅찬 경외심을 느끼게 했다. 89세의 베티는 음식의 역사에서부터 요리책, 회고록까지 모두 11권의 책을 낸 작가다. 럿거스 대학과 컬럼비아 대학, 뉴욕 대학 등 여러 곳에서 학생들을 가르쳤다. 감각적인 삶을 지지하는 지혜롭고 당찬 여성이기도 하다. 베티는 모든 사람이 음식과 좀 더 친밀해져야 하며 매일 입안에 뭔가를 넣는 과정에 적극적으로 개입해야 한다고 믿는다. 한 예로 베티는 얼마 전 몬태나에서 아들과 사냥에 나섰다가 처음으로 사슴을 잡는 데 성공했다. 그녀는 사슴 가죽으로 담요를 만들었고 스테이크와 소시지, 겨울을 대비한 육포용 사슴 고기로 즐겁게 냉장고를 가득 채웠다.

《보그》에서 베티 퍼셀을 처음 보고 7년이 흘러 친구 메릴의 결혼식 디너 리허설에 참석했다. 약속 장소인 어퍼 웨스트 사이드에 있는 이탈리아 레스토랑의 문을 열자미지 한쪽 구석에서 따뜻한 웃음소리가 들렸다. 그 웃음소리이 주인공이 바로 베티였다. 메릴이 내 뺨에 키스하고 환영해주면서 들뜬 목소리로 속삭였다.

"네 자리는 내 소중한 친구이자 훌륭한 음식 작가인 베티 퍼셀 옆이야!"

메릴은 베티가 사람들에 둘러싸여 즐겁게 이야기를 주도하고 있는 테이블을 가리켰다. 긴 머리를 프리마 발레리나처럼 올렸고 두 눈은 반짝였다. 옷차림마저 아름다운 그녀는 사람들을 불러들이는 활기찬 운동 에너지를 발산했다. 자리에 앉아 내 소개를 했다. 메릴과 의대 재학 시절 룸메이트라고 말하자 베티가 마땅치 않다는 듯 눈알을 굴렸다. 무슨 뜻인지 몰라서 묻자 베티는 의사들이 너무 기계적이고 환원주의적이라고 했다. 의학의 전통적 가르침이 의사들을 망쳐놓았다고. 그러더니 바구니에 담긴 빵과 버터를 권했다. 내가 거절하자 베티는 그것이 의사들이 가진 결함을 보여주는 증거라고 했다.

"우리를 다치게 하는 건 음식이 아니에요. 삶이지."

맞는 말이었다. 음식은 무고하게 누명을 썼다. 문제는 우리가 어떤 음식을 선택하는지, 그리고 음식과 어떤 관계인지다. 전반적으로 우리가 먹거나 먹지 않는 음식이 문제를 일으킨다.

그냥 테이블에 앉아 음식이 나오기만을 바라지 않는다. 그것은 친밀하지 않기 때문이다.

산타바버라에 사는 베티는 얼마 전 시내의 파머스 마켓에서 토마토를 구입했다. "그는 정말로 빨갛디빨간 토마토인데 약간 물렁해져서 가스파초gazpacho(스페인식 차가운 토마토 수프–역주)로 만들어줘야 할 때가 왔죠. 그를 알아야 해요. 토마토 말이에요. 그의 가장 큰 가치가 무엇인지 알면 함께 시장에서 데려온 신선한 오이와 마늘, 생강과 어떻게 어울릴지 기대하게 되죠. 상상으로 합쳐야 해요. 연극을 연출하는 것과 마찬가지예요. 모든 출연 배우에게 고 마음을 느끼잖아요. 다 같이 힘을 합치지 않으면 좋은 맛이 나오지 않아요."

나는 그녀가 마치 토마토를 유혹하려는 계획을 세우는 것처럼 들린다고 말했다. "물론이죠! 사랑을 나누는 것과 같아요. 에로틱함이 기본으로 깔려 있죠. 감각적이에요. 먹는 모습을 보면 그 남자가 어떻게 사랑을 나눌지도 알 수 있답니다. 게걸스럽게 먹어치우는 남자는 사양해요." 베티는 벌써 수십 년 동안 음식과 친밀한 관계를 맺어왔다. 당신도 건강한 몸으로 인생을 즐기며 살 수 있게 해줄 음식과 친밀해져야 한다.

제1주의 과학 : 음식

과학에 관심 없는 사람이라면 곧장 프로토콜에 대한 본격적인 설명으로 건너뛰어도 된다. 나는 지식을 통해 행동 변화에 대한 자극을 받지만 모두가 그런 것은 아니니까.

같은 분야 학자들의 검토를 받은 후 발표되는 연구 중 다수가 음식과 건강수명의 연관성을 증명해준다. 먹고 마시고 치실을 사용하는 방법이 유전자 발현을 바꾸고 세포 에너지와 면역 시스템을 지켜줄 수 있다. 하지만 내가 오랜 시간에 걸쳐서 깨달은 사실은 보통 사람들은 과학에 관심이 없고 결과에만 관심 있다는 것이다. 그런 사람은 곧장 '제1주 프로토콜 : 음식'으로 넘어가라.

영양유전체학 : 영양과 유전자의 상호작용

영양유전체학Nutrigenomics은 브로콜리나 마차matcha 같은 식품이 신체와 정신의 쇠퇴를 늦춰줄 수 있는 방법을 연구하는 것이다. 음식물과 보충제에 든 영양소가 유전자 발현을 바꿔 건강에 영향을 끼치는 방법을 연구하는 새로운 학문이다. '개인화된 라이프 스타일 의학'이자 의학의 미래다. 영양소의 상태와 영양적 필요조건, 유전자를 토대로 하는 식단 개입이다. 이 지식은 암이나 자가면역 질환 같은 병의 예방이나 치료에 응용할 수 있다.

노화 방지에 가장 효과적인 접근법은 채식 위주로 먹고 동물성 식품은 곁들이 정도로 먹고 항염증성 단백질과 유제품을 선택하는 것이다. 땅에서 자라지 않거나 땅에서 걸어 다니지 않는 가공식품을 끊는 전제조건이 필요하다고 앞에서 이야기했다(4장). 혈당을 과하게 높이지 않는 음식을 먹어야 한다. 혈당을 높이는 음식은 에너지를 순간적으로 높여줄 뿐이다. 아이러니하게도 에너지가 소진되면 당분과 가공식품을 원하게 되지만 좋지 못한 선택이다. 당지수나 당부하지수에 연연하지 말라. 이것들은 체중 감소와 혈당 안정, 인지 기능, 운동 기능에 도움이 된다고 입증되지 않았기 때문이다. 대규모의 장기간 연구에서 나온 결과들은 아직 확정적이지는 않다. 어쨌든 프렌치프라이나 아이스크림, 초콜릿 케이크처럼 탄수화물이 과도하게 높은 음식을 먹지 않으면 된다. 스쿼시squash나 퀴노아, 고구마 같은 진짜 탄수화물을 섭취한다.

음식의 어느 부분에 초점을 맞춰야 하는지 살펴보자.

목표   하루 450~900그램 또는 5~10컵의 채소를 섭취하라. 정제된 탄수화물을 최소화하고 당분과 가공식품을 피하라.

프로토콜   채소 80퍼센트, 단백질 20퍼센트로 이루어진 식단을 목표로 한다. 정제된 탄수화물은 먹지 않는다. 호박 같은 전분성 채소와 뿌리채소, 견과류, 씨앗, 줄기식물과 뿌리식물을 통하여 진짜 탄수화물을 제한적으로 섭취한다.

과학적 이유   혈당과 인슐린 저항을 줄여 G6PC2 같은 공복 혈당 관련 유전자와 TCF7L2 같은 인슐린 분비 관련 유전자의 스위치를 꺼준다. 기능 손상이 있을 경우(유전자 SLC30A8) 인슐린을 생성하는 췌장의 베타 세포 기능을 지켜준다. 미토콘드리아 기능을 회복시킨다.

목표   불내증을 유발하는 음식을 피하여 불필요한 염증을 줄여라.

프로토콜   글루텐과 유제품을 피하고 곡물 섭취를 최소화한다. 체중을 줄여야 하거나 자가면역 증상이 있으면 아예 먹지 않는다.

과학적 이유   경미한 염증을 일으키는 IL-6, TNF-알파, CRP 유전자를 비활성화한다.

목표   오메가-3를 섭취하라.

프로토콜   일주일에 1~2회 자연산 생선을 섭취한다(여성은 1회 85~110그램, 남성은 170그램). 수은이 들어 있는 해산물은 피한다.

과학적 이유 PPARγ와 비타민 D 유전자를 작동시킨다.

목표 중쇄중성지방medium-chain triglycerides(MCT) 섭취를 늘리고 트랜스지방, 옥수수유, 면실유 같은 독성지방을 피하라.

프로토콜 요리할 때 코코넛 오일을 사용한다. 샐러드드레싱에 MCT 오일과 올리브 오일을 사용하고 찐 채소에 뿌려 먹는다.

과학적 이유 MCT는 식물성 오일에 든 긴사슬지방산보다 더 큰 포만감을 느끼게 해주고 팻소 유전자의 조절을 도와준다. 또한 MCT는 알츠하이머와 나쁜 심장 유전자의 스위치를 꺼줄 수 있다.

목표 체중을 줄이고 칼로리 제한을 모방하라.

프로토콜 일주일에 1~2회, 12~18시간 동안 간헐적 금식을 한다. 예를 들어 18시간 금식을 하려면 오후 6시부터 금식하고 다음 날 정오부터 다시 먹는다. 이것이 여성에게 가장 좋은 금식 방법인 듯하다. 금식을 시작하기 전에 영양가 풍부한 음식을 먹어두는 것을 잊지 않는다.

과학적 이유 장수 유전자 SIRT1 유전자를 켜고 mTOR 유전자를 꺼주고 자가포식

작용을 유도한다.

프로토콜 일주일에 11~14회 점심과 저녁을 집에서 먹는다.

과학적 이유 중년기에 집에서 만든 음식을 많이 먹을수록 당뇨 위험이 13퍼센트, 비만이 15퍼센트 줄어든다.

프로토콜 소시지와 핫도그, 가공육, 베이컨 같은 가공식품을 피한다. 목초 사육한 붉은 육류를 일주일에 500그램 이하로 제한 섭취한다. 목초 사육한 소고기는 곡물 사육한 소고기보다 오메가-3가 많이 들어 있다.

과학적 이유 육류는 남녀의 심장 질환과 암 위험을 높인다. 가공육은 심장 질환, 당뇨와 연관 있다. 목초 사육한 육류에 관한 자료는 제한적이다.

영양유전체학 : 음료와 유전자의 상호작용

평소 아무 생각 없이 음료를 마실 수도 있는데 그중에는 노화를 늦춰주는 것도 있고 가속하는 것도 있다. 우선 당분과 인공감미료, 카페인이 많이 함유된 음료수는 피해야 한다. 다이어트 탄산음료나 주스, 레드불도 그만 마셔라. 미토콘드리아가 파괴된다.

내 몸에는 카페인 분해를 느리게 만드는 효소를 암호화하는 유전자가 있어서 아침에 커피를 마시면 스트레스가 생기고 초조해지고 신경질적이 된다. 게다가 그날 밤에 잠도 이루지 못한다. 일반적으로 알코올과 카페인 등이 늦게 분해되도록 유전적으로 프로그래밍되어 있으면 섭취했을 때 효과도 더욱 강하게 나타난다. 그래서 나는 알코올과 카페인을 섭취해도 되는 상황이 있는지 알아내야만 했다. 나 같은 사람은 커피로 인한 심장 질환 위험이 매우 높지만 카페인이 빠르게 분해되는 사람은 장수 효과가 있다. 알코올의 경우도 마찬가지다.

따라서 카페인이 당신을 노화시키는지 여부를 알아내는 것이 중요하다. 간단한 실험으로 가능하다. 이번 주 동안 아침에 커피 대신 녹차나 백차, 마테차, 아마존에서 나는 '깨끗한 에너지' 허브 과유사guayusa 등 카페인이 최소 절반가량 적은 음료로 바꿔서 마셔본다(각각의 카페인 함유량은 145쪽 참고). 이 변화가 하루 컨디션과 수면에 어떤 영향을 끼치는지 살펴본다. 피곤함이 덜해지고 밤에 더욱 숙면을 취하게 된다면 나처럼 카페인 분해가 느린 사람이다.

나는 곰팡이 민감성 유전자도 가지고 있다. 슬프게도 커피는 곰팡이독mycotoxin이 가장 많이 들어 있는 식품 중 하나다. 연구에 따르면 초록색 커피콩의 52~92퍼센트가 곰팡이다. 커피 마니아들을 위한 또 다른 선택권은 불릿프루프Bulletproof처럼 곰팡이가 적은 브랜드로 바꾸는 것이다.

카페인 함유량

커피 1컵 ················ 카페인 100밀리그램

녹차 1컵 ··············· 카페인 40-60밀리그램

마테차 1컵 ·············· 카페인 35-50밀리그램

과유사 1컵 ·············· 카페인 30-66밀리그램

마찬가지로 알코올은 내 기억력과 수면을 악화시킨다. 50세나 된 이유도 있고 가짜 메틸화 유전자(MTHFR)를 보유하고 있어서 이기도 하다. 알코올이 나에게 여러 방면에서 문제될 수 있다는 것을 알겠는가? 나는 유기농 레드 와인을 좋아하지만 일주일에 두 잔 이상 마시면 잠이 오지 않고 수분 보존 때문에 몸이 붓고 간 효소 수치가 늘어나 호르몬을 비롯한 화학물질을 제대로 처리하지 못해서 움직임이 둔해진다. 차라리 마시지 않는 편이 낫다. 체내 노폐물을 배출해주는 것이 간의 역할인데 알코올을 퍼부어 바쁘게 만들면 간이 제 할 일을 할 수가 없다. 그래서 나이가 들수록 숙취가 심해진다.

자신에게 가장 이로운 음료를 아는 것이 중요하다. 특히 와인에 관해서는 심하다 싶을 정도로 정직해져야 한다. 수면 부족, 숙취, 두통, 기운 없음, 도한盜汗(수면 중 나는 식은땀-역주), 열감 증상, 체중 증가 등 알코올이 일으키는 건강 문제를 부정하려는 경우가 흔하기 때문이다. 과학적이고 객관적인 관점으로 알코올에 대

한 반응을 추적해야 한다.

목표　신경계를 안정시켜라.

프로토콜　커피 대신 녹차 등 카페인 함량이 절반 수준인 음료로 바꿔서 마셔보고 수면이 개선되는지 살펴본다.

과학적 이유　카페인에 대한 느린 신진대사를 해결한다(CYP1A2).

목표　곰팡이를 피하라.

프로토콜　일반 커피가 아닌 곰팡이가 적은 브랜드의 커피를 마신다.

과학적 이유　곰팡이독 노출을 줄이고 곰팡이 민감성 유전자(HLA DRB1, 3, 4, 5, DQB1)의 작동을 멈춘다.

목표　마이크로바이옴을 개선하고 섬유질 없는 주스를 포함해 설탕투성이 음료수를 마시지 말라.

프로토콜　설탕과 인공감미료를 피한다.

과학적 이유 설탕과 인공감미료는 마이크로바이옴과 신진대사를 해치고 미토콘드리아 역기능을 유발할 수 있다.

목표 체중을 줄이고 노화를 늦춰라.

프로토콜 레스베라트롤resveratrol을 섭취하거나 유기농 와인을 적당히 마신다. 여성은 일주일에 2회 한 잔씩 마신다.

과학적 이유 장수 유전자 SIRT1을 작동시킨다. 알코올을 세 잔 이상 섭취하면 유방암 위험이 15퍼센트 높아진다.

영거 프로토콜의 명약 : 콜라겐 라테

나는 여전히 커피를 마시지만 곰팡이 적은 브랜드의 커피를 이용하고 아무런 문제 없이 카페인의 장점을 누릴 수 있도록 신진대사를 도와주는 재료를 넣어 마신다. 몇 해 전에 첫 책《호르몬 치료법》을 출간한 후 콜라겐 라테를 마시기 시작했다. 아침 라디오 프로그램 인터뷰 때문에 새벽부터 깨어 있어야 했다. 새벽 5시 30분이라 도저히 아침이 먹히지 않았는데 콜라겐 커피가 매우 부드러운 아침식사 대용이 되어주었다. 기존 라테는 위장에 구멍을 내고 노화를 가속하므로 마시고 싶지 않았다.

콜라겐 라테가 아침식사로 자리 잡은 후 정오까지 배가 고프지 않고 피부가 빛나기 시작했다. 자료를 찾아본 결과 젤라틴에서 나온 콜라겐을 음식으로 섭취하면 혈중에서 측정 가능한 수치에 도달한다는 놀라운 사실을 발견했다. 콜라겐에는 다음과 같은 효과가 있다.

- 항산화물질 풍부
- 혈압 감소
- 뼈 밀도 증가

나는 커피(데이브 애스프리Dave Asprey의 곰팡이독이 적은 불릿프루프 커피콩, 데이비드 울프David Wolfe의 저산성 롱제비티Longevity 커피콩 등)와 디카페인 커피, 그리고 치커리와 민들레로 만든 허브티로 나만의 레시피를 계속 연구했다. 초콜릿이나 잉글랜드산 토피 스테비아 추출물을 몇 방울 넣기도 한다.

콜라겐에 대해 잘 모르는 사람을 위해 설명하면 콜라겐은 소화하기 쉬운 단백질로 피부와 머리카락, 손톱을 건강하게 해준다. 나이가 들면서 만들어지는 것보다 분해되는 콜라겐이 많아져서 피부가 늘어지고 손톱이 갈라지고 머리카락에 윤기가 없어지고 주름도 생긴다.

콜라겐 라테

재료

· 독성 적은 디카페인 커피 또는 차 1컵

· 콜라겐 파우더 1~2컵

· 선택 : 코코넛 오일 또는 중쇄중성지방(MCT) 오일 1스푼

· 선택 : 스테비아 4~6방울

만드는 법

① 커피와 나머지 재료를 블렌더에 넣는다.

② 라테처럼 거품이 생길 때까지 5~15초 동안 갈아준다.

유기농 와인을 마셔라

열여섯 가지 연구의 메타 분석에 따르면 레드 와인은 수명을 30퍼센트 이상 늘려주는 효과가 있다. 레드 와인을 제외하고 다른 술은 일절 마시지 말라.

나는 와인을 무척 사랑하는데 최근에 나눈 대화 이후 마시는 와인의 종류를 당장 바꾸었다. 샌프란시스코에서 열린 로컬 푸

드 관련 행사에서 강연을 한 후 행사장의 한 부스를 차지하고 있던 와인 제조업자와 이야기를 나누었다. 그는 시중에서 판매하는 와인에 농약과 설탕, 타닌(참나무통 숙성을 통해 자연스럽게 발생하는 수준을 넘어선), 산, 효소, 황산구리, 착색제, (미생물을 죽이도록 되어 있는 미생물 조절제인) 디메틸 디카보네이트dimethyl dicarbonate(DMDC), 청징제淸澄劑가 대부분 들어간다고 이야기했다. 그는 부스 선반에서 부식되고 해로워 보이는 황산동copper sulfate pentahydrate이 든 병을 꺼내더니 그것이 황, 특히 황화수소hydrogen sulfide의 불쾌한 냄새를 제거하기 위하여 청징제로 첨가되는 경우가 많다고 설명했다. 황산동은 생선의 신장을 손상시키고 설치류의 간과 신장에도 유독하다. 인간에게 간과 신장 이상을 일으킬 수 있다. 와인에 대한 사랑이 산산조각 나버린 상태로 연구를 계속한 결과 환경 연구 비영리 단체인 환경워킹그룹Environmental Working Group이 포도를 '잔류 농약이 많은 과일과 채소' 5위로 선정해 발표했다는 사실을 알게 되었다.

하지만 방법이 있었다. 와인은 포도로 만들므로 유기농 포도로 만든 와인을 선택한다면 상관없을 터였다. 맛이 어느 정도 괜찮다면 말이다. 그래서 유기농 와인과 바이오다이내믹biodynamic 와인까지 시도해보았다. 유기농 와인이라고 전부 바이오다이내믹 와인은 아니다. 바이오다이내믹 와인은 환경에 피해가 적은 유기농법 중 하나인 바이오다이내믹 농법으로 만든 와인이다.

바이오다이내믹 농법을 창시한 루돌프 스타이너Rudolf Steiner

(1861~1925년)는 농장이 자가재생 능력을 갖춘 구성단위가 되어야 한다고 믿었다. 바이오다이내믹 농법은 농장에서 비료와 살충제, 제초제 사용을 반대한다. 화학첨가제보다 동물 거름과 퇴비 사용을 선호한다. 토양의 건강과 식물의 성장, 가축 돌봄 사이에 존재하는 상호의존적 관계에 초점을 맞추고 농장의 테루아terroir(포도밭의 토양뿐 아니라 모든 환경 조건을 아우름-역주)가 작물에 반영되도록 한다.

바이오다이내믹 와인이 유기농 와인보다 월등하다는 자료를 보지 못했으니 둘 다 괜찮은 선택일 것이다. 화학첨가제를 피한다면 와인의 장점을 문제없이 누릴 수 있다. 유기농 와인이 과연 맛있을지 궁금한 사람도 있을 것이다. 유기농 와인은 당신의 건강은 물론 지구에도 이로울 뿐더러 맛까지도 좋다. 미각의 적응과 가장 좋은 브랜드를 찾는 수고가 필요하지만 말이다. 퀴비라Quivira, 프레스턴Preston, 트루엣-허스트Truett-Hurst, 램버트 브리지Lambert Bridge, 에밀리아 코얌Emiliana Coyam 등은 내가 가장 좋아하는 유기농 와인 브랜드인데 예전에 즐겨 마시던 일반 와인과 비슷한 맛이 난다.

한 번에 한 잔씩 일주일에 두 번만 마셔라. 한 잔당 140~200밀리리터가 된다. 세 잔 이상 마시면 유방암을 비롯한 암 발생 위험이 13~15퍼센트 높아진다는 사실을 기억한다. 두 잔을 넘기지 않을 자신이 없다면 아예 마시지 말라. 어떤 레드 와인이 가장 좋을까? 피노 누아Pinot Noir 품종에 레스베라트롤이 가장 많이 농축되어 있다. 레스베라트롤은 붉은 포도(그리고 블루베리)에 들어 있는 화합물로 2형 당뇨와 심장 질환, 암 예방을 비롯해 몇 가지 노화 방지 효과를 낸다(사람을 대상으로 한 연구 결과가 엇갈린다). 세 건의 연구에서는 레스베라트롤이 칼로리 제한(사람들이 별로 좋아하지 않는 방법이지만)에 따르는 장수 효과를 모방할 수 있다고 시사한다. 특히 **BMI**(체질량 지수) 30 이상으로 비만인 사람에게서 가장 큰 효과가 나타난다.

피노 누아의 레스베라트롤 농도는 전 세계에서 재배하는 그 어떤 포도 품종보다도 높지만 이탈리아의 트렌티노Trentino 지방만큼은 예외였다. 그곳에서 생산하는 카베르네 쇼비뇽Cabernet Sauvignon에 레스베라트롤이 더 많이 들어 있다. 피노 누아 포도가 다른 품종보다 일찍 수확하는 것이 그 이유일 수도 있다. 레스베라트롤이 가장 많이 든 와인들은 추운 지방에서 생산된다. 코넬 대학교의 연구에서는 뉴욕에서 생산한 피노 누아가 캘리포니아에서 생산한 피노 누아보다 레스베라트롤 함유량이 더 높다는 사실을 발견했다. 레스베라트롤이 많이 들어 있는 와인은 다음과 같다.

- 캘리포니아나 뉴욕에서 생산한 피노 누아
- 캘리포니아나 뉴욕에서 생산한 카베르네 쇼비뇽
- 이탈리아산 산지오베제Sangiovese
- 오스트레일리아산 시라즈Shiraz
- 프랑스산 부르고뉴

입안을 업그레이드하라

셸리가 엄격한 표정으로 나를 바라보았다. 나는 오클랜드 근처의 몽클레어 빌리지Montclair Village에 있는 그녀의 치과에 앉아 있었다.

"정말 매일 치실과 소닉케어 사용하신 게 맞아요? 치석이 엄청 많아요. 스케일링 한 지 3개월밖에 안 됐는데."

그때 무슨 생각이 났는지 그녀의 얼굴이 다시 밝아졌다.

"치실 사용법 좀 보여주세요."

나는 잇몸이 베이지 않도록 오른쪽으로 기울여 치실을 잡았다. 그녀가 알려준 대로(내 기억에 의하면) 위아래로 밀면서 움직였다.

"점수는 C예요."

그녀가 다그치듯 말했다. 전혀 예상하지 못한 결과였다. 나는 그녀가 완벽주의에 사로잡힌 교관일지도 모른다는 생각이 들었다.

"나이가 들면 침이 석회화되어 치석이 더 빨리 생겨요. 침 안의 미네랄이나 입안의 마이크로바이옴 때문이죠. 그래서 나이 들면 치실 사용법도 업그레이드하고 사용 횟수도 늘려야 합니다. 이제부터 치실은 하루 두 번, 소닉케어는 하루 세 번 사용하세요."

정말 그래야 한단 말인가? 날카로운 도구로 내 입안을 헤집고 있는 그녀에게 대꾸할 생각은 감히 들지도 않았다. 대신 학계 자료를 열심히 연구하여 그녀가 틀렸다는 사실을 증명해주리라고 다짐했다.

하지만 결과적으로 나온 것은 그녀의 주장을 뒷받침하는 자료들뿐이었다. 치실을 제대로 사용하는 사람이 별로 없다는 사실도. 치실은 양치질과 별개로 장수를 도와준다. 일 년에 적어도 두 번씩 치과를 찾는 것 또한 마찬가지다(나는 1분기에 한 번씩 방문한다). 치실을 사용하지 않으면 사망 확률이 30퍼센트 높아지고 일 년에 치과를 한 번만 방문하면 30∼50퍼센트 높아진다. 어째서 그런지 궁금하다면 다음 사실이 흥미롭게 다가올 것이다.

- 입안에는 700가지가 넘는 종류의 박테리아가 산다.
- 혀는 생물막이 흔히 형성되는 장소다. 생물막은 미생물 집단으로 마치 조직처럼 서로 똘똘 뭉쳐서 막 형태로 표면에 붙어 있다. 입 냄새와 염증(치은염), 치석, 충치, 조기 노화 등의 원인이 된다. 입 냄새 나는 사람이 전체 인구 중 22∼50퍼센트나 된다는 사실을 아는가? 나도 몰랐다. 우리 모두 더욱 향기로운 세상을 만들어보자.
- 입안에 세균이 많으면 목동맥의 혈액이 걸쭉해진다. 그러면 뇌로 가는 피의 흐름이 줄어들고 죽상동맥경화증의 신호이자 뇌졸중의 전조가 된다.
- 전동칫솔은 단기적으로나 장기적으로나 치석과 치은염을 줄여준다. 하루에 두 번 2∼3분씩 전동칫솔을 사용한다.
- 남성은 치주 질환이 더 흔하게 발생하는데 죽상동맥경화증과 심장 질환의 조기 발생과 관련 있다.

- 오일 풀링은 생각처럼 괴상한 일이 아니다. 유기농 코코넛 오일이나 참기름 1~2스푼을 입안에 머금고 일주일에 다섯 번, 5~20분씩 가글하면 된다. 오일 풀링은 치은염을 줄여주고 입안의 혐기성 세균의 숫자를 줄여준다(입 냄새도 없애주고 수명도 늘려주니 좋은 일이다).

- 치실을 규칙적으로 사용하면 불과 한 달 이후부터 치주 질환 예방 효과가 나타날 수 있다.

적어도 하루에 두 번 치실을 사용해라. 전동칫솔을 구입하여 하루에 두 번 이상 사용하고, 오일 풀링을 하루에 한 번 실시한다.

제1주 프로토콜 : 음식

먹고 마시는 것이 유전자에 영향을 끼친다는 사실을 알았으니 제1주의 기본 수칙을 알아볼 준비가 되었다. 앞으로 7일 동안 이 지침을 최대한 따라 하고 미묘하지민 심오한 변화가 일어나는 것을 알아차린다.

4장에서 소개한 실비아는 내 롤 모델이다. 그녀는 매일 지중해식 식사를 한다. 점심에는 양상추와 아보카도, 그리고 생선이나 닭고기, 부드럽게 삶은 목초 계란이나 콩 같은 단백질이 들어간 샐러드를 먹는다. 저녁으로는 닭고기나 연어에 찐 채소를 곁들이고 간식으로 견과류를 먹는다. 일주일에 세 번씩 현지 시장에서 장을 보고 양상추와 토마토, 아보카도, 컬리플라워, 당근, 고구마, 얌, 양파, 마늘, 사과, 그리고 아스파라거스나 껍질콩, 빨간 피망 같은 제철채소를 매일 먹는다. 실비아는 예전에는 일주일에 와인을 세 잔 정도 마셨지만 너무 일찍 졸리게 만들어서 몇 년 전부터 그만두었다. 치실과 전동칫솔을 하루에 세 번씩 사용한다.

기본 수칙

- 하루에 최소한 두 번 초록색 채소를 먹는다. 나는 초록색 채소 한 컵에 초록 채소 파우더를 듬뿍 넣은 그린 셰이크로 아침을 시작한다. 채소를 좀 더 맛있고 쉽게 먹을 수 있는 방법이다. 부록의 레시피에 내가 가장 애용하는 레시피가 나온다.
- 이번 주에는 한 번이나 두 번 연어 같은 자연산 생선이나 치아 씨드나 아마씨, 쇠비름 등 식물성 오메가-3를 섭취한다.
- 코코넛 오일이나 아보카도 오일, 포도씨 오일, 기 버터, 올리브 오일을 사용한다. 요리에는 압착식 유기농 코코넛 오일을 사용한다. 정제 오일은 심한 용매에 의존하는 화학적 증류법으로 추출하거나 경화(수소와 함께 가열해서 고형으로 만드는 것-역주)해서 만들므로 다량의 트랜스지방이 들어 있다. 이런 지방은 피해야 한다. 경화유가 아니고 화학물질이 들어가지 않은 자연적인 방법으로 만들어 요리에 더욱 적합하고(발화점이 높음) 무미무취인 품질 좋은 코코넛 오일이 많다. 정제되

지 않고(버진) 압착식으로 추출한 유기농 오일이 가장 안전하다. 합성 화학물질을 사용하지 않았기 때문이다.

- 카놀라, 옥수수, 목화씨, 대두, 해바라기씨 오일 같은 산업용 오일을 사용하지 않는다. 모든 경화유나 부분 경화유는 아예 피한다.
- 이번 주에는 집에서 식사를 한다. 직접 요리하거나 샐러드나 수프 등을 조합해서 먹는다. 음식과 친밀한 관계를 발전시켜 나간다.
- 잠자리에 들기 최소한 세 시간 전에는 먹지 않는다. 나는 저녁 7시부터 그렇게 하고 간헐적 금식 때는 그보다 더 이르다.
- 매일 폴리페놀이 풍부한 차를 마신다. 나는 마차, 툴시 스위트 로즈Tulsi Sweet Rose, 그리고 버섯과 아니스, 감초, 스테비아로 만든 레이시Reishi 차 등을 즐긴다. 생기를 주는 아마존산 찻잎 과유사로 만든 루나Runa 차를 마셔도 된다. 녹차보다 항산화성분이 2배 더 많이 들어 있다.
- 하루에 정제수를 8잔 마신다.
- 일수일에 두 번 유기농 와인을 한 잔씩 마신다. 더 마시고 싶은 유혹을 느끼지 않는 사람에 한해서다.
- 치아 위생을 업그레이드한다. 치실은 하루에 두 번, 양치질은 하루에 세 번 한다.
- 팁이 필요하다면 TheYoungerBook.com을 참고하라.

보충제

보충제가 결코 건강한 완전식품의 자리를 대신할 수 없다는 사실을 기억하라. 하지만 특정 미량 영양소가 빠진 식단을 훌륭하게 보완해준다. 보충제는 규제되지 않는 시장이므로 복용량과 유효성을 살피는 것이 중요하다.

- 레스베라트롤을 복용한다. 세포 차원에서 노화를 막아주고 칼로리 제한의 이로운 효과를 모방한다고 증명되었다. 하루에 한 번 200밀리그램씩 복용한다.

심화 프로젝트

- 코코넛 오일이나 참기름으로 가글하는 오일 풀링을 시작한다. 코코넛 오일 1~2스푼을 입안에 머금어 녹인 후(코코넛 오일은 실온에서는 고체 상태이지만 체온에서는 녹는다. 참기름은 실온과 체온에서 모두 액체 상태다) 입을 다물고 5~20분 동안 가글하듯 물고 있으면 된다. 삼키면 안 된다. 싱크대가 막힐 수 있으니 쓰레기통에 뱉는다.
- 저녁식사와 다음 날 아침식사 사이에 12~18시간 동안 간헐적 금식을 한다. 체중 감량이 목적이라면 일주일에 두 번씩 한다. 노화 방지만을 위해서라면 이번 주부터 시작해 일주일에 한 번씩 한다.
- 뼈 국물을 직접 만들거나 구입해 매일 따뜻하게 한 컵씩 마신

다. 뼈 국물은 몸 안의 콜라겐을 보충해주는 가장 좋은 방법
이다. 머릿결에 윤기가 살아나고 손톱과 관절, 치아가 튼튼해
지고 위장의 세포 사이 이음부에 새는 곳이 있으면 막아준다
(부록의 레시피 참고).

- 혈당 수치를 측정하고 리셋한다. 당분과 스트레스, 나쁜 유
  전자는 혈당 수치를 치솟게 만든다. 가장 좋은 방법은 의사와
  함께 공복 시 혈당 수치를 측정하는 것이다.

요약 : 제1주의 효과

이번 주부터 당신은 유전자의 변화에 새로운 과학을 적용하게
된다. 유전자가 영양소 풍부한 음식과 보충제 섭취 같은 환경적 인
풋에 반응하는 법을 바꿈으로써 건강수명을 늘리기 위해서다. 메
틸화와 산화 스트레스 유전자에 문제가 생기지 않도록 항산화성분
이 풍부한 식품의 섭취를 늘리고 알코올을 적당량만 마신다. 이번
주에는 알코올 두 산 정도가 적당한데 과연 그 정도에서 멈출 수 있
는지 솔직하게 생각해본다. 암과 기타 퇴행성 질환의 예방도 시작
했다. 성공적인 노화를 위해 식단에 총섬유질total fiber을 늘렸다.
7주 내내 이 식단에 따라야 한다.

포인트

　엑스포솜을 개선하는 음식은 당장은 물론 장기적으로 성공적인 노화를 도와준다. 또한 제대로 된 식단은 면역계가 질병을 잘 물리치고 뇌 기능이 개선되고 체중이 줄어들고 에너지가 넘치게 해준다. 식단의 업그레이드는 외적으로나 내적으로나 최고의 변신 방법이다. 눈에 보이는 곳에서나 보이지 않는 곳에서나 라이프스타일과 후성유전적 변화에 뒤지지 않는 효과가 나타난다. 제2주에는 후성유전학의 또 다른 측면인 수면을 통하여 활력과 뇌 기능을 개선하는 방법을 알아보자.

수면 Sleep
제2주
06

아침에 생각하고 점심에 행동하고 저녁에는 먹고 밤에 자라.
_ 윌리엄 블레이크William Blake(영국 시인, 화가)

나는 잠을 충분히 자지 않는다. 나뿐만이 아니다. 오늘날 미국인의 수면 시간은 150년 전인 산업혁명 이전에 비해 약 3시간 줄어들었다. 정신없이 바쁘게 돌아가는 하루 일과와 과도한 카페인 섭취, 힘든 사무직 업무, 밤에도 환하게 켜진 인공조명, 하루 종일 쳐다보는 디지털 기기 화면이 모두 수면을 줄이고 노화는 부추긴다. 생체 시계를 훼방 놓으면 세포가 화난다. 생체 시계는 거의 모든 세포에 자리하는 분자식 측정 시스템으로 유전과 환경, 특히 수면에 큰 영향을 받는다.

적은 수면이 별 문제가 되지 않는다고, 원래 잠이 없어서 6시간만 자도 거뜬하다고 으스대는 사람이 있을지도 모른다. 하지만 잠을 적게 자도 괜찮은 유전자인 hDEC2-P385R(줄여서 DEC2)을 보유한 사람은 전체 인구 중 3퍼센트밖에 안 된다. 이 유전자는 생체 시계를 담당하는 몇 가지 유전자 중 하나다. 이 유전자의 다형성을 가진 사람은 권장 수면 시간인 7~8시간 30분보다 적은 수면으로도 충분하다.

레프 톨스토이Lev Tolstoy는 행복한 가족은 저마다 행복한 이유가 비슷하지만 불행한 가족은 저마다 불행한 이유가 다르다고 말했다. 잠도 마찬가지다. 행복한 수면은 사람마다 거의 비슷하다. 상쾌한 기분으로 깨어나 차분하게 하루를 시작할 준비가 되어 있다. 반면 불행한 수면은 저마다 제각각이다. 규칙적인 생체 리듬을 완전히 깨뜨린다. 사고 위험이 높아질 뿐만 아니라 단기 기억과 집중력, 주의력이 떨어진다. 과식과 우울증 위험도 높아진다. 수면 부족은 비만과 당뇨, 심장 질환, 뇌졸중, 조기 사망과도 관계있다. 지금 당장 자러 가고 싶어진다!

수면 전문가인 하버드 의대 찰스 차이슬러Charles Czeisler 박사는 5년간 하루 수면 시간이 5시간 미만인 사람은 동맥 경화 위험이 300퍼센트 높다고 말한다. 동맥 경화는 역전하기 어려운 질환이지만 단 몇 주 동안만 휴식을 충분히 취하면 혈압이 낮아지고 세포가 회복되어 간접적인 도움이 될 수 있다.

나는 수면과 관계된 이 끔찍한 통계가 사실이라는 것을 개인적인 경험으로 잘 알고 있다. 2012년에 첫 책 《호르몬 치료법》을 쓸 때 엄청난 수면 부족에 시달렸다. 기능의학 전문의로 아침부터 저녁까지 환자를 진료하고 집에 오면 두 번째 교대 근무가 시작되었다. 최대한 빨리 저녁을 준비하고 집안일을 처리하고 가족들과 감정적 교류를 나누었다. 그러고 나서 세 번째 교대 근무가 시작되었다. 아이들이 잠들고 일어나기 전인 밤부터 새벽까지 원고를 쓰는 것이었다. 건강에 도움되는 행동이 확 줄어들기까지는 오랜 시간이 걸리지 않았다. 요가 수업, 친구들과 하는 주말 조깅을 빼먹었다. 커피 섭취도 늘어났다. 새벽에 긴장을 풀고 잠들기 위해 와인을 마셨다. 가엽게도 남편은 완전히 뒷전으로 물러났다.

다행히 원고는 제때 끝냈지만 개인적으로 큰 대가를 치러야 했다. 내가 원고를 쓰는 동안 우리 가족은 방치되는 기분을 느꼈고 남편은 나를 워커홀릭이라고 불렀다. 맞는 말이었다. 하루 수면 시간이 4~6시간밖에 되지 않았다. 나는 체중도 늘었지만 더욱 끔찍한 일은 스트레스가 굉장히 심하고 또래보다 훨씬 늙은 기분이었다는 것이다.

생체 노화의 지표인 텔로미어를 측정해보고 경각심이 들었다. 매우 충격적인 결과가 나왔다. 당시 45세에 불과한 내 텔로미어의 나이는 65세였다. 그 어떤 약도 주사도 나를 구해줄 수 없다는 사실을 깨달았다. 수면과 운동이라는 구식 방법으로 내 몸과 텔로미어를 회복해야만 했다. 이 장과 다음 장에서 자세히 다룰 것이다.

수면은 당신이 집을 비운 사이 집 안을 싹 청소하고 정리해주어 마음의 평화를 가져다주는 유능한 청소부와 같다. 바닥에는 먼지 하나 없이 깨끗하고 이불은 깔끔하게 접혀 있다. 한마디로 수면은 생리적 재정비를 통한 새로운 시작이나 마찬가지다. 잠자는 동안 정리정돈뿐만 아니라 삶의 모든 영역에 마법 같은 힘을 발휘하는 회복이 이루어진다. 수면이야말로 만병통치약에 가장 가까울 것이다. 올바른 수면은 호르몬의 균형을 맞춰주고 건강한 선택으로 건강수명이 늘어나게 도와준다.

이 주의 프로토콜에 소개하는 구체적인 방법들로 시계 유전자와 장수 유전자 SIRT1, mTOR 같은 생체 리듬 유전자를 조절하여 역기능적인 수면-활동 주기와 관련된 나쁜 유전자의 스위치를 끌 수 있다.

왜 중요한가

수면은 인생의 3분의 1이나 되는 시간을 차지하지만 대부분의 사람들은 별로 중요하게 여기지 않거나 충분히 취하지 않는다. 전미수면재단National Sleep Foundation이 권장하는 성인의 수면 시간은 하루 9시간인데, 6시간도 채 안 되는 미국인이 30퍼센트 가까이 된다. 수면은 생리에서 건강까지 당신의 세계를 들여다보는 중요한 창이다. 평소 수면 시간이 7시간 미만이고 주말에 밀린 잠을 자려는 사람에게 좋은 소식과 나쁜 소식이 있다.

좋은 소식을 먼저 전한다. 당신은 바로 오늘밤부터 시작해 수면을 바꿀 수 있다. 전구와 TV, 컴퓨터, 인공조명이 몸 안의 시계를 방해하는 바람에 현대인의 수면 시간은 더욱 줄어들었다.

이번에는 나쁜 소식이다. 주말에 밀린 잠을 보충하기는 불가능하다. 평일 5일 동안 하루에 4시간씩 잔다면 주말에는 20시간의 수면 빚(하루 수면 시간 8시간 적용 시)이 생긴다. 이것을 주말 동안 메우기란 불가능하다. 이러한 문제는 사회적 시차social jet lag라고 부른다. 다음 날 일찍 일어나야 할 때 수면의 중간점과 다음 날 일찍 일어나지 않아도 될 때 수면의 중간점에 차이가 생기는 것, 곧 기상 패턴이 들쑥날쑥한 것을 가리킨다. 이 문제를 해결할 수 있는 방법 중 하나는 바로 낮잠이다. 비록 사람마다 효과가 다르지만 20분간의 낮잠은 밤잠 1시간만큼이나 치유적이다. 장수 인구층을 대상으로 한 연구에 따르면 낮잠은 스트레스를 줄여준다. 그렇다. 성인도 당당하게 낮잠 시간을 정해놓고 자야 한다.

수면 부족이 일으키는 문제는 이것만이 아니다. 수면을 충분히 취하지 않는 사람들은 두 개의 중요한 포만 호르몬인 그렐린ghrelin과 렙틴leptin의 불균형이 나타난다. 하루 수면 시간이 5시간도 되지 않으면 음식을 먹게 만드는 그렐린 수치가 높아지고 그만 먹게 만드는 렙틴 수치가 낮아진다. 간단히 말해서 잠을 적게 잘수록 배고픔을 느낀다. 수면이 부족할 때 살이 찌는 이유는 그렐린과 렙틴의 불균형과 더불어 멜라토닌이나 코르티솔, 인슐린, 성장 호르몬 같은 중요한 건강수명 호르몬에도 이상이 나타나기 때문일 것이다. 연료 탱크와 마찬가지인 의지의 재충전 또한 이루어지지 않는다. 그 밖에도 수면 부족은 여러 가지 안타까운 결과를 초래할 수 있다. 생체 리듬이 유전자의 15퍼센트를 조절하므로 최적의 수면-활동 주기는 건강에 필수다. 수면을 등한시하면 운동할 기운도 없고 알츠하이머를 비롯한 치매 질환의 위험도 높아진다.

이쯤 되면 내 유전자가 변변치 못하다는 사실을 잘 알 테니 체중

숫자로 살펴보는 수면

- 수면 부족은 유전자를 악당으로 만든다. 규칙적인 유전자의 97퍼센트가 불규칙해져서 DNA에 위험한 변화가 일어나 암 같은 질병이 생길 수 있다.

- 연속 3일 동안 정상보다 4시간 늦게 잠들면 24시간 생체 주기의 유전자 조절 기능이 6배 줄어든다.

- 수면이 부족하면 유전자 3개당 하나꼴로 발현에 변화가 생긴다.

- 하버드공중보건대학원에 따르면 하루 5시간 미만의 수면은 노화를 4~5년 앞당긴다.

- 많이 잔다고 무조건 좋은 것은 아니다. 한 연구에서는 7시간의 수면이 여성의 인지 능력에 가장 효과적이라는 결과가 나왔다. 하지만 8시간을 초과하면 오히려 인지 테스트에서 낮은 점수가 나오고 노화가 5~8년 앞당겨진다.

감량을 위해 8시간 이상 자야 하는 시계 유전자 변이를 가지고 있다는 사실이 놀랍지 않을 것이다. 잠이 부족하면 그렐린 수치가 높아져서 뇌가 배고프다고 빨리 먹으라고 성화다. 그래서 나는 시계 유전자를 유리하게 작동하도록 만들어야 한다는 의지가 강하다. 당신도 마찬가지일지 모른다.(충분한 수면 말고도 아침에 일어나자마자 단백질 셰이크나 콜라겐 라테로 단백질을 섭취하는 방법을 비롯해 시계 유전자가 제대로 돌아가도록 도와주는 해결책이 많이 있다.)

노르딕 스키 경주와 철인 3종 경기를 즐기는 80세의 네이트

트레드밀 책상treadmill desk(일하면서 운동할 수 있도록 러닝머신과 책상을 결합한 제품-역주)에서 이 책을 편집하고 있을 때 한 친구가 문자로 사진을 보냈다. 315번을 달고 타호Tahoe에서 열리는 노르딕 스키 대회에 참가한 아버지 네이트의 사진이었다. 그리 놀라운 일도 아니었나.

몇 해 전 여름 타호로 친구를 만나러 갔을 때 네이트도 만났다. 내가 아침에 주방을 어슬렁거리며 커피를 따르고 있는데 그가 와서 방금 타호 호수에서 열린 철인 3종 경기를 완주했다고 말했다. 끝마치고 너무 기분이 좋아서 전체 코스를 두 번 더 완주하고 왔다는 것이었다. 내가 자고 있는 동안에 말이다. 나는 그를 빤히 쳐다보았다. 그런 이야기는 들어본 적이 없었다. 네이트는 나를 보며 "경주는 항상 예측과 함께 해야 하네. 그러면 나머지는 따라오게 되어 있지." 내 앞에는 엄청 건강하게 사는 노인이 앉아 있었다.

네이트는 철인 3종 경기 13회와 마라톤 50회를 완주했고 자기 연령대인 80대에서는 보통 1위를 차지한다(70세의 다크호스가 등장하지 않는 이상). 호기심이 생긴 나는 그의 매일 습관에 대해 질문했다. 그는 커피로 아침을 시작한다. 하루에 물은 8잔 마신다(당연히 맥주도 물로 친다). 매일 밤 체스를 하고 하루 세 번 양치질을 하고 15분의 낮잠을 매일 최소한 한 번은 잔다. 10시에는 잠자리에 들고 최소한 7시간 수면을 취한다. 현재 네이트는 80세이고 그가 경주에서 가뿐히 물리치는 60세들보다 젊어 보인다. 안정 시 심박수는 50이다.

수면 부족의 정의

지금까지 계속 수면 부족에 대해 이야기했으니 과연 그 정의가 무엇인지 궁금할 것이다. 어떤 사람은 9시간은 자야 하고 또 어떤 사람은 7시간으로 충분할까? 그렇다. 간단히 말하면 수면 부족이란 낮 동안 깨어 있음을 유지하기에 충분한 만큼의 수면을 취하지 못하는 것을 말하며 사람마다 기준이 다르다.

수면 연구가들은 정신운동성 경각작업psychomotor vigilance task을 통하여 수면 부족 여부를 판단한다. 화면에 과녁이 나타나면 버튼을 누르도록 되어 있는 테스트다. 수면 부족인 사람은 몇 분

후 작업에 대한 집중력을 잃고 버튼 누르는 것을 잊어버린다. 7시간 자고도 테스트를 통과하는 사람이 있지만 8시간을 자지 않으면 낮은 점수가 나오는 사람도 있다.

불면증을 이겨낸 로잘리의 이야기

나는 로잘리의 테스트 결과를 보고 놀라서 입이 떡 벌어졌다. 그녀의 모습을 머릿속으로 떠올려보았다. 건조한 유머감각으로 반짝이는 날카로운 파란색 눈동자, 단정한 쇼트커트, 유연한 몸매. 로잘리는 나이에 비해 놀랄 정도로 젊다. 실제 나이는 70세지만 텔로미어 나이는 내 나이와 같은 50세다. 나는 그녀가 건강하게 나이 먹는 비결이 무엇인지 궁금해졌다.

감사하는 태도라든지 스트레스 부재 같은 일반적인 이유를 떠올릴 것이다.

하지만 아니다. 로잘리는 매우 힘든 직업군에 종사했다. 그녀는 고속 승진으로 자기 분야의 최고가 된 저널리스트였다. 끊임없이 반복되는 마감기한의 스트레스, 전통적으로 남성이 지배해온 워킹맘에 대한 배려가 전혀 없는 직업, 전국을 오가야 하는 업무, 이혼 등 극심한 스트레스 원인을 전부 다 경험했다.

그렇다면 로잘리가 매일 7~8시간 30분에 이르는 이상적인 수면을 취할 수 있었을까?

그렇기도 하고 아니기도 하다. 이 부분이 흥미롭다. 로잘리는 폐경과 함께 50대부터 시작해 20년 동안 수면 문제로 고생을 했다.

침술 요법을 받아보았는데 약간 도움이 되었을 뿐이다. 그다음에는 데이비드 캣츠David Katz 박사가 운영하는 코네티컷 주 더비Derby에 있는 그리핀 병원 산하 통합의학센터Integrative Medicine Center에 다녔다. 역시나 약간 도움이 되었을 뿐이다. 샌프란시스코 베이 에어리어로 이사한 로잘리는 내 클리닉을 찾아오게 되었다. 나는 코르티솔, 에스트로겐, 프로게스테론, 갑상선 등 그녀의 호르몬 균형을 맞춰주었다. 스트레스 반응 계통의 문제도 다루었다. 그러자 그녀의 수면이 개선되었다. 그 후 로잘리는 매일 밤 자기 전에 혀 아래에 칸나비디올cannabidiol 오일을 떨어뜨리고 베네딕트 수사들의 찬송가 CD를 듣는다. 이 모든 변화가 점진적 개선으로 이어졌다. 매일 7~8시간 30분 동안 완벽한 수면을 취하지 않았는데도 놀랍게도 그녀의 텔로미어는 잘 관리되어 있었다.

내가 로잘리 이야기를 하는 이유는 수면 문제에 대해 지름길로 갈 생각을 하지 말라고 하기 위해서다. 로잘리는 건강수명을 늘리기 위한 일들을 아기가 걸음마 하듯 조금씩 단계적으로 해왔다. 내가 또 알아차린 사실은 로잘리의 끝없는 호기심이다. 어쩌면 이것은 치실 사용이나 친한 친구들과의 교류만큼이나 장수에 중요할지 모른다. 그녀는 손주들을 돌보거나 지역 사회에서 사회운동가로 활동하는 것 등 할 일이 많다는 사실을 분명히 알고 있다. 어쩌면 가장 중요한 사실은 삶의 기본적인 것들에 대한 그녀만의 철학이 자리 잡혀 있다는 것일 수도 있다. 그녀는 수면을 도와줄 마법 같은 약을 기대하지 않는다. 하지만 그녀는 세상에서 자신이 맡은 역할이 무엇인지 확실히 알고 있기에 그녀와 함께 있으면 편안해진다. 에너지가 충전되는 느낌이다. 나뿐만 아니라 그녀의 텔로미어도 그렇게 느끼는 것이다.

미션을 받아들여라

좋은 수면 유전자를 작동시켜 생체 리듬을 만족시켜야 하는 만큼 나쁜 수면을 피하는 것도 중요하다. 하루만 제대로 자지 못해도 유전자 스위치가 원위치되어 질병 위험이 생기기 때문이다. 하루 동안 잠을 제대로 자지 못하면 운전과 반응 시간에 나쁜 영향을 끼친다. 잠이 부족하면 당신도 운전자의 졸음으로 발생하는 10,000~20,000건의 교통사고 피해자가 될 수 있다. 부족한 수면이 직장에서의 업무 수행과 학습 능력 저하에 영향을 끼치는 것은 당연하니 더 이상 이야기하지 않는다. 이번 주부터는 최고의 컨디션을 유지하고 노화 속도를 늦추기 위해 잠을 얼마나 자야 하는지 알아내는 것이 열쇠다. 다음은 수면과 에너지, 노화 과정의 최적화를 위해 고려해야 할 질문이다.

- 얼마나 자야 상쾌하고 가뿐한 상태로 일어날 수 있는가?
- 낮 동안 빛에 노출되어야 밤에 잠이 잘 오는가?(낮에 햇빛을 쐬면 밤에 멜라토닌 수치가 올라간다.)
- 카페인과 알코올을 섭취하지 않으면 수면이 개선되는가?
- 나쁜 남자친구 이름 같은 앨런ALAN(야간인공조명artificial light at night)을 피하면 잠이 개선되는가?
- 잠자리에 들기 한 시간 전에 요가나 시각화 연습 등 조용한 활동을 하고 양초를 켜놓으면 수면이 개선되는가? 로잘리처

럼 수사들의 찬송가 듣기는 어떤가?

제2주의 과학 : 수면

수면 문제는 주류 의학은 물론 기업 고용주들에게서 인정받지 못하고 과소평가되며 솔직히 무시당하는 실정이다. 그래서 우리 스스로 수면 전도사가 되어 무엇이 수면-활동 주기를 무너뜨리는지 주의를 기울여야 한다. 생체 리듬과 수면을 망가뜨리는 것은 수없이 많다. 다음은 이미 입증된 몇 가지 생체 리듬 방해 요인이다. 원인과 결과가 쌍방향으로 작용한다.

- 야간 근무 같은 교대 근무는 현재 세계보건기구가 발암 요인으로 지정했다.
- 만성 스트레스. 만성 스트레스 속에서도 정상적인 기능을 유지하는 사람이 있는가 하면 중독과 우울증 같은 정신 질환에 취약해지는 사람도 있다.
- 카페인
- 시차와 시간대 변화
- 정신 질환
- 램프와 전자기기의 야간인공조명
- 우주여행, 우주비행사나 엘론 머스크Elon Musk, 리처드 브

랜슨Richard Branson 같은 우주여행 지지자들

따라서 수면 빚이 0이 되도록 노력해야 한다.

잠의 설계

수면은 양도 중요하지만 질도 중요하다. 수면에는 두 가지 유형이 있는데 바로 급속안구운동(렘REM) 수면과 비급속안구운동(비렘NREM) 수면이다. 비非렘수면은 수면의 깊이에 따라 1, 2, 3, 4단계로 나뉜다. 이번 주에, 그리고 앞으로 평생 동안 느린 뇌파 수면(제3수면 단계, 깊은 수면)을 개선하고 늘리려고 노력해야 한다. 이 단계에서 심박수가 낮아지고 기관과 근육, 뼈가 재생되며 에너지와 의지가 재충전되고 면역계가 리셋되기 때문이다. 렘수면은 정서적 재생을 위해, 느린 뇌파 비렘수면은 신체적 재생을 위해 필요하다. 수면의 모든 단계가 중요하다. 수면의 시작과 깊이, 시간이 매일 밤 일정한 패턴으로 유지되면 좋다.

수면은 모든 단계가 90~120분 주기로 이루어져야만 회복력을 가장 크게 발휘한다. 수면 단계를 통해 다음과 같은 수확을 거둘 수 있다.

- 성장 호르몬과 멜라토닌 수치가 올라가고 코르티솔이 감소한다.(수면 부족은 오후와 저녁에 코르티솔 수치가 높아지고 혈당 수치도 올라가게 만드는데 이것은 노화 과정에서 관찰되는 현

상이다.)

- 밤잠과 낮잠을 자는 동안 기억이 안정되고 확장된다.
- 느린 뇌파 수면은 서술 기억을 강화해준다. 서술 기억은 말로 표현할 수 있는 언어적 또는 사실적 지식처럼 의식적으로 회상되는 유형의 기억이다.
- 렘수면은 정서의 재측정과 비서술 기억 또는 (운전이나 자전거 타는 법 배우기 같은) 기술을 토대로 한 절차적 기억에 중요하다.

요약하면 수면이 노화를 늦추는 데 중요한 이유는 잠자는 동안 호르몬이 몸을 회복시키기 때문이다. 수면 단계를 하나 이상 건너뛰면 노화가 가속되고 조기 사망 위험이 높아진다. 모든 호르몬은 생체 리듬 안에서 분비되며 수면-활동 주기가 멜라토닌과 성장 호르몬이 밤에 만들어지도록 생체 리듬을 설정한다. 멜라토닌은 면역계와 관련 있는 유전자를 포함하여 500개가 넘는 유전자를 제어하므로 멜라토닌 관리는 그만큼 가치 있는 일이다. 수면이 부족하면 성장 호르몬이 줄어들어 부상 회복이 더디고 복부지방이 축적된다.

수면 부족과 관련된 건강 이상

면역 기능

수면 시간이 7시간 미만이라면 면역계를 희생시키는 것이다. 한 연구에서는 일주일 동안 참가자들의 수면을 7시간 미만으로 제한한 후 일반적인 감기 바이러스에 노출시켰다. 그러자 감기에 걸릴 위험이 두 배나 높게 나타났다. 이번 주부터 시작해 잠으로 감기 걸릴 위험을 몰아낼 수도 있다는 뜻이다.

암, 당뇨, 뇌졸중, 심장 질환

수면 부족은 멜라토닌 생산을 방해하므로 암 위험이 커질 수 있다. 간호사나 스튜어디스 등 야간 근무를 하는 여성에게서 흔히 나타나는데, 얼마나 연관성이 있는지는 계속 토론하고 있다. 밤에 일하는 사람은 인지력 저하, 심혈관계 질환, 뇌졸중, 당뇨(특히 여성), 유방암이나 난소암, 전립선암 같은 특정 암의 위험이 커질 수 있다. 이러한 위험은 모두 15~20년 동안 축적되어 나타난다. 2007년에 국제암연구기관International Agency for Research on Cancer은 "24시간 생체 리듬을 방해하는 교대 근무는 암을 유발할 수 있다."고 발표했다. 한 연구에서 짧은 수면과 코골이는 유방암 생존을 크게 낮춘다고 나왔다. 하루 수면 시간이 6시간 이하인 여성은 사망률이 두 배로 높아졌다. 나는 부인과 의사가 되기 위해 의대 공부를 하는 여러 해 동안 당연히 잠을 많이 자지 못했다. 이제는 수면 빚을 만들지 않는 것을 중요한 우선순위로 여긴다.

인지력 저하

잠을 너무 적게 자거나 너무 많이 자면 뇌 기능이 악화된다. 수면 부족은 뇌 기능을 떨어뜨리고 인지력 저하는 수면의 질을 악화시킨다. 여성이 밤에 잠드는 데 걸리는 시간이 30분 늘어날 때마다 인지력 손상 가능성이 13퍼센트씩 높아진다. 게다가 낮잠을 2시간 이상 자는 여성은 인지력 손상 위험이 높아지므로 낮잠은 짧게 자야 한다(20~60분).

내가 태어난 메릴랜드에서 멀지 않은 곳에서 볼티모어 노화 종단 연구Baltimore Longitudinal Study of Aging를 하고 있다. 이것은 가장 오랜 세월에 걸쳐 진행하는 노화 연구로 1958년에 존스홉킨스 대학에서 시작되었다. 최근에 연구진은 수면 시간이 5시간 미만일 경우(혹은 수면의 질이 나쁠 경우) 비정상적으로 축적되는 단백질인 베타아밀로이드beta-amyloid 수치가 높아진다는 사실을 발견했다. 베타아밀로이드 찌꺼기가 뇌에 쌓이면 기억력과 인지력 손상이 일어닌다. 베터이밀로이드가 축적되면 비렘수면과 기억을 방해할 수 있다. 따라서 수면-활동 주기 방해가 알츠하이머를 일으킬 수도 있다.

아침형과 올빼미형

이 모든 수면의 과학이 아침형 인간이나 올빼미형 인간에게 어떤 의미인지 궁금할 것이다. 아침형과 올빼미형은 서로 다른 생체 리듬 단계를 나타내며 이에 대한 선호는 유전적으로 결정된다.

남편과 사랑에 빠졌을 때 나는 그와 하루 중 언제 시간을 함께 보내는지 의식하지 못했다. 하지만 15년을 함께 한 지금은 내가 그보다 더 일찍 일어나고 더 일찍 잠자리에 든다는 사실을 잘 알고 있다. 여성은 아침형인 경우가 많고 남성은 저녁형인 경우가 많다. 이렇게 아침형인지 저녁형인지 나누는 일주기성 인자를 크로노타입chronotype이라고 한다. 크로노타입은 아침형인지 저녁형인지의 차이가 생물학적으로 암호화되어 있다. 그 중간은 중간형이다(사실 중간형은 내가 만들어낸 단어다).

누구나 생체 리듬이 있는데 대부분은 평균 24시간보다 살짝 길거나 짧다. 아침형의 생체 리듬은 24시간보다 짧고 올빼미형은 약간 길다. 일반적으로 여성은 남성보다 6분 빠르다. 별것 아닌 듯하지만 매일 6분씩 10일만 쌓여도 남성보다 1시간이나 빨라지므로 규칙적인 리셋이 중요하다(동굴에서 혼자 사는 사람이 아니라면). 한 집에 사는 동성이라도 크로노타입이 서로 다를 수 있다.

햇빛은 체내의 24시간 낮/밤 시계를 환경과 맞춰주는 주요 단서, 혹은 자이트게버zeitgeber(생체 시계에 영향을 주는 인자-역주)다. 다시 말해서 생체 리듬이나 정반대 유형의 사람과 조화를 이루려면 낮과 밤의 빛 노출을 조절해야 할 수도 있다. 제2주 심화 프로젝트에서 자세히 설명한다.

자신의 크로노타입을 알고 싶은가? 그렇다면 일주일 동안 휴가를 내어 원하는 시간에 자고 원하는 시간에 일어나보라. 가능하면 카페인이나 알코올을 섭취하지 않는 것이 좋다. 일주일이 끝나갈 무렵이면 자신의 크로노타입을 알 수 있다. 비록 재미는 덜하겠지만 뮌헨 크로노타입 질문지Munich ChronoType Questionnaire를 이용해도 된다.

수면과 비타민 D : 완벽한 조합

수면 개선을 원하는 사람에게 손쉬운 방법이 하나 있다. 비타민 D는 뼈에만 좋은 것이 아니다. 전문가들에 따르면 비타민 D는 뇌가 수면 조절에 직접적인 효과를 끼치도록 만드는 듯하다. 특히 사이뇌(시상하부로 이루어지며 호르몬을 조절하는 뇌 부분)와 뇌줄기(뇌의 줄기 역할을 하는 부분)에서 그러하다. 일부 전문가들은 비타민 D 부족 현상이 널리 퍼지면서 수면 장애가 전염병 수준으로 늘어났다고 하는데 나도 동의한다. 당신도 나처럼 비타민 D 수용체 유전자 이상으로 더 큰 수면 장애의 위험에 노출되어 있을지 모른다(부록 참고). 혈중 비타민 D 수치가 60~90ng/mL 수준으로 유지되어야 한다. 아직도 납득되지 않는 사람을 위해 더 많은 자료를 공유한다.

- 수면 부족, 생체 리듬 방해, 비타민 D 부족은 몸의 치유와 회복을 저해한다.

- 비타민 D가 부족하면 잠들기까지 더 오래 걸린다.

- 폐경 후 여성 459명을 대상으로 한 연구에서 비타민 D 수치가 높을수록 수면 유지 관리가 개선된다는 결과가 나왔다. 숙면을 취하기가 쉬워진다는 뜻이다.

- 혈중 비타민 D 농도가 낮은 나이 든 남성일수록(68세 이상) 수면 시간이 짧고 수면 효율성도 낮으며 수면 도중에 방해를 많이 받는다. 실제로 혈중 비타민 D 농도 20ng/mL 이하인 사람은 40ng/mL 이상인 사람보다 수면 시간이 5시간 미만일 위험이 두 배나 높아졌다.

- 비타민 D 부족은 졸림 증상을 야기한다.

- 비타민 D는 체내 통증에 호르몬과 신경, 면역적 영향을 끼치므로 만성 통증에 중요한 역할을 하며 불면증 같은 문제와도 연관 있다.

- 비타민 D 수치가 낮으면 하지 불안 증후군restless leg syndrome이 일어나 수면을 해칠 수 있다.

비타민 B_9(엽산)과 비타민 B_{12} 같은 영양소 부족도 수면 문제를 유발할 수 있다.

비타민 B_9은 검은콩, 렌틸콩, 시금치, 컬리플라워, 완두콩, 오크라 등에 풍부하다.

비타민 B_{12}는 풀을 먹고 자란 소의 간, 고등어, 정어리, 연어 등에 많이 들어 있다.

프롤로그와 4장에서 설명한 이유에서 평소 비타민 B군을 제대로 섭취하고, 영거 프로토콜 제2주 동안에도 계속 섭취하여 수면을 개선한다.

수면은 뇌를 위한 샴푸

당신이 잠든 사이 뇌에서는 신경 퇴화, 곧 뇌의 부식을 일으키는 해롭고 독성 있는 입자를 제거해주는 세척이 이루어진다.

뇌의 샴푸가 작동하는 원리는 이러하다. 잠자는 동안 뇌세포 사이의 공간은 깨어 있을 때보다 60퍼센트 이상 확장된다. 덕분에 뇌는 뇌와 척수를 둘러싼 맑은 액체인 뇌 척수액cerebral spinal fluid(CSF)을 통하여 노폐물을 몰아낼 수 있다. 이러한 메커니즘을 글림프 시스템glymphatic system이라고 한다. 한 연구에서는 잠자는 동안 글림프 시스템이 알츠하이머를 유발하는 비정상적 단백질인 베타아밀로이드를 깨어 있을 때보다 빠른 속도로 제거해준다는 사실이 나타났다. 한마디로 글림프 시스템은 잠잘 때 가장 효율적이 된다. 나는 구부린 다리 사이에 베개를 끼우고 옆으로 자는데 뇌 세척에도 도움되고 허리도 편하다.

블루 라이트의 어두운 이면

이제 앞으로 수면 개선에 힘써야겠다는 생각이 드는가? 하지만 현대인의 생활, 좀 더 정확하게 말하면 인공조명이 방해물로 작용한다. 의사이자 극작가인 안톤 체호프Anton Chekhov는 "의학은 아내, 문학은 정부情婦, 둘 중 한쪽이 지루해지면 다른 쪽과 밤을 보낸다."라는 유명한 말을 남겼다. 마찬가지로 나도 아이들이 모두 잠든 9시쯤에(스마트폰을 보고 있는 것이 아니길!) 아이패드로 책을 읽는 것을 좋아한다. 이것이 과연 좋은 일일까? 아닐 수도 있다. 이 습관이 수면의 다섯 단계를 갉아먹고 암과 당뇨, 심장 질환, 비만 위험을 높이는지도 모른다.

생체 시계를 무너뜨리는 가장 빠른 방법은 바로 ALAN(야간인 공조명)을 쬐는 것이다. 디지털 기기 화면의 파란색 파장은 낮에는 주의와 반응 시간, 기분을 개선해주므로 괜찮지만 밤만 되면 배신 자로 변한다. 모든 색깔이 똑같은 것은 아니다. 스마트폰이나 e-북 리더 같은 디지털 기기 화면에서 나오는 파란색 계열의 빛은 그 어 떤 색깔의 빛보다도 멜라토닌 생산을 저해한다. 특히 10대들이 여 기에 취약하다. 빛이 밝을수록 멜라토닌 생산에 끼치는 영향도 커 지지만 디지털 기기를 짧은 시간 사용하더라도 수면 부족이 생길 수 있다.

ALAN의 주범은 디지털 기기 화면만이 아니다. 작년에 남편이 집 안의 모든 전구를 좀 더 친환경적인 LED 조명으로 바꾸었다. 소 용돌이 모양의 작은 전구 말이다. 숫자만 해도 엄청나다. 지구에는 좋은 일이더라도 우리의 건강에는 그렇지 못하다. LED 조명은 에 너지 효율성이 뛰어나지만 기존의 백열등보다 파란색 계열의 빛을 더 많이 내뿜기 때문이다.

나처럼 친환경주의자와 사는 사람이거나 올빼미형, 교대 근무 자 혹은 우주비행사라면 푸른색 빛을 차단하는 집 안 내부 유리에 투자하고 잠자리에 들기 최소한 한 시간 전에는 디지털 기기 화면을 보지 않는다.

제2주 프로토콜 : 수면

　제2주를 위한 기본 수칙이다. 앞으로 7일 동안(그리고 프로토콜을 완수할 때까지) 다음 수칙을 최대한 지켜야 한다. 정서적으로나 신체적으로 상쾌해지고 스트레스를 효과적으로 다룰 수 있게 된 것이 눈에 보이기 시작할 것이다. 몇 주 안에 면역계가 튼튼해져서 일반적인 질환이 점점 줄어든다.

기본 수칙

- 침실에 전자기기를 두지 않는다. 불가능하다면 적어도 잠자리에 들기 한 시간 전부터는 최소한 1.5미터 정도 멀리 둔다. 이렇게 하면 수면의 양과 질이 개선될 것이다.
- 40세 이상 여성이 할 일
  - 야간에 침실 온도를 약 18도로 유지해 온도로 인한 방해를 최소화한다. 특히 여름에는 그러기가 쉽지 않고 전기세도 많이 들지만 그래도 최선을 다한다.
  - 안면홍조와 수면 중 식은땀 문제를 해결한다. 수면 개선을 위해 단기적인 인체친화형 호르몬 요법을 고려할 수도 있다. 구체적으로 프로게스테론 100~200밀리그램은 폐경 이행기와 폐경기 여성의 수면을 개선해준다.
- 자극제를 피한다. 커피도 마시지 말고 불안증 있는 사람도 피하라. 커피와 불안증은 모두 신경계에 과도한 자극이 되어 수

수면에 신중해야 하는 이유

최대한 질 좋은 수면을 취하는 것이 중요하다는 사실을 잘 알았을 것이다. 하지만 주말 동안 몇 시간씩 늦잠을 자는 것에는 신중해야 한다고 경고한다. 너무 많이 자는 것도 문제가 될 수 있다.

대규모의 유행병 연구에서는 모두 똑같이 나쁜 소식이 나왔다. 잠을 너무 많이 자도 너무 적게 자도 일찍 죽을 수 있다는 것이다. 수면 시간과 사망률에 대한 가장 큰 규모의 연구는 30세부터 102세까지의 여성 636,095명을 포함해 110만 명을 상대로 4년 동안 이루어졌다. 사망률은 수면 시간과 U자 모양의 연관성이 있다. 적절한 정도가 최적이고 너무 많거나 적으면 해로울 수 있다는 뜻이다(운동과 음식, 햇빛 노출 또한 마찬가지다). 하루 수면 시간이 7시간보다 적거나 8시간 30분보다 많은 여성의 사망률이 가장 높게 나타났다. 이들은 노화도 더 빠르고 체중 증가와 각종 질병 위험도 높았다. 뿐만 아니라 알코올 섭취 증가와 운동 부족은 수면 패턴이 바뀌게 만든다. 수면과 느린 노화를 위해 술을 끊고 운동량은 늘려야 한다.

수면 과잉은 수면 부족과 마찬가지로 폐경 이후 여성에게 우울증을 일으킬 수 있다. 그렇다면 잠을 오래 자는 사람에 대해 호기심이 생긴다. 달걀이 먼저냐 닭이 먼저냐 하는 상황이다. 우울해서 잠을 많이 자는 것일까, 잠을 많이 자서 우울해지는 것일까? 수면의 질이 괜찮다면 시간이 약간 부족해도 괜찮을 것이다. 하지만 스트레스가 많고 기운이 없다면 7~8시간 30분을 지키려고 노력한다.

면을 더욱 어렵게 만든다. 그렇다. 평소 민감하거나 공감 능력이 뛰어나다면 더더욱 불안증 있는 사람을 피하는 것이 좋다. 어울리는 사람이 다섯 명이라면 당신이 그중 평균 수준이 되어야 한다. 편안한 사람들과 어울리면 잠들기 전마다 어떻게 하면 주변 사람들의 기분을 낫게 해줄지 고민하지 않아도 된다.

- 운동은 아침에, 적어도 오후 1시 이전에 한다. 늦게 할 경우에는 수면 시간과 질이 저하되지 않는지 눈여겨보면서 조절한다.

- 어둡고 조용하고 편안하고 시원한 수면 유도 환경을 만든다. 눈앞에 손을 가져갔을 때 보이지 않을 정도로 방안이 깜깜해야 한다.

- 7시간보다 적게 자거나 피곤한 날에는 최소한 20분 동안 낮잠을 잔다. 이번 주에는 적어도 한 번 20~30분 동안 낮잠을 잔다.

- 수면 시간이 8시간 30분을 넘지 않는지 확인한다. 필요하다면 알람을 맞춰놓는다.

- 낮 동안 햇살을 많이 쬐면 밤에 잠이 잘 오고 낮 동안의 기분과 각성 상태 향상에도 도움이 된다.

- 요가의 사바사나 자세를 취한다. 사바사나는 이른바 송장 자세라고 한다. 반듯하게 누운 상태에서 두 다리를 어깨 너비로 벌리고 손바닥은 하늘을 향하게 놓고 온몸에서 힘을 빼고 이

완시키면 된다. 나는 힘든 요가 수업이 끝난 후나 평소 긴장
을 풀기 위해 실시한다. 내 몸은 바쁜 일상에 민감하게 반응
하는데 2~5분 동안 간단하게 사바사나 자세를 취하면 큰 도
움이 된다.

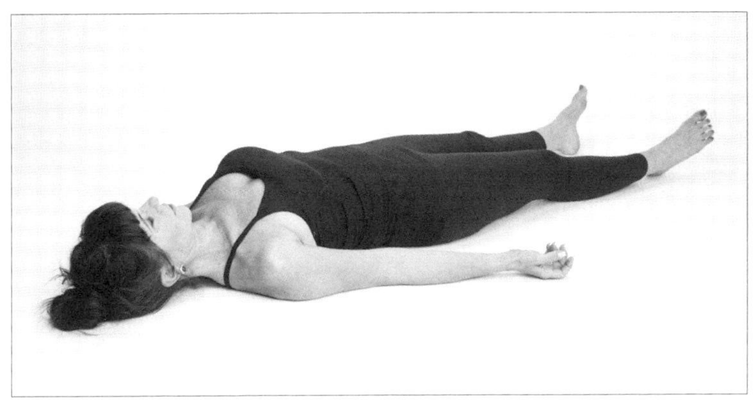

- 밤 10시 전에, 적어도 평소보다 30분 일찍 잠자리에 들고
  7~8시간 30분 동안 수면을 취한다. 일주일 동안 매일 규칙
  적으로 자고 일어난다. 주말도 예외가 아니다. 정상적인 수면
  패턴이 깨지고 수면의 질도 떨어지므로 밀린 잠을 한꺼번에
  자겠다는 생각은 버린다. 이번 주에는 수면 패턴을 매일 똑같
  이 유지하려고 노력한다. 가능하다면 10시 전에 잠자리에 들
  고(올빼미형은 평소보다 일찍 자려고 노력한다) 잡담이나 이메
  일 확인은 제쳐놓고 잠들 준비를 한다.
- 수면-활동 주기를 리셋한다.

- 탄수화물은 저녁에 섭취한다. 컵케이크가 아니라 퀴노아, 고구마, 유카yucca 등 소화가 느리고 혈당을 과도하게 올리지 않는 음식으로 섭취한다. 잠자기 전 3시간 동안은 먹지 말아야 하므로 저녁 7시 이전이 된다. 저녁에 탄수화물을 섭취하면 렙틴과 그렐린, 아디포넥틴adiponectin을 암호화하는 유전자를 비롯한 체중 감량 유전자를 작동시키는 데 도움이 된다.
- 잠자기 3시간 전, 곧 저녁 7시 이후로 전자기기와 ALAN 사용을 제한한다. 최소한 자기 1시간 전에는 TV나 컴퓨터, 휴대폰, 태블릿 등 전자기기를 끈다. TV를 보다가 잠드는 일이 없어야 한다는 뜻이다.
- 엡솜Epsom 소금 목욕, 조용한 음악 감상 등 편안한 취침을 준비하는 나만의 의식을 만든다. 잠들기 약 1시간 전부터 시작하면 된다.

보충제

- **비타민 D**

비타민 D 부족을 해결하면 뼈를 튼튼하게 해줄 뿐만 아니라 수면을 개선하는 효과도 있다. 비타민 D는 최소한 3,000개의 유전자에 영향을 끼친다. 일반적으로 하루 권장 복용량은 2,000~5,000IU인데 비타민 D 신진대사에는 여러 유전자가 관여하므로 혈중 농도를 측정해보는 것이 좋다. 60~90ng/mL 수준으로 유지되도록 충분히 섭취한다. 권장량은 연구 결과

업데이트에 따라 조금씩 바뀌므로 나중에 바뀔 수도 있다. 비타민 D 혈중 농도가 보통 60ng/mL 이하라도 걱정할 필요는 없다. 수치가 높을수록 텔로미어에 이로운지는 불확실하기 때문이다(높은 비타민 D 수치와 텔로미어 길이의 상관성에 대한 연구는 이루어지지 않았다). 여러 영양소와 마찬가지로 비타민 D와 건강의 상관관계는 U자 곡선을 이루므로 너무 부족해도 나쁘고 너무 넘쳐도 나쁘다. 자신의 몸에 적절한 정도를 찾아야 한다.

심화 프로젝트

- 라이트 박스 요법을 활용한다. 매일 잠깐씩 라이트 박스 가까이 앉아 있어라. 라이트 박스는 생체 리듬 조절에 중요한 햇빛을 모방하는 가시광선을 발산한다. 어떻게 사용하느냐에 따라 아침에 좀 더 오래 자거나 밤에 일찍 잠들도록 도와준다.

- 해가 지고 난 후 호박색 안경을 쓴다. 노화를 늦추고 싶은 여성을 위한 새로운 돋보기안경인데 파란색 계열의 빛을 차단해수는 종류도 나와 있다(다른 색깔은 안 된다). 저녁부터 잠자리에 들기 전까지 이 안경을 쓰면 멜라토닌 생산에 도움이 되므로 수면이 편해진다.

- 깊은 잠에 대해 알아본다. 숙면을 위한 유전자 변이는 더 깊이 잠들도록 도와준다. 그 유전자의 이름은 rs73598374다. 내 남편은 일반 유전자를 가지고 있고(정상 C;C) 나는 숙면

유전자 변이(이형접합 C;T)를 가지고 있다. 남편과 나의 수면 트래커sleep tracker를 살펴보면 나의 하룻밤 숙면 시간이 두 배 더 길게 나타난다.

- 멜라토닌 검사를 하거나 저렴하게 멜라토닌을 리셋하는 방법을 시도해본다. 내 멜라토닌 수치는 정상 이하라서 잠자리에 들기 4시간 전에 극소량의 멜라토닌(0.4밀리그램)을 복용하는 멜라토닌 리셋을 정기적으로 실시해야 한다. 복용 후 처음에는 수치가 치솟다가 떨어지기 시작한다. 그러면 몸이 감지하고 솔방울샘에서 멜라토닌을 더 많이 만들기 때문에 4시간 후에는 잠자리에 들기가 쉬워진다.

- 생체 시계가 정반대인 사람과 생활해본다. 여성의 생체 시계는 남성보다 6분 빨라서 아침형인 경우가 많으므로 상대방과 맞춰야 할 수도 있다. 환경 속에 신호를 집어넣으면 성향을 바꿀 수 있다. 일반적으로 파트너와 맞추기 위해 한 시간 늦게 혹은 일찍 일어나는 것은 그리 어렵지 않다. 올빼미형에게 아침의 밝은 빛은 기상 신호가 될 수 있고 밤에는 암막 커튼이 취침 신호가 될 수 있다. 또한 아침형 인간에게는 저녁의 근육 운동이 좀 더 늦게 잠자리에 들어야 한다는 신호가 되어줄 수 있다.

하루 일과

다음 표(192쪽)는 기본 수칙을 포함해 제1주와 제2주의 하루 일과를 보여준다. 건강한 선택들로 채워진 나의 보통 하루다. 자신에게 맞춰 바꿔보자.

요약 : 제2주의 효과

수면 개선은 여러 가지로 이롭다. 호르몬이 리셋되고 면역계가 강화되며 체중 감량이 쉬워진다. 반면 수면 부족은 혈당 제어를 망치고 코르티솔 같은 스트레스 호르몬 수치를 높인다. 몸속에서 배고픔을 알리는 버튼이 항상 켜지므로 체지방 관리가 어려워진다.

최적의 수면은 성장 호르몬을 작동시켜서 복부지방이 늘어날 가능성을 줄이고 자는 동안 근육 회복이 이루어진다. 기억력과 면역력 개선 효과가 금방 나타난다. 장기적으로는 당뇨와 고혈압, 비만 위험이 술어든다(모두가 사망 위험을 높이는 질환이다). 수면을 통한 휴식 덕분에 염증과 근육 뭉침도 줄어든다!

영거 프로토콜의 평범한 하루 : 닥터 새라

6:00 A.M.	기상, 치실 사용과 전동칫솔로 양치질 공복 상태로 보충제 섭취
6:05	그린티 콜라겐 라테 만들어 마시기
6:10	10~30분간 명상
6:45	셰이크로 아침식사. 간헐적 금식일 때는 건너뛰기
7:30	아이들 등교시키기
8:00	운동(바 인터벌 운동, 요가, 빠른 산책) 분지사슬아미노산branch-chain amino acids 섭취 그 후 정수된 물 1리터 마시기
10:00	일하기
12:00	점심식사(예 : 닭고기, 브로콜리, 채소 샐러드 등) 또는 그린 셰이크 양치질과 치실 사용 점심식사 후 걸으면서 일하기(트레드밀 책상에서 3~11킬로미터 걷기) 정수된 물 1리터 마시기
3:00 P.M.	아이들 하교시키기, 물 더 마시기
3:30	아이들과 헬스장 사우나 가기(이유는 8장 참고)
4:30	10분간 명상하거나 친구와 통화하기
5:00	저녁식사 준비(2배 분량으로 만들어 다음 날 점심으로 싸간다)
6:00	저녁식사
7:00	혼자만의 시간 또는 가족과의 시간 (음식도 소화시키고 하루도 마무리한다)
9:00	전자기기와 야간인공조명 끄기 양치질과 치실 사용
10:00	취침

포인트

수면이야말로 최고의 명상이라는 달라이 라마의 말에 동의한다. 주류 의학에서는 수면을 간과하는 경향이 있지만 그렇다고 정말로 무시하면 나중에 큰 대가를 치러야 한다. 지금부터 조금씩 노력하면 나중에 커다란 후성유전적 효과를 거둘 수 있다. 환경에 의해 촉발된 분자 적응이 수명과 체중 유전자를 개선해줄 수 있다. 따라서 먹는 것만큼이나 수면을 중요하게 생각하고 적당한 수면을 취해야 한다.

운동 Move
제3주
07

진화의 관점에서 볼 때 운동은 뇌를 속여서 호르몬이 노화 신호를 보내는데도 생존을 위한 상태를 지속하도록 만든다.

_ 존 레이티John Ratey, 《운동화 신은 뇌》(2009년 북섬 출간)

잠자리에서 일어나 어둠 속에서 비틀거리며 화장실로 간다. 시계는 새벽 5시 30분을 가리킨다. 침대로 돌아가 한 시간 동안 더 잘 수 있다는 사실에 안도한다. 순간 친구 앨리슨을 떠올린다. 앨리슨은 몇 킬로미터 떨어진 곳에 산다. 나처럼 워킹맘인 그녀는 지금 집에서 사이클을 타고 있을 것이다. 밝은 빛에 운동선수처럼 탄탄한 몸매를 드러내고서.

mTOR 같은 앨리슨의 장수 유전자는 고강도 운동으로 조절된다. 그녀는 뇌의 집중력과 집행 기능에 훌륭한 보충제 역할을 하는 뇌유래신경영양인자brain-derived neurotrophic factor(BDNF)를 작동시키고 있다. 그녀는 최고의 유전자를 물려받지 못했다. 비만과 당뇨가 그녀 집안의 내력이다. 하지만 그녀는 유전을 극복하는 비결을 알고 있다. 특히 수면과 운동, 유기농 채소 식단에 대해 자제력과 의지, 현명한 습관을 발휘해야 한다는 것을.

41세의 앨리슨은 키가 168센티미터이고 고등학생 때 이후로 줄곧 57킬로그램의 몸무게를 유지하고 있다. 세 번의 임신 기간에는 모두 12킬로그램씩 체중이 늘었지만 출산 후 5분 만에 원래 몸무게로 돌아왔다(물론 5분은 과장이고 8주 만에. 무슨 뜻인지 알 것이다). 그녀는 남편이 늦게 오는 날이라도 매일 무조건 9시 30분에 잠자리에 든다. 나쁜 유전자를 끄고 장수 유전자를 작동시키려고 열심이다. 그녀는 건강하고 강인해 보이지만 그렇게 되기까지는 피나는 노력을 했다. 아침형 인간이 못 되거나 땀 흘리는 것을 싫어해도(혹은 둘 다이거나) 그녀처럼 될 수 있다.

안타깝게도 지난 반세기 동안 미국인들은 운동을 일상에서 없애버렸다. 오늘날 우리는 그 이전 때보다 더 많이 앉아 있고 그 어느 때보다 적게 움직인다. 운동이 건강에 좋다는 사실은 누구나 잘 알지만 꾸준히 하는 사람은 약 20퍼센트밖에 안 된다. 게다가 미국인 중 70퍼센트가 사무직에 종사한다. 하루 종일 책상 앞에 앉아 일하다가 집에 가서는 식탁이나 TV 앞에 앉는다. 미국인이 하루에 앉아 있는 시간은 평균 8시간이다. 비만이 전염병처럼 퍼지는 것도

두 팔을 파닥거려라

음악 지휘자는 그 어떤 직업군에 속한 사람보다 오래 산다. 대부분의 지휘자들이 80대, 90대 이상까지 장수한다. 그들이 이카리아 섬 주민들처럼 야생에서 자라는 채소와 허브티를 마시며 스트레스 없는 삶을 사는 것은 아니다. 몇 해 전 102세의 나이로 세상을 떠난 지휘자 블랑슈 오네게르 모이즈Blanche Honegger Moyse처럼 지휘자들은 전 세계를 돌아다니고 밤늦게까지 리허설이나 공연을 한다. 지휘를 하는 동안 두 팔을 계속 움직이면서 끝없는 체력과 카리스마, 음악에 대한 열정을 드러낸다.

레오폴드 앤서니 스토코프스키Leopold Anthony Stokowski(1882~1977년)는 디즈니의 〈판타지아〉로 가장 잘 알려져 있는데 그가 95세에 세상을 떠나기 직전까지 지휘를 했다는 사실 또한 유명하다. 역시 마에스트로답다!

장수하는 또 다른 직업들도 고고학자, 우주비행사, 성직자, 교사, 의사 등 역시 앉아 있는 시간이 적은 일이다. 장수에 가장 취약한 직업 종사자는 시계 만드는 사람, 방직 공장에서 일하는 사람 등인데 아마도 앉아 있는 시간이 많고 독소에 노출되어서일 것이다.

놀랍지 않다.

이제 본론으로 들어가보자. 앉아 있으면 노화가 빨라진다. 여성에게는 이렇게 해석된다. 하루에 6시간 이상 앉아 있으면 암 위험이 10퍼센트, 조기 사망률이 34퍼센트 증가한다(같은 연구에서 6시간 이상 앉아 있었던 남성들은 앉아 있는 시간이 적은 경우보다 사망률이 17퍼센트 높게 나타났다). 운동이 부분적으로 손상을 줄여준다. 앉아 있는 시간이 많고 운동을 거의 하지 않는 여성은 하루에 앉아 있는 시간이 3시간 이하이고 활발하게 움직이는 여성보다 사망률이 두 배 가까이 높다.

왜 중요한가

좌식 생활은 당뇨와 심장 질환 위험을 높인다는 점에서 흡연이나 다름없다. 뿐만 아니라 골반을 굽혀주는 고관절 굴곡근hip flexor을 경직시키고 허리둘레를 늘어나게 해 복부를 비대하게 만들기도 한다. 그 원리는 이렇다. 의자에 앉아 있으면 복부 근육이 느슨해지고 등 아래 근육이 팽팽해져서 등이 굽는다. 등 아래가 굽으면서 배가 앞으로 나오지만 골반 근육이 너무 팽팽해서 배를 다시 중심으로 밀어줄 수가 없다. 결과적으로 배가 나와 보인다. 다음 장에서(254~256쪽) 골반 근육이 제대로 움직여 복부 근육을 원위치로 돌려보내는 운동을 배워보기로 한다.

몸매를 망치는 것은 둘째치고라도 너무 오래 앉아 있으면 다음과 같은 나쁜 결과가 폭포수처럼 몰려온다.

- 약한 뼈 : 오랜 좌식 생활은 골감소증과 골다공증이 생기는 원인이다.
- 심장, 췌장, 결장 같은 기관 손상
- 근육 감소
- 호르몬 문제(하루 동안 너무 오래 앉아 있어도 인슐린 반응이 약해짐)
- 허리 문제(디스크 압박, 뻣뻣한 척추)
- 다리 혈액순환 저하(하지정맥류)
- 하루 중 앉아 있는 시간이 너무 많으면 당뇨 위험이 112퍼센트, 심혈관계 질환 위험이 147퍼센트, 사망률이 50퍼센트 증가한다.

하루에 한 시간씩 운동을 해도 과도한 좌식 생활이 가져오는 손상을 모두 상쇄할 수는 없다. 앉아 있는 시간을 줄여야만 한다. 평소 앉아 있는 시간 중 10분만이라도 중간 강도 이상의 활동을 하면 허리둘레가 크게 줄어든다. 당연히 운동이 주는 다른 혜택 또한 누릴 수 있다. 과도한 좌식 생활을 바꿔서 노화를 늦추고 수명을 늘리자.

조기 사망을 막아라

전반적으로 신체 활동은 남성의 조기 사망 위험을 30퍼센트, 여성은 42~48퍼센트 줄여준다. 38가지 연구에서는 모두 활동적인 여성이 비활동적인 여성보다 오래 사는 것으로 나타났다. 보통 강도의 운동만으로 조기 사망을 막을 수 있다. 고강도 운동이 단기적인 효과를 보기에 더 좋지만 장기적으로는 둘 다 건강에 좋다.

• 너무 늦지 않았을까?

65세 이상은 운동으로 건강해지기에 너무 늦은 나이가 아닐까? 65세 이후로 운동량을 늘린 여성도 장수 효과를 볼 수 있다는 결과가 나와 있다. 70세부터 운동을 시작해도 얼마든지 장수 혜택을 누릴 수 있다.

• 그렇다면 뚱뚱한 사람은?

과체중이라도 운동으로 조기 사망 위험을 줄일 수 있다. 물론 체중 감량과 운동을 함께 하면 좋지만 최악은 비만에다 운동도 하지 않는 것이다. 운동은 체중 감량과 체지방 감소도 도와준다.

운동 자극

　운동이 주는 효과에는 복부와 피하조직(피부 아래 조직)의 나쁜 백색지방을 좋은 갈색지방에 가까운 것으로 바꿔준다는 것도 있다. 갈색지방은 주로 목과 어깨에 있으며 칼로리를 연소하고 열을 발생시킨다. 반면 백색지방은 당뇨와 심장 질환 위험을 크게 높인다. 운동은 백색지방을 줄이고 (백색과 갈색이 합쳐진) 베이지색으로 바꿔준다.

　운동은 수천 개에 이르는 유전자의 발현을 바꿔주기도 한다. 특정한 운동이 장수 유전자를 작동시킨다. ADRB2 같은 유전자는 운동에 대한 반응으로 체중 변화를 조절한다. 일주일에 3시간 이상 운동하면 좋은 콜레스테롤인 HDL 생산에 관여하는 유전자 APOA1이 작동한다.

　내가 가진 좋은 유전자 변이 중에 LPL, PPARD, LIPC 유전자가 있는데 지구력 운동의 이점을 강화해준다. 따라서 내가 DNA를 완전히 이용하려면 중간 강도의 걷기와 등산을 더 오래 해야 한다. 운 좋게도 내 운동 친구도 똑같은 지구력 유전자를 보유하고 있어서 우리는 서로 이상적인 파트너다. 어떤 유전자를 타고났건 이 장에서 소개하는 운동은 노화를 늦추고 건강한 정신을 유지하기 위하여 가장 중요한 인자들을 *끄거나 켜줄* 것이다.

여자들이 운동을 하지 않는
10가지 이유와 그에 대한 반박

왜 운동이 좋다는 사실을 잘 알면서 미국인 중 88퍼센트나 운동을 하지 않는 것일까? 어쩌면 대다수는 나처럼 운동을 좋아하지 않아서일 것이다. 나는 선천적으로 운동에 관심이 없고 운동 말고 다른 즐거운 일이 얼마든지 있다고 생각하는 사람이다. 특히 크로스핏crossfit(단시간에 여러 종류의 운동을 섞어서 고강도로 진행하는 운동-역자) 방식처럼 힘들거나 고강도 인터벌(강한 운동 사이에 가벼운 운동이나 불완전한 휴식을 넣는 방식-역자) 운동은 특히 나를 기진맥진하게 만든다. 운동 효과가 확연하게 나타나 몸에 근육이 잘 붙고 군살 없는 몸매가 되는 사람도 있지만 나와는 거리가 먼 이야기다. 일주일 내내 정말 죽어라 운동해도 하루 종일 소파에 늘어져 있는 사람과 별 차이가 나지 않는 몸매인데 뭐 하러 굳이 힘들게 운동을 한단 말인가?

여자들이 운동을 하지 않는 가장 흔한 이유 10가지와 지금 당장 운동화 끈을 질끈 조이고 몸을 움직이게 만드는 반박을 제시한다.

• 시간이 없어서

시간 날 때마다 잠깐이라도 움직이자. 아무리 작은 움직임이라도 중요하다. 전화 통화하면서 방 안을 돌아다니거나 커피를 내리면서 2분간 댄스 타임을 갖는 것처럼 작은 움직임부터 시작한다. 전문가들은 그것을 비운동성 활동 열 생성Non-Exercise Activity Thermogenesis(NEAT)이라고 부른다. 실내에서 돌아다니거나 먼 곳에 주차해 걷는 거리를 늘리거나 하는 작은 일들이 하나씩 더해져 커진다!

- **지루해서**

그렇다면 운동 계획을 바꿔라. 메뉴판을 준비해 그때그때 맞는 '메뉴'를 고른다. 줌바 댄스, 바 교실, 태극권 달리기, 크로스핏, 기공 등 무엇이든 좋다. 운동이 아니라 놀이처럼 느껴지는 것을 찾는다.

- **아침형 인간이 아니라서**

운동을 짧게, 점심시간에 하거나 오후나 저녁에 친구와 만나서 한다.

- **가족한테 신경 쓰느라 바빠서**

가족과 함께 운동한다. 아이들과 함께 등산을 가거나(이것이 바로 지리 교육) 파트너와 함께 요가나 댄스 교실에 다닌다.

- **퇴근 후 너무 피곤해서**

오후 5시가 넘어 의지력이 바닥났을 때 "만약 ~하면 대신 ~해야지."라는 대안이 도움이 된다. 예를 들어 "운동하기 너무 피곤하면 대신 남편과 저녁 산책을 해야지."라고 생각하는 것이다.

• 운동 신경이 없고 무지해서

수업에 등록하거나 트레이너와 함께 운동한다. 힙합 심화반에 등록해서 문제를 더 악화하지는 말라. 내 경험상 바 교실은 운동 신경 없는 사람에게 안성맞춤이다. 근력 운동과 스트레칭 등에 대해 전혀 모르면 초보자를 위한 수업이나 오리엔테이션에 참가한다.

• 아파서(또는 다쳐서)

개인의 상황에 맞춰 운동할 수 있도록 전문가의 도움이 필요할 수도 있다. 잘하는 것이 아니라 배우는 것을 목표로 삼아야 한다. 너무 서두르거나 무리하지 않는다. 편안한 마음으로 느긋하게 하면 된다.

• 꾸준하지 못해서

연구에 따르면 '적극적으로 시작했다가 금방 열의를 잃는다면' 즉각적인 보상에 집중하는 것이 좋다. 활력이나 기분 개선, 스트레스 감소 등이다. 친구나 가족과 함께 운동하는 책임감 또한 결과를 2~3배 올려준다. 나는 친구 조와 함께 비가 오나 눈이 오나 일요일마다 달리기를 한다.

- **땀나는 게 싫어서**

  땀을 흡수하는 방법을 찾으면 된다. '땀 냄새 없애는 비결', '신축성 있고 통풍 잘되는 재질' 등의 검색어로 찾아본다. 통풍 잘되는 첨단 소재의 운동복을 구입하고 수영, 빨리 걷기, 바 교실 등 땀이 덜 나거나 가려지는 운동을 선택한다.

- **게을러서**

  운동 친구나 트레이너 같은 책임 파트너가 필요하다. 그리고 가장 활력 넘치는 시간에 운동을 한다. 진짜가 될 때까지 열정을 연기할 필요가 있다. "～한 것처럼 행동하라."

장수를 들여다보는 창 : 안정 시 심박수

운동은 확연히 드러나는 장점 외에 심박수에도 영향을 끼치고 심박수는 또 건강수명에 영향을 끼친다. 최근에 캘리포니아 샌디에이고 북쪽에 있는 스파에 머무르는 동안 남편 데이비드는 가파른 산길을 빠르게 달려서 올라갔다. 나와 스무 명의 사람들은 한참 뒤처졌다. 아침 7시도 안 된 시간이었다. 남편은 단거리 육상 선수 유전자를 타고 났다. 올림픽 출전 선수처럼 폭발적인 힘이 암호화된 유전자다. 나에게는 그 유전자 대신 '아침 운동은 그만두고 아침밥이나 먹으러 가자' 유전자가 있다. 뭐 하러 휴가지에서까지 운동을 한단 말인가? 휴가지의 아침은 휴식을 취하고 결혼생활을 돌아볼 수 있는 시간 아닌가? 녹차 한잔 하면서 신문을 읽고 마사지를 받는 게 더 좋지 않은가? 남편이 가파른 산길을 빠르게 달리는 동안 나는 숨을 헉헉거리며 최대한 몸이 허락하는 대로 움직였다. 소노마Sonoma에서 바이오다이내믹 농법으로 와인을 생산하는 와이너리 주인과 브라질 여배우 등 주변에 흥미로운 여성이 많았는데도 너무 숨이 차서 제대로 이야기를 나눌 수가 없었다.

남편 데이비드는 타고난 운동선수 체질인 반면 나는 그렇지 않다. 그는 운동선수 서맥athletic bradycardia(성인 맥박이 1분에 60회 이하로 천천히 뛰는 것-역주)이라고 하는 매우 훌륭한 생리적 적응 능력을 타고났다. 쉽게 말하면 지워지지 않는 근육 기억 덕분에 언제나 체력이 튼튼해서 안정 시 심박수가 매우 느리다는 뜻이다. 운동선수 심장 증후군athletic heart syndrome이라고도 부르는 운동선수 서맥은 하루에 한 시간씩 운동하는 운동선수 체질의 사람들에게서 흔히 볼 수 있다.

앞에서 말했듯이 남편은 산소가 충분히 공급되는 호기적 조건aerobic condition이 아닐 때도 축구와 육상을 했던 과거의 기억이 심장에 남아 있다. 나는 남편의 심박수를 직접 재보기까지 했다. 잠자리에 누워서나 잠들었을 때도 그의 심박수는 40대 중반이다. 반면 내 안정 시 심박수는 정상으로 여기는 60대이고, 스트레스 받을 때는 70대로 빨라진다.

56세인 데이비드의 최대심박수는 1분당 164 정도다. 다시 말해서 심장이 넓은 범위에 걸쳐 올라가거나 내려갈 수 있으므로 그는 눈앞에 놓인 커다란 난관을 이겨낼 수 있다. 이를테면 자전거를 타고 디아블로 산을 오를 때도 그의 심박수는 160~165이고 여전히 기운차다. 반면 나는 최대심박수에 가까워지면 숨이 차서 헉헉거리고 죽을 것만 같다.

최대심박수는 지침일 뿐이다. 내 남편이나 25세의 단거리 육상 선수 등 어떤 사람들은 최대심박수를 초과하는 수준까지 전력을 다해 운동할 때도 아무런 문제가 없고 여전히 기운찰 수 있다. 반면 체력이 약한 이들은 가슴 통증이나 피로를 느낀다. 따라서 운동할 때 여러 심박수마다 자신의 상태가 어떤지 살펴보아야 한다.

안정 시 심박수가 장수의 표지인 것은 놀랍지 않은 일이다. 심장은 효율성이 뛰어날수록(안정 시 심박수가 낮을수록) 더 오랫동안 뛸 테니까 말이다. 심장이 몇 번이나 뛰는지에 대한 상한선이 있다.

그날 스파에서 데이비드는 매우 탄탄한 몸매의 30세 여성 트레이너를 쫓아 산으로 달려갔다. 한 시간 후 아침식사 때 남편은 엔도르핀 가득한 웃음을 보였다. 나는 여전히 숨을 헐떡거리며 그의 이야기를 들었다. "맨 앞장서서 가던 트레이너는 안정 시 심박수가 42회야. 내가 거의 따라잡을 때마다 더 속도를 내서 앞질러 가는 거야. 전략이 뭔지 알려주지도 않아. 네이비 실Navy Seal(미 해군 특수부대) 소속 남편을 직접 훈련시켰대. 오늘 달리기 정말 좋았어!" 남편은 내가 왜 그리 늦게 도착했는지 의아한 듯 잠시 말을 멈추더니 덧붙였다. "내년에는 미리 연습해서 이길 거야."

나는 네이비 실에 비교해도 뒤지지 않을 남자와 결혼했다. 말없이 시금치 오믈렛을 먹으며 바 교실에서 만난 실비아를 떠올렸다. 실비아의 안정 시 심박수는 50회다.

많은 과학자는 평생 뛰는 인간의 심박수가 고정되어 있으므로 효율성이 곧 장수를 의미한다고 믿는다(1인 심박수는 약 22억 회로 추정된다). 허버트 J. 레빈Herbert J. Levine 박사는 동물의 경우 심박수가 수명과 직접적인 관계가 있다는 사실을 발견했다. 안정 시 심박수가 클수록 수명이 짧고 안정 시 심박수가 작을수록 오래 산다. 그는 연구 결과를 지혜와 위트가 담긴 말로 표현했다. "평생 뛰는 심장의 횟수가 태어날 때부터 정해져 있으므로 너무 빨리 다 써버리지 말라."

체력 단련을 통해 심장이 근육에 더 많은 피를 효율적으로, 적은 심박수로 보내도록 할 수 있다. 안정 시 심박도 감소cardiac slowing at rest는 우리가 평생 운동을 해야 하는 이유인지도 모른다. 목표 심박수와 최적의 범위를 계산하는 방법은 나중에 살펴볼 것이다.

제3주의 과학 : 운동

운동이 긴장을 없애고 근육을 길러주고 심장과 폐를 건강하게 해주며 행복 화학물질 엔도르핀을 높여준다는 사실은 누구나 잘 알고 있지만 운동 효과는 그뿐만이 아니다. 많은 사람이 처음에는 잘못된 이유로 운동을 시작하지만(마법처럼 살이 빠질 것이라는 생각으로) 그들이 운동을 계속 하게 되는 이유는 틀리지 않다. (엔도르핀 덕분에) 활력과 기분이 개선되고 자신감이 커지고 뇌 기능도 향상되기 때문이다. 아무리 운동을 싫어하는 사람이라도 건강을 중요시하고 최고의 내가 되기 위해 운동이 필요하다는 사실을 알 만큼 똑똑할 것이다. 운동의 그런 효과는 단순한 이론에 불과한 것이 아니다. 특히 정말로 즐기면서 운동하는 사람들에게 더욱 효과적이라는 사실이 과학적으로 증명되었다.

어떻게 하는지 방법만 알면 되고 복잡한 과학적인 내용은 굳이 알고 싶지 않다면 이 부분을 건너뛰어도 된다. 운동으로 건강수명을 늘리는 방법에 대한 프로토콜로 곧바로 넘어가라.

운동량은 얼마나?

현재 전문가들은 일주일에 중간 강도로 150분, 고강도로 75분, 혹은 두 가지를 똑같이 섞어서 운동하라고 권한다. 양은 중요하다. 더 많이 한다고 꼭 좋은 것은 아니다.

나는 대학교 때 운동을 자주 바꿔서 했다. 일주일에 네 번씩 똑같은 속도로 6킬로미터를 달리다가 지루해져서 몇 개월 동안 캐시 스미스Kathy Smith의 피트니스 비디오를 따라 하다가 일주일에 네 번씩 한 시간 동안 근력 운동을 하고 일주일에 한 번씩 스쿼시를 하는 것으로 바꿨다. 그러다 역시 4의 법칙에 따라 일주일에 네 번씩 한 시간 동안 로잉rowing(노 젓는 운동기구)을 했다. 가장 친한 친구의 어머니는 일관성 있게 운동 스케줄을 지켰다. 일주일에 다섯 번, 20~30분 동안 조깅을 3킬로미터 한 것이다. 나에게는 그녀의 단순하고 꾸준한 운동법이 신선하게 다가왔다. 나중에야 그것이 정말 제대로 된 방법임을 알게 되었다.

운동과 건강수명에 관한 한 중간 정도가 가장 좋다. 수확이 줄어드는 시점이 있기 때문이다. 어떤 운동인지도 중요할 수 있다. 운동과 건강수명의 관계는 U자 곡선과 비슷하다. 앉아 있는 시간이 너무 많거나 운동을 너무 심하게 해도 해로우며 중간 정도가 가장 효과적이라는 뜻이다. 적어도 조깅은 그렇다. 내 친구 어머니는 일주일에 다섯 번 3킬로미터를 달리는 조깅으로 사망 위험이 44퍼센트 줄어든 것이다. 최근에 실시한 두 연구에 따르면 조깅과 달리기는 일주일에 1~2시간, 한 번에 20~30분간 3~5킬로미터씩 나눠서 하는 것이 가장 이상적이다. 마라톤이나 울트라마라톤, 철인 3종 경기처럼 강도 높은 운동을 많이 하면 심장 독성(심장에 해로움)의 위험이 있다.

세포 속 시계이자 유전자를 안정시키는 염색체 모자 역할을 하는 텔로미어에 관한 연구에 따르면 중간 정도의 운동이 텔로미어 길이를 보호하는 데 가장 효과적인 듯하다. 일주일에 2~4시간의 중간 강도 운동과 고강도 운동 모두 여성의 텔로미어 길이에 유익하다는 사실 또한 밝혀졌다. 운동을 더 많이 한다고 텔로미어에 추가적인 혜택이 돌아가지는 않으므로 중간 정도로 충분하다.

그렇다면 적당한 운동량을 어떻게 찾을까? 사망 위험 연구에서는 일주일에 중간 강도로 1~2시간을 제안하고, 텔로미어 연구에서는 일주일에 2~4시간이 효과적이라고 한다. 따라서 보통 사람의 운동량은 일주일에 2~4시간이 되어야 한다. 보통이 아닌 사람이라면 자신의 상태에 따라 조절한다. 내 남편은 일주일에 10시간씩 자전거를 타고도 기운이 넘치고(일주일에 세 번, 한 시간씩 고정자전거를 타고 주말에는 몇 시간씩 탄다) 시합이 있을 때는 운동량을 더 늘린다. 그에게는 그것이 맞는 양이다. 나는 일주일에 요가 3회, 바 교실 1회, 매일 산책을 하고 주말에 친구와 달리기를 한다. 나에게는 이 정도가 적당하다.

어떤 운동을 해야 할까?

유산소 운동과 근력 운동의 균형이 중요하지만 사람마다 적합한 운동의 종류가 다르다. 텔로미어 길이 측정이라는 제한된 증거로 볼 때 일반 여성에게는 요가와 맨몸 운동 칼리스데닉스calisthenics, 모든 유산소 운동이 좋다. 대규모 연구에서도 아직 통계적 유의도statistical significance에 도달하지는 못했지만 빨리 걷기와 수영, 필라테스, 자전거 타기도 좋다. 기능의학에서는 천편일률적인 법칙을 적용하지 않고 개인에 따라 처방을 조절한다. 내 친구 어머니에게는 일주일에 다섯 번 짧은 거리를 달리는 운동이 잘 맞았지만 당신에게는 일주일에 네 번 유산소 필라테스 수업에 참여하거나 자연에서 하이킹하는 것이 더 잘 맞을 수도 있다.

평소 폐경 후 여성의 걷기 운동과 골밀도 관련 질문을 많이 받는다. 내 답은 다음과 같다. 걷기는 고관절의 작은 부분밖에 개선해주지 못한다. 따라서 빨리 걷기와 근력 운동을 합치는 것이 골밀도를 높이는 데 가장 효과적이다. 한 메타 분석에 따르면 (격렬한 유산소 운동과 저항력 운동을 함께 하는) 결합 형태의 저항력 운동을 실시한 여성들의 고관절과 척추 골밀도가 가장 크게 향상되었다.

여성은 남성보다 골다공증 위험이 높으므로 체중을 견디는 운동(아령 운동, 전신 저항 운동, 운동 기구 운동을 일주일에 2~3회)이나 요가로 예방할 수 있다. 그렇다. 요가도 근력 운동에 속한다(폐경 후 여성의 골밀도 개선 효과에 관해서는 자료가 엇갈리지만 요가는 골 흡수를 늦추는 등 건강에 이롭다). 꾸준한 근력 운동은 골밀도를 높여 골다공증을 일으키는 호르몬과 신진대사의 변화에 대응해준다.

한 연구에서는 70대 이상 참여자들에게 6개월 동안 일주일에 두 번씩 저항 운동을 실시하도록 했다. 이들은 연구 시작 전과 6개월 간 운동한 후에 각각 근육 생검muscle biopsy(생체 검사)까지 받았다. 그들의 노력이 헛되지 않도록 우리는 결과를 가슴에 잘 새겨야만 한다. 근육 생검을 받은 적이 있는가? 연구진은 6개월 후에 실시한 두 번째 근육 생검을 통해 596개의 유전자가 훨씬 젊은 상태로 돌아가서 똑같은 검사를 받은 20대의 건강하고 활동적인 상태와 비슷한 활력을 보인다는 사실을 발견했다.

근력 운동으로 근육량이 증가하면 신진대사도 더욱 활발해져서 몸이 지방을 더 잘 연소시킨다. 그래서 나이 들수록 근력 운동이 필수적이다. 뱃살이나 내장지방을 빼고 싶으면 '프롤로그'에서 설명한 근육 인자에 주목하고 요가의 견상 자세를 실시한다. 학술지 《메노포즈Menopause》에 실린 연구에서는 건강하지만 비만이고 평균 연령 55세인 폐경 후 여성 16명에게(평균 체지방 36퍼센트 이상) 일주일에 세 번씩 요가를 하도록 했다. 반면 통제 집단에 속한 여성들은 아무런 운동도 하지 않았다. 요가를 한 집단은 16주 후 다음의 놀라운 성과를 보였다.

- 체지방이 크게 줄어든 덕분에(특히 노화를 부르는 복부지방) 체중이 감소하고 (건강수명을 늘리는) 제지방 체중이 증가함
- 허리둘레 감소(여성의 허리둘레가 35인치 이상이면 대사증후군의 표지)
- 아디포넥틴 수치 개선(지방을 태우는 호르몬으로 ADIPOQ 유전자 변이가 있으면 수치가 낮음)
- 콜레스테롤 패턴 개선(좋은 콜레스테롤 HDL 증가, 총콜레스테롤과 LDL, 트리글리세리드 감소)
- 혈압과 인슐린, 포도당, 인슐린 저항 감소

매일 하는 유산소 운동의 강도를 간헐적으로 높이는 것도 지방을 태우는 전략이다. 2008년에 실시한 연구에서 평균 나이 51세, 평균 BMI 34인 과체중 여성 27명은 간헐적인 고강도 유산소 운동을 실시했다. 이들은 운동을 전혀 하지 않거나 낮은 강도의 유산소 운동만 하는 여성보다 허리둘레와 내장지방이 더 많이 줄어들었

다. 고강도 운동은 mTOR 유전자를 조절해 성장 호르몬이 많이 생산되도록 하여 내장지방 감소를 돕는다. 간헐적인 고강도 운동은 장수 유전자에 자극을 준다. 이 유전자는 제대로 조절될 경우 단백질을 개선시켜서 근육 수축과 강도 높은 움직임을 가능하게 한다. 뇌의 mTOR 유전자는 학습과 기억을 개선시킨다. 심장의 mTOR은 낮은 안정 시 심박수로 더욱 효율적으로 뛰도록 심장 근육을 리모델링한다. mTOR이 근육(골격과 심장) 수축에 끼치는 영향은 성별이나 나이에 상관없이 비슷하므로 운동을 언제 시작하더라도 늦지 않다.

간헐적 금식 이후의 고강도 운동은 장수에 가장 효과적이라고 할 수 있다. 운동의 종류는 상관없다. 연구에 따르면 금식 도중에 5~30분 동안 강도 높은 운동을 해주면 mTOR이 리셋된다. mTOR은 조절 장애가 일어나면 노화와 암, 알츠하이머를 가속할 수 있는데 간헐적 금식은 mTOR의 작동을 멈춰준다. 또한 운동은 mTOR을 조절할 뿐만 아니라 인슐린에 대한 수용체의 반응을 민감하게 해주고 혈당 수치를 조절하고 근육 생성을 돕는다. 간헐적 금식 이후의 고강도 운동은 성장 호르몬과 이리신irisin이라는 호르몬의 수치를 높인다. 이리신은 백색지방이 갈색지방처럼 변하고 근육이 생성되도록 도와준다.

간헐적인 고강도 운동은 이렇게 하면 된다. 빨리 걷기와 조깅을 2분씩 번갈아 하거나(총 20분 동안) 자전거 빨리 타기와 느리게 타기를 1분씩 번갈아 가며 총 30분 동안 한다.

한마디로 근육이 얼마나 빠르고 강하게 움직이는지 탐지하는 근육의 기계적수용기mechanoreptor를 과부하시켜야 한다. 확실한 목표가 있는 똑똑한 과부하 이후에 적절하고 적극적인 휴식을 취해주는 것이 이 운동의 핵심이다. 고강도 운동은 45분 이상 하면 안 된다. 산화 스트레스와 노화를 앞당기는 스트레스 호르몬인 코르티솔 수치가 증가하기 때문이다(지구력 운동을 하는 사람이라면 산화 스트레스와 높은 코르티솔 수치에 추가적인 대응을 해야 한다).

운동이 유전자를 작동시키는 효과는 막대하다. 운동은 7,663개 유전자의 18,000개 영역에 메틸화 변화를 일으킨다. 유전자를 전부 외우는 것이 아니라(핵심 유전자 목록은 부록 참고) 유전자와 운동의 상호작용을 전반적으로 이해해야 한다. 타고난 유전자가 어떻든 운동은 핵심적인 장수 유전자들을 작동시키고 수명을 단축시키는 유전자들을 꺼준다. 어떤 유전자들인지 일일이 다 열거하지 않고 운동과 가장 큰 관련이 있는 다섯 가지 신체 변화를 짚고 넘어가보자.

• 팻소(FTO) 유전자를 꺼준다

이 장의 시작 부분에서 소개한 친구 앨리슨의 마흔 번째 생일 기념으로 여자들끼리 여행을 떠났다. 우리는 여행지에서도 매일 운동을 했다. 둘 다 격렬한 운동으로 팻소 유전자를 비활성화하고 싶어 하므로 친구와 함께라면 운동이 더욱 즐거울 수밖에 없었다. 체중 감량과 체지방 조절은 포만감 호르몬인 렙틴을 정상화해 FTO의 부정적 효과를 막아준다.

- **인슐린 민감성과 좋은 콜레스테롤 수치를 올려준다**

다행히 운동으로 당뇨 유전자를 비활성화할 수 있다. 연구에 따르면 똑같이 LIPC 변이를 가진 여성이라도 운동을 하면 좋은 콜레스테롤(HDL)이 향상되고 운동을 하지 않는 사람보다 심장마비 위험이 낮아진다.

- **메틸화가 개선된다**

메틸화는 단 한 번의 운동만으로도 개선될 수 있다. 운동 강도가 높을수록 메틸화와 후성유전 패턴의 변화가 커져서 근육이 혈당을 잘 흡수하고 강해지므로 체지방이 줄어든다. 운동을 규칙적으로 할수록 세포 적응도 커져서 혈당 유지와 근육량 증가에 도움이 되고 노화를 늦출 수 있다.

- **고혈압을 낮춰준다**

고혈압은 우리 집안 내력이지만 나는 운동이라는 해결책 또한 물려받았다. EDN1 유전자에는 혈관을 수축시키는 엔도셀린-1endothelin-1이 암호화되어 있다. 나에게는 EDN1 유전자 변이가 있어서 운동을 하지 않으면 고혈압 위험이 높아진다. 나쁜만이 아니다. 이 변이는 유럽계의 21퍼센트, 남아시아계의 41퍼센트, 아프리카계의 19퍼센트, 라틴계의 14퍼센트에게 나타난다. 꾸준히 운동을 하고 영거 프로토콜을 실시하는 한 정상 혈압을 유지할 수 있다.

- **현명한 선택이 가능해진다**

오랫동안 환자들의 유전체를 검토했지만 중간 거리의 지구력 운동으로 효과를 보지 못하는 사람은 단 한 명도 없었다. 내가 친구 조와 일요일마다 하는 운동은 이렇다. 60분 동안 전력질주와 걷기를 번갈아 가며 하고 90분 동안 요가 수업에 참여한다.(일요일마다 이런 호사를 누리기 위해 남편들을 교육하느라 몇 년이나 걸렸다.) 걷기와 달리기를 번갈아 하기 때문에 밀린 이야기도 나누고 서로 코칭도 해줄 수 있다. 그리고 요가는 팽팽한 골반 근육을 늘려준다. 2시간 30분에 걸친 운동이 끝나면 우리는 훨씬 좋은 아내와 엄마가 된다!

수많은 효과

지난 20년 동안 여성과 운동의 관계에 대한 중요하고도 때로는 반직관적인 사실들이 나왔다. 다음은 운동으로 가장 큰 혜택을 받게 되는 영역이다.

자연 속에서 걷기

자연으로 나갈수록 건강에도 좋다. 최근 연구에서는 자연에서 보내는 시간이 뇌에 긍정적인 변화를 일으킨다는 사실이 확인되었다. 자연에서의 걷기는 교통체증이 심하거나 사방이 막힌 곳에서 똑같은 시간 동안 걷는 것보다 더욱 즐겁게 집중해서 할 수 있다. 자연은 병적인 반추 사고도 막아준다. 스탠퍼드 대학의 그레고리 브래트먼Gregory Bratman은 최근에 그 이유를 발견했다. 반추 사고는 뇌의 전전두엽 피질subgenual prefrontal cortex이 활성화되어 나타나는데 자연 속에서 걷다 보면 그곳이 고요해진다. 자연을 접할 기회가 적은 도시 거주자일수록 불안과 외상후스트레스장애, 우울증, 반추 사고 같은 심리적 문제가 많이 나타난다는 사실이 다수의 연구에서 밝혀졌다.

걷기는 유방암도 막아준다

운동은 유방암 위험을 12~60퍼센트 줄여준다. 매일 걷는 폐경 후 여성은 그렇지 않은 여성보다 유방암 발생률이 낮다. 여성은 여덟 명 중 한 명꼴로 유방암에 걸리므로 매일 걷기 운동을 꼭 해야 한다. 하루에 1시간 동안 걸으면 유방암 위험이 14퍼센트 줄어든다. 유방의 전암병변precancer도 막을 수 있다.

• **인지**

운동은 뇌가 더 오랫동안 똑똑할 수 있도록 해준다. 실제로 운동과 수면은 알츠하이머를 막는 가장 훌륭한 무기가 된다(11장에서 더 자세히 살펴본다). 체력 수준이 가장 높은 65세 이상의 여성은 그렇지 못한 여성보다 인지 저하가 적게 나타난다. 규칙적인 운동은 장기적으로 인지 기능을 높이고 나이 든 여성의 인지 저하를 막아준다. 나이 들어서도 맑은 정신을 지키고 싶다면 더 열심히 걷자.

다음은 운동이 인지 능력을 개선해주는 이유를 뒷받침하는 몇 가지 이론이다.

- 태신체 활동은 뇌혈관의 건강을 지켜준다. 곧 혈액 흐름과 산소 공급이 개선되어 사고 능력이 향상된다.

- 인슐린과 알츠하이머를 일으키는 베타아밀로이드 찌꺼기는 서로 연관이 있다. 유산소 운동은 인슐린 저항과 내당력 저하glucose intolerance를 도와 베타아밀로이드 찌꺼기 축적을 줄여준다.

- 체력은 나이 들면서 뇌 구조와 성장을 직접적으로 지켜준다.

• **자율신경계**

광활한 신경계의 한 부분이 심박수나 호흡, 소화 같은 특정한 자율적 신체 기능을 담당한다. 자율신경계의 절반은 '투쟁 또는 도피fight-or-flight 반응'에 관여한다. 나머지 절반은 '휴식과 소화rest and digest 반응'에 관여하는 부교감 신경계다. 건강한 장수는 80대에 떨어지는 부교감신경계 작용을 유지하는 데 달려 있는지도 모른다.

앞에서 언급했듯이 뛰어난 운동선수들은 부교감 신경계 작용이 더 활발하므로 결과적으로 안정 시 심박수가 낮다. 자율신경계는 안정 시 심박수나 심박 변이도, 또는 운동 후 심박수 회복을 확인하는 것으로 쉽게 측정할 수 있다. 이 부분은 앞으로 더 자세히 살펴볼 것이다.

• 웰빙

웰빙은 운동 효과로는 모호해 보이지만 한 연구에서 32년에 걸쳐 웰빙과 여가 활동의 효과를 수량화했다. 여성의 운동량이 증가하거나 감소하면 그에 따라 웰빙에도 변화가 나타난다. 운동을 하지 않는 여성의 웰빙 수준이 4~7배 낮다고 보고되었다.

• 탄탄한 피부

운동에 영향을 받는 유전자 중에는 피부와 관련된 것도 있다. 운동은 피부를 젊게 유지해준다. 나이 들어 운동을 시작해도 처진 피부나 기타 피부 노화를 되돌릴 수 있다. 거울을 보면 알겠지만 나이 들면서 피부에도 변화가 찾아와 주름살이나 칙칙함, 눈가의 잔주름, 늘어짐이 생긴다. 대부분 이러한 변화는 일광 노출 같은 노화 요인과 별개로 나이 들면서 피부의 여러 층이 영향을 받기 때문에 일어난다.

40세 즈음에는 피부의 가장 바깥쪽인 각질층이 두꺼워져서 피부가 건조해지고 각질이 늘어나고 조직이 치밀해진다. 나이가 들어감에 따라 표피는 콜라겐이 감소해도 비교적 무탈하지만 피부의 아래쪽과 가장 안쪽 층인 진피는 얇아지기 시작한다. 하지만 모든 사람이 그런 것은 아니다. 운동을 꾸준히 하면 피부의 바깥쪽이 일찍 두꺼워지지 않고 안쪽도 얇아지지 않는다!

맥마스터 대학교McMaster University 스포츠의학 교수 마크 타르노폴스키Mark Tarnopolsky는 앉아 있는 시간이 많은 20~86세로 이루어진 집단에 운동을 시켰다. 참가자들은 일주일에 두 번 30분씩 중간 강도에서 고강도(최대심박수의 65퍼센트 수준) 조깅이나 사이클링을 했다. 3개월 후 노인 참가자들의 피부는 20~40대 참가자들과 똑같아졌다.

그렇다면 무엇이 노화에 따른 피부 변화를 되돌려주는 것일까? 근육이 움직일 때 생성되는 단백질의 일종인 마이오카인 myokine이다. 이것은 혈액 속으로 흘러들어가고 운동 전후에 증가한다. 피부는 마이오카인을 사용한다. 마이오카인이 많이 공급될수록 피부가 젊음을 유지할 수 있다.

• **숙면**

운동을 통해 데워진 몸이 식으면서 수면의 질이 높아진다. 수많은 소규모 연구에서 오후 1시 이전의 오전 운동이 가장 효과적이라는 사실이 나타났다. 좀 더 규모 있는 연구에 따르면 운동 시간은 별로 중요하지 않을 수도 있다. 그저 하기만 하면 된다!

숙면을 취하지 못하는 중년이나 노년층은 10주 운동 프로그램으로 어느 정도 개선 효과를 볼 수 있다. 전반적으로 운동을 하는 사람일수록 쉽게 잠들고 약의 필요성도 줄어든다. 운동 프로그램은 다음과 같다.

- 러닝머신이나 자전거를 이용한 중간 강도의 유산소 운동. 일주일에 3~5번 30~60분. 최대심박수의 50~75퍼센트 강도.
- 일주일에 세 번 60분 동안 고강도 저항 운동
- 일주일에 세 번 40분 동안 태극권

이제 운동의 좋은 점과 운동 방법에 대해 알았으니 이번 주에는 더 똑똑하게 움직이고 푹 자고 염증을 줄여보자. 이제 더 이상 변명은 통하지 않는다.

<h2 style="text-align:center">태극권</h2>

태극권은 더 많은 관심을 받아야 한다. 수면 문제를 겪는 사람을 위해 아주 좋은 운동 중 하나이기 때문이다. 흐르는 듯한 부드러운 동작을 통해 마음의 평정을 가져다주는 태극권은 중국의 전통 무술로 움직이는 명상이라고도 부른다. 수면 개선, 수면 효율, 각성에 도움을 주고 수면 시간을 약 48분 늘려줄 수도 있다. 불면증이 있는 유방암 생존자에게는 염증을 줄여준다.

<h2 style="text-align:center">한 발로 자전거 타기의 놀라운 효과</h2>

자전거 타기는 수천 개에 이르는 유전자의 발현을 바꿔준다. 스웨덴 카롤린스카 연구소Karolinska Institute는 운동에 따른 후성유전적 변화를 알아보고자 훌륭한 연구를 고안했다. 세 달 동안 한 발로 자전거를 탄 젊은 남녀 23명에 대한 추적 연구를 실시한 것이다.

참가자들은 세 달 동안 일주일에 네 번씩 중간 속도로 페달을 밟았다. 이렇게 한쪽 다리로만 운동을 하고 나중에 두 다리 모두에 대한 생체 검사를 실시했다.(세 달 후 한쪽 다리에만 근육이 생겼을 텐데 분명히 참가자들은 돈을 많이 받았을 것이다.) 운동한 다리에서 5,000개가 넘는 DNA 영역에서 새로운 메틸화 패턴이 나타났다. 인슐린 민감도와 에너지 신진대사, 염증을 제어하는 유전자를 포함해 수천 개에 달하는 근육 세포 유전자에서 유전자 발현이 크게 증가하거나 바뀐 모습을 보였다. 비교적 짧은 분량의 지구력 운동만으로 이러한 변화가 일어나 근육이 더욱 건강하고 효율적이 되었다. 복부지방이 줄어들었고 하루 종일 활력이 넘친다는 뜻도 된다.

제3주 프로토콜 : 운동

준비 단계부터 시작해(4장) 당신은 일주일에 네 번 20~30분씩 운동을 시작했다. 이제는 목표를 가다듬어야 한다. 운동을 시작하기에 늦은 때란 없다. 90대의 노쇠한 사람이라도 근력 운동으로 수명이 늘어날 수 있다! 8주간의 고강도 운동은 근력이 174퍼센트, 넓적다리 중간midthigh 근육이 9퍼센트 늘어나는 효과를 준다. 걸음 속도도 50피센트 빨라진다.

어떤 운동을 할지 선택할 때 가장 중요한 것은 즐기면서 할 수 있는지 여부다. 가능하다면 야외로 나간다.

운동을 시작하기 전에 최대심박수(MHR)와 심박수 훈련 영역training zone을 계산한다. 인터넷에서 목표 심박수 계산기를 검색해보면 강도에 따른 심박수를 계산하는 여러 가지 방법이 나올 것이다(또는 백분율). 다음은 직접 계산해보는 방법이다.

- 220에서 나이를 뺀다.
- 목표에 따라 초록색(최대심박수의 70~80퍼센트), 주황색(최대심박수의 80~90퍼센트), 빨간색(최대심박수의 90~100퍼센트) 훈련 영역 중에서 선택하면 된다. 나는 220-49=171이 최대심박수가 된다. 따라서 내 훈련 영역은 다음과 같다.
  - 초록색 영역(중간) 심박수 : 1분당 120~136회
  - 주황색 영역(고강도) 심박수 : 1분당 137~153회
  - 빨간색 영역(최대) 심박수 : 1분당 154~171회

심박수 계산하기

220 - _________ (나이) = _________ (최대심박수[MHR])		
초록색 영역	0.7 × MHR _________	~ 0.8 × MHR _________
주황색 영역	0.8 × MHR _________	~ 0.9 × MHR _________
빨간색 영역	0.9 × MHR _________	~ 1　× MHR _________

중간(초록색) 영역 운동은 유산소 체력을 개선해주고 고강도(주황색) 영역 운동은 수행 능력과 운동 후 산소 섭취량을 개선해 칼로리 연소가 이루어지도록 한다. 고강도 간헐적 운동을 할 때 주황색이나 빨간색 영역까지 올리면(30초에서 최대 3분까지) 수행 능력과 스피드가 향상된다. 중간과 고강도 운동은 수명을 늘려주는 효과

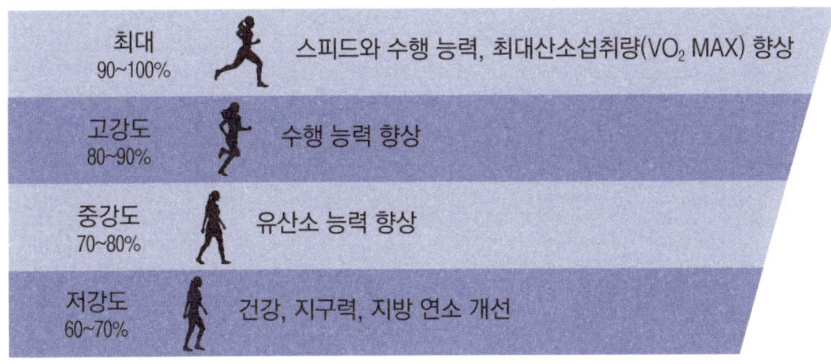

가 확인되었다.

이제 제3주의 기본 수칙을 소개한다. 앞으로 7일간 이 수칙을 최대한 따르면서 운동과 유전자, 호르몬 수치의 상호작용에 따른 변화를 눈여겨보자.

기본 수칙

- **앉아 있는 시간을 줄인다**

  사무식 종사자라면 최소한 45분에 한 번씩 일어난다. 휴대폰으로 타이머를 맞춰놓거나 서 있는 시간을 측정해주는 타이머를 착용한다. 한 시간 동안 앉아 있은 후에는 1분 동안 열정적으로 춤을 춘다. 스탠드형 책상이나 트레드밀 책상을 구입해 매일 써도 좋다.(나는 이 책을 쓰면서 약 3,200킬로미터를 걸었다.)

- **더 많이 움직인다**

일상에서 잠깐씩 폭발적인 운동을 할 수 있는 기회를 찾는다. 전화 통화를 하거나 계산대에서 기다리는 동안 까치발 들기 50번 하기, 화장실에 다녀온 후 팔굽혀펴기 10번 하기 등. 매일 하는 운동 말고 평소에 틈틈이 할 수 있는 운동도 찾아보라는 뜻이다. 이번 주 동안 매일 정해놓고 하는 운동 외에 1~5분 동안 할 수 있는 간단한 운동을 새롭게 추가해보자.

- **짧고 강력한 운동을 한다**

일주일에 2~3번 속근 섬유fast-twitch muscle fiber에 초점을 맞춘 운동을 한다. 고대인의 운동 방식이 그러했다. 강에서 물을 길어오거나 아픈 아기를 데리고 이웃집으로 달려가거나. 우리 몸은 짧고 강한 운동을 수행하는 능력이 뛰어나다. 그 후에는 1~3분 동안 중간 강도로 회복된다. 여러 가지 방법이 있으므로 자신에게 가장 잘 맞는 것을 선택한다. 짧고 강한 운동은 유산소 운동(예를 들어 간헐적 전력질주와 조깅을 번갈아가며)이나 근력 운동(1분 동안 아령으로 팔운동을 한 후 1분간 휴식)에도 적용할 수 있다. 다음과 같은 방법이 있다.

- 3분 동안 빨리 걷기(1~10까지의 강도라면 6~7, 혹은 최고 강도의 70~80퍼센트)와 3분 동안 보통 걷기를 번갈아 한다.
- 태극권 달리기와 전력질주를 번갈아 하거나, 보통 달리기와 30초 전력질주를 번갈아 한다.

- 근력 운동과 유산소 운동이 합쳐진 간헐적 고강도 운동을
  한다. 유산소 운동으로는 고정 자전거, 일립티컬(팔과 다리
  를 교차하며 타원형으로 움직이는 운동기구), 러닝머신 등을
  이용한다. 중간 강도 2~3분과 최고 강도 1~2분을 번갈아
  가며 한다.

- **짧고 강한 운동 후에는 회복제를 마신다**

  근육량을 늘려주고 mTOR을 비활성화한다. 짧고 강한 운동
  이나(한 번에 4~5분) 고강도 운동을 최소한 30분 동안 한 사
  람에게만 해당한다. 단백질과 탄수화물에 풍부한 미량영양소
  가 합쳐진 회복제는 나이 든 사람에게도 효과가 있다. 하지만
  운동 후 45분 이내에 마셔야 하고 운동 직후가 가장 좋다. 설
  탕은 피하라. 단백질 10~40그램(보통 여성은 20그램 권장),
  탄수화물 7그램 이상(여성은 10~20그램 권장), 지방 최대 3그
  램으로 이루어진 회복제가 가장 좋다.

- **제1주와 제2주의 수칙을 계속 지켜나간다**

  밤 10시 전에 잠자리에 들고 7~8시간 30분의 수면을 취하는
  것도 당연히 포함된다.

- **운동 후 회복 시간이 충분해야 한다**

  나는 예전에 회복이 요가나 달리기를 하고 난 후 몸이 아프지

않게 되는 것을 뜻한다고 생각했다. 혹은 마지막 운동을 하고 24시간이 지났거나 형편없는 기분이 느껴지지 않는 채로 다시 운동할 수 있게 된다는 뜻인 줄 알았다. 하지만 그것은 회복에 대해 기본도 모르는 생각이었다. 회복은 온몸의 회복 메커니즘을 완전히 동원한다는 뜻이다. 근육의 미세한 파열을 꿰매고 덜렁거리는 근막을 반듯하게 펴고 미토콘드리아를 재충전해서 극심한 피로가 아닌 활력이 가득하도록 말이다. 적절한 회복은 호르몬의 균형을 담당하는 부신의 기능을 지켜주어 성호르몬과 갑상선에 문제가 생기지 않게 한다. 회복을 제대로 정의하면 운동으로 손상된 조직을 회복하고 근육을 재건하며 부상을 예방해주는 신체 기능의 회복이 이루어지고 정서적으로나 심리적으로 재충전이 이루어져 다음 번 수행 과제를 기존 수준이나 그 이상으로 해낼 준비가 되었다는 것이다.

과거에 나는 습관적으로 회복을 제한하는 경향이 있었다. 당신도 지금 그러고 있을지 모른다. 일주일에 다섯 번 운동을 한다면 운동 사이에 24시간의 시간을 두고 이틀은 쉬는 것이 바로 회복이다. 그리고 일주일에 네 번 운동을 한다면 3일간 쉬어야 한다. 나는 주말에 운동을 가장 많이 하고 월요일과 금요일에 쉰다.

회복은 피로함으로 느껴지지 않을 수도 있는 산화 스트레스와 근육통을 치유해준다. 하지만 더 깊은 의미도 있다. 넓게 볼 때 회복은 세포와 몸의 목소리에 귀 기울이고 자만심을 부리지 않는다는 뜻이다. 자만심은 충분한 회복 과정 없이 과도한 운동으로 몸을 혹사하라고 속삭인다. 하지만 그것은 부상과 경련, 미토콘드리아 손상으로 가는 길이다. 그런 일이 일어나게 해서는 안 된다. 회복은 왼쪽 천장관절의 통증(나에게는 경련으로 이어질 것이므로 이완이 필요하다는 확실한 신호다), 오른쪽 무릎의 찌릿함 등 몸이 보내는 신호에 맞춘다는 뜻이기도 하다. 아이러니하게도 레지던트로 일할 때는 이런 신호를 무시하고 자기 돌봄을 등한시했지만 지금은 몸이 보내는 소중한 회복 메시지에 귀 기울이는 법을 배웠다.

올바른 유전자의 스위치를 껐다 켰다 하며 회복을 통제하고 싶다면 심화 프로젝트에 나오는 심박 변이도에 대해 알아야 한다. 운동에 관심 있는 사람에게 심박 변이도 측정은 몸이 훈련 준비가 되었는지 알아보는 가장 효과적이고 쉬우면서도 객관적인 방법이다. 신경계가 다시 운동할 준비가 되었는지 알 수 있다.

보충제

간헐적인 금식과 고강도 간헐적 운동, 분지사슬아미노산(BCAA) 섭취는 mTOR의 활동을 조절해준다. 고강도 운동을 할 때 BCAA를 물에 타서 마시거나 그냥 섭취한다. 하루에 3~8그램이 적당하다. 분지사슬아미노산 믹스에는 류신leucine, 이소류신isoleucine, 발린valine이 포함되어야 한다.

심화 프로젝트

• 1마일을 달리는 데 걸리는 시간을 측정한다

트레드밀 책상에서 해도 되고 트랙에서 해도 된다. 달리기가 힘들면 조깅을 목표로 한다. 꼭 필요한 경우에는 걷기와 조깅을 번갈아 한다. 텍사스에서 실시한 두 연구에 따르면 중년의 1마일(약 1.6킬로미터) 달리기 기록으로 노년의 심장 질환 위험을 예측할 수 있다. 연구진들은 66,371명의 체력 수준을 분석한 결과 40대의 1마일 달리기 기록으로 심장 건강은 물론이고 콜레스테롤 수치나 고혈압을 예측할 수 있다는 사실을 발견했다. 추가 연구에서는 1마일을 9분 이내로 달릴 수 있는 50대 여성은 체력 수준이 높은 것으로 나타났다. 10분 30초면 중간이고 12분 이하는 체력이 낮은 수준이다. 지금으로서는 1마일 달리기 기록을 측정하고 조금씩 개선하는 것을 목표로 삼자.

• 이번 주에는 운동 일기를 쓴다

신진대사 해당치metabolic equivalent of task(MET, 칼로리 소모를 측정하는 단위-역주)를 포함해도 된다. 책임감을 높이고 개선 정도를 비교하기 위한 기준점을 설정하기 위해서다. MET는 여러 활동의 상대적 강도를 비교하는 데 사용할 수도 있다. 트래커를 사용해 걸음수나 심박수를 기록하는 것도 도움이 된다. MET는 일립티컬이나 러닝머신, 고정 자전거 같은 운동기구에서 쉽게 확인할 수 있다. 1MET는 1kcal/kg/hour와 같으므로 수학에 관심 있는 사람이라면 다양한 활동의 에너지 소모량을 계산할 수 있을 것이다. 수면의 MET는 약 0.9이고 걷기는 3~4, 정원일은 5, 섹스는 6, 달리기는 8이다. 따라서 체중 68킬로그램의 여성이 30분간 정원일(5MET)로 태우는 칼로리는 다음과 같다.

$$5MET \times 68kg \times 0.5시간 = 170kcal$$

MET만 알면 이 공식으로 모든 활동의 에너지 소비를 추정할 수 있다. 이번 주에는 시간당 7.5MET 이상을 목표로 하라.

• 최대산소섭취량을 파악한다

운동할 때 호흡을 얼마나 강하게 하는지와 받아들일 수 있는 최대산소량에는 상한선이 있다. 이것이 최대산소섭취량(VO_2 MAX)인데 산소가 공급된 혈액을 근육으로 가져가 제 기능을 다하노록 해준다. 최대산소섭취량과 심박수를 측정하면 유산소 운동과 무산소 운동의 한계점을 토대로 하는 목표 심박수 영역을 계산할 수 있다. 그보다도 산소섭취량의 기준선을 파악해 계속 시간을 두고 측정함으로써 줄어들지 않도록 신경 쓸 수 있다는 점이 더 중요하다. 이 테스트는 마스크를 쓰고 호흡하며 등급별 운동 테스트를 실시하면서 생리적 수행 능력 정보를 수집하면 된다. 전문 트레이너의 감독하에 이 테스트를 제공하는 헬스장들이 많다.

- **체지방량과 제지방량 등의 체성분을 측정한다**

나는 밧 팟Bod Pod을 즐겨 사용한다. 콩깍지 모양의 밀폐된 공간에 앉아 있으면 기압이 조절되고 신체의 배기량을 이용해 체성분과 안정 시 대사율(기본적인 기능을 지원하기 위해 몸에 필요한 칼로리), 총에너지소비량(하루를 버티기 위해 필요한 칼로리) 등이 계산된다.

- **심박 변이도를 측정한다**

신경계를 이루는 교감 신경과 부교감 신경의 균형이 노화 과정과 운동 회복 능력의 중요한 표지가 된다는 사실을 앞에서 언급했다. 그 원리는 이렇다. 교감 신경은 심박 변이도(HRV)를 높여주는 에피네프린과 노르에피네프린 분비를 통하여 심박수를 제어한다. 그리고 부교감 신경은 심박 변이도를 낮추는 아세틸콜린acetylcholine을 통하여 심박수를 제어한다. 호흡수와 혈압, 체온, 스트레스 정도, 마음가짐 등 수많은 요소가 심박 변이도에 영향을 끼친다. 운동 후 휴식을 통해 회복하면 교감 신경과 부교감 신경이 균형 상태를 이루고 심박 변이도가 60~100 사이로 높아진다(높을수록 좋다). 심박 변이도의 범위는 0~100까지다. 무선 심박수 측정기를 구입하거나 앱을 다운로드받아 심박 변이도를 측정해서 신경계가 다음 운동에 준비되었는지 확인한다.

- **걷기와 자전거 타기를 더 많이 한다**

  차량 이용을 피한다. 4장에서 소개한 실비아가 그렇다. 실비아는 차가 아예 없지만 꼭 그렇게까지 하지 않아도 된다. 걷기 시간을 늘리고 출퇴근 시 대중교통을 이용하거나 이번 주 프로토콜의 일부로 자전거 타기를 넣는다. 캐나다와 네덜란드 사람들처럼 평소 또는 출퇴근 시 좀 더 활동적인 수단을 이용할수록 노화가 느리다는 사실이 무수히 많은 연구에서 나타났다. 당뇨와 고혈압, 체중 증가, 심혈관 질환이 낮은 것으로 알 수 있다. 평소 이동할 때나 출퇴근할 때 활동적인 수단을 이용하면 차량을 이용하는 것보다 건강에 좋고 심리적으로도 편안해지는 효과가 있다.

매일 일과

다음 표(234쪽)는 영거 프로토콜 제1주~제3주 기본 수칙을 활용하는 사람의 하루다. 내 남편의 주말 일과이기도 하다. 자신에게 맞춰서 바꿔보자.

영거 프로토콜의 평범한 하루 : 데이비드

7:00 A.M.	기상, 혈당 측정, 전동칫솔로 양치질, 차 마시기
7:15	아침 식사 : 대개 글루텐 무첨가 스틸컷 오트밀, 요거트, 베리 보충제 섭취 : 종합비타민, 베르베린, 레스베라트롤, 비타민 D, 오메가-3 수면 트래커와 안정 시 심박수 확인 샤워, 면도, 유니폼 착용(루루레몬 상의와 하의, 호카 신발)
8:00	일하기 스탠드형 책상 이용, 정제수 마시기, 그림 그리기
12:00	그린 셰이크 만들어 마시기(부록의 레시피 참고) 양치질과 치실 사용
4:00 P.M.	자전거 타기, 스핀 클래스 또는 헬스장에서 웨이트 운동, 스트레칭
5:30	사우나
6:30	저녁식사(대개 다량의 채소, 샐러드, 질 좋은 단백질 섭취) 식사 후 다크 초콜릿 섭취
7:30	가족과의 시간, 뉴스 시청, 이메일 확인
9:00	아이들 재우기 양치질과 치실 사용 아내와의 시간, 독서
10:00	취침

요약 : 제3주의 효과

운동은 수천 개나 되는 유전자를 향상시킨다. 운동으로 유전자의 지문을 바꿔라. 열심히 운동해서 유전자를 개선하고 뇌를 튼튼하게 만들고 숙면을 취하고 피부를 탄력 있게 가꾸자.

포인트

운동의 효과와 유전자에 끼치는 긍정적인 영향을 보여주는 무수히 많은 자료를 떠올려본다면 운동을 하지 않는 핑계란 있을 수가 없다. 운동은 중년이나 노년의 사람들이 외면하면 안 되는 너무도 중요한 라이프스타일이다. 지금보다 조금 더 움직이는 것만으로도 변화가 시작될 수 있다. 근력 운동과 유산소 운동으로 이루어진 짧고 강도 높은 운동을 해주면 심장이 고마워할 것이다. 운동은 건강수명을 늘려 삶의 제2막을 최대한 즐기도록 해준다.

이완 Release
제4주

08

공포가 우리를 장악하지 않는 이상 일반적으로 이성적인 뇌는 감정적인 뇌를 무효화할 수 있다. 하지만 좌절과 분노를 느끼거나 타인에게 거부당할 때 우리는 오래된 지도를 작동시켜서 거기에 나오는 길을 따라갈 위험이 커진다. 감정적인 뇌를 '소유'하는 법을 배울 때 변화는 시작된다. 불행과 굴욕을 등록하는 가슴 아프고 고통스러운 감각을 관찰하는 법을 배운다는 뜻이다. 안에서 이루어지는 일을 견디는 법을 배워야만 내면의 지도가 변하지 못하도록 만드는 감정을 없애기보다 그 감정과 친구가 될 수 있다.
_ 베셀 반 데어 콜크Bessel van der Kolk, 《몸은 기억한다》(2016년 을유문화사 출간)

요가 수업 시간에 고통스러워하며 등을 대고 누워 있다. '별이 반짝이는 맥박star-spangled pulse'이라고 하는 세 번째 복부 자세를 하는 중이다. '아, 이 자세는 정말이지 싫어.' 양손으로 부드럽게 목을 잡는다. 평소 목 근육이 뭉쳐 있기 때문이다.

숨을 들이마시고 위쪽의 엉치뼈를 바닥에 대고 누른 후 꼬리뼈를 들어올린다. 머리와 어깨를 천장 쪽으로 들고 숨을 내쉰다. 운동이 계속된다. 숨을 들이마시고 천장 쪽으로 향한 오른쪽 다리를 안쪽으로 나선형으로 움직인다. 왼발은 계속 바닥에 둔다. 숨을 내쉬면서 오른쪽 다리를 천장을 향해 세 번 움직인다. 다른 쪽 다리로도 반복한다. 리듬을 만들면서 해야 하는데 엉성한 느낌만 든다. 내내 머릿속에서는 똑같은 목소리가 들려온다. '복부 자세는 정말 싫어! 도대체 나아지기는 할까? 대체 여기서 뭐하는 거지? 아침 요가는 사치야. 사무실에서 진짜 일을 하는 게 낫지!'

요가 선생님이 말한다. "괴로워하면서 속으로 빨리 끝나기만을 기다리는 사람은 이제 태도를 바꿔야 합니다. 지금 여러분이 복부 운동을 하고 있는 자세가 곧 삶에 대한 자세이기 때문이죠. 긍정적인 쪽으로 충분히 바꿀 수 있습니다." 이 말을 들으며 폐활량을 전부 다 활용해 호흡을 한다. 지금 내 배와 허리에 무슨 일이 일어나고 있는지 궁금해진다. 머릿속의 목소리가 조용해지고 다리에도 안정감이 생기고 팽팽한 부위(목, 엉치뼈, 엉덩이)도 마침내 긴장이 풀린다.

고통은 피할 수 없지만 괴로움은 선택이라는 말이 있다. 복부 운동을 할 때도 마찬가지다. 이 운동을 할 때는 엉덩이와 요근, 요방형근, 천장관절의 제한적이고 팽팽한 경로를 풀어주기 위해서 통증이 꼭 필요하다. 뻣뻣하고 때로는 경련까지 일으키는 근육과 관절을 풀어준다는 것이 내가 요가를 하는 한 가지 이유다. 또 다른 이유도 있다. 요가는 텔로미어 길이를 지켜주고 신경 성장 인자의 수치를 높여주며 항산화 상태를 개선해주고(산화 스트레스를 물리칠 수 있도록) 염증 유전자의 발현을 줄여서 건강수명을 늘려준다.

사실 요가는 나의 타고난 성향과는 정반대다. 나는 높은 성취도에 중독되어 있어서 고강도를 선호한다. 지금은 그런 방식이 좋지 않다는 것을 알고 다른 선택을 하지만 여전히 나 자신을 한계로 몰아붙인다. 요가(예전에는 무조건 가장 어려운 변형 포즈를 시도하려고 했다)에서 공부, 일, 심지어 출산까지 인생의 모든 측면에서 자신을 극한으로 몰아붙였다. 브래들리 방식Bradley Method을 공부해 무슨 마라톤 같은 지구력 스포츠라도 되는 듯이 출산을 대했다. 크나큰 야망은 언제나 나를 고립시켰고 결국 부상을 당할 때까지 끝없이 몰아붙이게 만들었다. 신경계가 지쳐서 코르티솔과 혈당 수치가 위험 수준에 이르렀다.

과도한 추진력은 내 몸에 고정된 뭉침 패턴을 만들었다. 산스크리트어로 삼스카라samskara라는 이 패턴이 요가나 삶이 주는 진정한 기쁨을 누리지 못하게 만들었다. 이제는 몸의 SOS 신호를 무시한 채 무조건 밀어붙이지 않고 몸과 대화를 나눌 수 있는 의식이 생겼다. 어쩌면 당신도 자신에게 좋은 것을 거부하고 이완과 해소의 시간을 갖지 않은 채로 삶이 주는 기쁨을 차단해버리고 있는지도 모른다.

나는 한 걸음 뒤로 물러나 느긋하게 휴식을 취하고 만성적 긴장을 해소하는 방법을 배웠다. 더 열심히 하는 것은 중요하지 않다. 긴장을 해소하고 욕구를 약하게 쥐고 있는 것이 중요하다. 더 이상 나에게 필요하지 않은 기존의 패턴을 놓아버려야 한다.

몸 안의 습관적인 긴장은 관절과 근육을 뻣뻣하게 만들어 결국 노화에 따른 가동성 저하로 이어진다. 고대부터 전해오는 요가에서는 반다bandha, 곧 '잠금'을 통하여 노화를 되돌릴 수 있다. 스트레칭 기법과 반다, 자기조절, 그 밖에 장기적으로 가동성을 높여주는 긴장 해소 기법을 배우면 큰 도움이 된다. 다음은 긴장 이완을 위한 이번 주 프로토콜에서 다루게 되는 가장 대표적인 유전자들이다.

- 아킬레스 유전자(기질단백질분해효소 3metallopeptidase 3 또는 MMP3)처럼 부상 위험을 높이는 유전자의 스위치를 끈다.
- 미토콘드리아의 산화 스트레스가 증가하게 만드는 짝풀림 단백질 2uncoupling protein 2(UCP2) 같은 유전자를 꺼준다. 이 단백질은 근육을 약하게 만들므로 '프롤로그'에서 설명한 근육 인자에 기여한다.
- 허리를 불안정하게 만들고 통증을 유발하는 유전자를 꺼준다. COMT 유전자는 워커홀릭 전사corporate warrior라고 부르는데 met/met COMT 변이를 가진 사람은 전사warrior보다는 걱정 많은 사람worrier이 되어 스트레스와 관련된 뇌의 화학물질(아드레날린, 노르아드레날린, 도파민)을 청소하고 제거하는 데 문제가 발생할 수 있다. 에스트로겐 대사에도 문제가 생길 수 있다. COMT 유전자는 통증의 한계점 설정을 도우므로 이 유전자의 변이를 가진 사람은 섬유근육통(만성 통증 증후군), 허리 통증, 편두통, 좌골신경통, 추간판 탈출증

이후의 장애 등을 보일 수 있다. 적절한 이완 운동을 통하여 COMT 유전자 발현을 다시 프로그래밍할 수 있다.

• 통증 경험을 조절하는 또 다른 유전자로 7장에서 언급한 뇌 유래신경영양인자brain-derived neurotrophic factor(BDNF)가 있다. BDNF와 COMT 모두 통증 지각을 높여 통증에 더욱 민감하게 만들 수 있다.

물론 유전은 전체가 아니라 일부일 뿐이다. 통증과 뻣뻣함의 원인 중에서 유전은 단 10퍼센트에 해당하기 때문이다. 유전자 발현 중 90퍼센트는 환경에 있다. 유전자에는 가소성이 있어서 모든 유형의 영양 성분과 반영양 성분anti-nutrient에 커다란 영향을 받는다. 이완을 중요한 영양소라고 생각하자. 적절한 이완을 통해 부상 회복 시간을 향상시키고 몸의 스트레스를 해소해 장애를 막을 수 있으며 운동 범위 또한 넓어지고 호흡 건강도 좋아진다.

요가나 필라테스에는 척추가 곧 그 사람의 나이라는 믿음이 자리한다. 필라테스 창시자 조셉 필라테스Joseph Pilates는 척추가 유연하면 젊은 것이라고 말했다. 대부분의 사람은 척추를 충분히 움직여주지 않기 때문에 나이가 들면서 운동 범위와 구조적 균형, 가동성이 줄어든다. 그도 그럴 것이 현대인의 생활은 매우 제한적이다. 운전, 앉아 있기, 컴퓨터 사용, 의자나 소파에서 휴식, 꼭 들고 다녀야 하는 무거운 가방 등. 그러다 보니 몸이 뻣뻣해지고 균형이 깨져서 자세가 나빠질 수밖에 없다. 어느 날 아침에 일어났더니 마치 하룻밤 사이에 10년은 늙은 것처럼 온몸이 뻣뻣해지는 경우가 흔하다.

10분간의 집중적인 요가 스트레칭만으로 운전을 이용한 30분 간의 출퇴근과 6시간의 책상 근무가 초래하는 손상을 해결해준다 고 말할 수 있으면 좋겠다. 하지만 하루의 시간을 지혜롭게 쓰는 것 이 중요하다. 스트레칭과 재정렬, 이완 운동을 하루 동안 가급적 자 주 실시하여 나쁜 자세와 제한적인 운동이 초래하는 손상을 되돌 려야 한다.

왜 중요한가

깊이 살펴보면 매일의 스트레스가 몸과 마음, 영혼에 부식 작용 을 일으킨다는 사실을 알 수 있다. 근육과 뼈, 인대, 힘줄, 관절, 척 수, 세포 안팎에 말이다. 우리 몸은 언제나 안정과 균형, 혹은 항상 성을 향해 나아가려고 한다. 항상성은 여러 개별적인 생리적 힘이 균형을 이루는 상태를 말힌다. 내 환자들을 살펴보면 대부분 성장 과 회복보다는 과도한 손상이 큰 부분을 차지하고 있다.

대부분의 사람은 뻣뻣함과 근육 피로, 관절 통증을 통해 신체의 손상을 느낀다. 염증은 부은 얼굴, 뱃살, 피곤한 눈으로 나타난다. 요가 수업이나 마사지 이후 근육이 비교적 이완된 상태라도 부정 적인 생각과 성취에 대한 압박감, 일상의 작은 스트레스에 대한 반응으로 몸을 긴장시키는 화학물질이 여전히 만들어질 수 있다. 나에게는 결국 허리와 천장관절의 통증으로 이어진다. 당신에게는 디스크 질환, 좌골신경통, 고관절 퇴화, 면역계 역기능, 소화 문제, 심호흡의 어려움, 부신 기능 저하, 정서적 괴로움, 절망 등으로 나타날 수 있다. 나중에 무릎이나 고관절 수술을 받지 않아도 되도록, 70대에 계단을 오르지 못하는 일이 없도록 지금부터 몸이 과하게 사용되지 않도록 하자.

이완의 중요성을 이해하려면 애초에 무엇이 우리 몸을 제한하는지부터 알아야 한다. 모든 것은 근막에서 시작된다. 근막은 우리 몸을 덮고 있는 치밀하게 짜인 스웨터 역할을 한다고 볼 수 있다. 모든 세포를 둘러싼 섬유와 수분의 세포외 기질이다. 근막은 근육부터 신경, 장기(심장, 폐, 위장, 뇌, 척수 등)에 이르기까지 피부 안쪽에 자리한 모든 것을 뒤덮고 있으며 머리에서 발끝까지 미끄러지듯 움직이는 연속 구조로 존재한다. 근막은 근육을 사슬로 묶어서 연결해 하나의 조직 단위로 함께 움직이도록 해준다. 따라서 우리 몸에는 600개의 서로 다른 근육이 있다기보다는 하나의 근육이 600개의 근막 단위로 나뉘는 것과 같다.

건강한 상태의 근막은 주름 장식 달린 스웨터처럼 느슨하고 물결 모양이다. 유연하고 신축성 있으며 필요한 만큼 움직인다. 근막이 마치 비단층처럼 다른 조직 위로 미끄러지듯 움직여야 가장 이상적이다. 하지만 미세하거나 두꺼운 유착 때문에 근육과 근막, 힘줄, 인대, 관절, 신경, 장기가 제 기능을 발휘하지 못하고 흉터조직이 생길 수도 있다. 그러면 근육이 꼬이고 가동성 범위가 제한되고 혈류가 원활하지 않게 되며 염증과 통증이 일어난다. 모든 신체기관은 근막을 통해 연결되어 있다. 그래서 뻣뻣한 턱이 골반 근처의 요근까지 영향을 미칠 수 있는 것이다.

교통사고 같은 트라우마가 발생하면 근막은 탄성을 잃고 기능이 제한되어 몸의 여러 부위가 뭉치게 만든다. 목이 채찍처럼 흔들리는 편타성 손상whiplash injury처럼 근육이 손상되면 통증이 생기고 관절과 연부 조직의 가동성 범위가 줄어들며 기능이 저하될 수 있다. 한마디로 근육이 짧고 뻣뻣해진 후 제 기능을 하지 못하게 된다. 마치 스웨터에 테이프를 붙여놓은 것 같아서 더 이상 유연하지도 구부려지지도 않는다. 근육과 그 주변의 근막에 생기는 통증을 근막 통증이라고 한다.

체내의 결합조직이 꽉 껴서 움직이지 못하거나 더 심하게는 제 기능을 하지 못하면 노화가 가속된다. 피부 주름, 시력 감퇴, 근육 협응 저하, 낙상, 골절 등 확실한 신호로 나타나기 시작한다. 몸의 긴장 때문에 가동성에 문제가 생겨서 회전근개나 허벅지 뒤쪽 근육인 햄스트링이 찢어지는 부상을 당해 몸을 움직이지 못하게 되는 사람도 있다. 몸을 제대로 움직이지 못하면 일상의 불편함과 통증은 말할 것도 없지만 근육량이 감소하고 노화가 빨라진다. 결과적으로 나이 들면서 누구나 신체 중 불편한 곳이 하나 정도는 생기게 된다. 허리 통증이 심해지고 목이 제대로 돌아가지 않거나 어깨 수술을 받아야 하거나.

일반적인 만성 긴장 부위

- 턱

- 목

- 위쪽 승모근, 어깨

- 호흡기 횡격막

- 요근과 기타 고관절 굴곡근

- 허리

- 고관절

- 천장관절

- 골반 가로막

- 장경 인대

- 대퇴사두근

- 햄스트링

- 아킬레스 힘줄(잦은 부상이 유전 때문일 수도 있음)

- 발

횡격막에도 긴장이 생길 수 있다. 횡격막이 유연해야 효율적인 호흡이 가능하다. 요근, 또는 직근이나 복횡근, 복사근 같은 복근이 막힐 수도 있다. 횡격막이나 요근이 막히면 우리 몸의 중심 부위인 몸통이 하나의 조직인 신경근단위로서 제 기능을 하지 못하게 된다. 일반적으로 척추와 관절, 근육, 조직이 꽉 막혀서 움직이지 못하면 우리 몸은 부족함을 보충하려고 하므로 기능 상실이나 자세 불안정으로 이어질 수 있다. 평소보다 회복 시간도 오래 걸릴 것이다. 몸이 혹사되고 기능을 제대로 수행하지도 못하므로 결과적으로 운동 후 피로감을 느낀다.

만성적 긴장 패턴의 이유

근육과 관절의 긴장을 일으키는 가장 큰 원인과 그것을 풀어주는 쉽고 효과적인 방법을 살펴보자. 언제 어디서나 혼자 할 수 있는 방법이다.

트라우마와 수술, 염증은 엑스레이나 CT 스캔에서 나타나지 않는 경도에서 중등도의 근막 제한을 일으키는 흔한 원인이다. 몸의 과도한 사용이 원인일 수 있다. 부상이나 약함을 보충하려고 특정 근육이나 신경을 과도하게 사용하여 몸을 혹사하는 것이다. 그런가 하면 긴장은 몸이 과거의 취약성으로부터 스스로를 지키려는 반응이기도 하다. 예를 들어 내 남편은 고등학생 때 풋볼 경기에서 상대팀 선수를 막으려다 깔린 적이 있다. 상대는 136킬로그램의 거구였다. 우리 몸은 근육 기억을 간직한 채로 부상당한 순간을 재현한다. 새로운 자각을 통해 그 기억의 주기가 끊어질 때까지. 다행히 제한된 근막과 근육은 조금만 지속적으로 압박을 가해도 길게 늘어날 수 있다. 단 1회의 운동 시간만으로 가능할 수도 있다.

나는 바 교실과 TRX 수업에서 몸을 과하게 사용하면 근막 제한과 통증이 생긴다. 수업 후반에 피로해지고 자세가 흐트러지기 시작할 때 젖산이 과도하게 분비되기 때문일 것이다. 나는 목 오른쪽 부분의 근육이 자주 긴장한다. 2년 전에 기절하면서 머리를 부딪힌 경험 때문이다. 내 근육 경련은 과거에 근육이 찢긴 일 때문이기도 하고 흉곽의 제한 때문에 심호흡을 제대로 하지 못해 산소가 충분히 공급되지 못하기 때문이기도 하다. 이제는 더 이상 책상 앞에 앉아 원고를 쓰지 않는데도 매일의 스트레스 때문에 위쪽 승모근과 목 근육이 수축된다.

이처럼 누구나 근육계 어느 부분의 균형이 깨졌거나 작은 근육 파열이 쌓이거나 습관적인 긴장과 미세한 외상, 몸 안의 역기능적인 패턴이 있다. 작은 문제를 무시하면 눈덩이 불어나듯 커질 수 있다. 긴장된 부위가 제대로 풀리지 않는다면 병원을 찾아 다음과 같이 근육과 관절의 지속적인 통증을 초래할 수 있는 여러 의학적 상태에 대해 알아보는 것이 좋다.

- 염좌나 충돌 등의 부상
- 전해질 문제
- 비타민 D 부족
- 감염(독감, 단핵구증, 라임병)

- 미토콘드리아 손상
- 섬유근육통
- 황문근융해증
- 근이영양증(근육을 손상시키고 약하게 만들어 근육량을 감소시
  키는 30가지 유전병)
- 피부근염(결합조직 질환)
- 류머티즘성 다발근육통(노인에게 나타나는 염증성 질환)
- 저체온증이나 고체온증

  (참고 : 근육 이완 운동을 시작할 때 심각한 근막 통증의 원인은
  배제하는 것이 중요하다. 근본적인 생화학적 이상 증상을 고쳐야
  만 이완이 주는 완전한 효과를 누릴 수 있다. 그것이 기능의학적
  인 접근법이다.)

경고가 담긴 렌스케의 이야기

"지금 내 나이가 바로 우리 아버지가 돌아가신 나이야." 숨죽인
목소리로 연약하지만 또렷하게 말하는 렌스케의 이야기가 가슴 깊
이 다가왔다. 어느 주말 LA행 비행기 안이었다. 렌스케의 말은 적
어도 건강에 관한 한 누구나 부모를 능가하려고 한다는 사실을 떠
오르게 했다. 당신의 어린 시절부터 시작해 부모의 노화 과정이 어
땠는지 떠올려보면 그에 맞는 계획을 세울 수 있다.

비만에 심혈관계 질환이 있었던 렌스케의 아버지는 42세에 세 번째 관상동맥우회 수술을 받다가 세상을 떠났다. 렌스케는 아버지의 전철을 밟지 않으리라고 결심했다. 그래서 음식과 운동, 마음 자세에 엄청나게 신경을 썼다. 하지만 나처럼 야망이 큰 그녀는 운동으로 몸을 혹사할 때도 있었다. 비행기에 몸을 실은 그 주말에 나는 그녀의 짐꾼 노릇을 했다. 그녀가 6개월 전에 회전근개 파열로 수술을 받아야 했기 때문이다. 아찔한 스노보드 사고로 회전근개가 파열된 내 남편과 달리 렌스케는 철인 경기 코스를 완주하고 일주일에 다섯 번씩 부트 캠프boot camp 운동을 하느라 서서히 파열된 것이었다. 손상은 계속 쌓였다. 어깨가 조금씩 이상해지더니 몇 개월 후에는 제대로 움직이지 않았다. 정형외과의는 그녀의 어깨가 염좌와 부상에 남들보다 더 취약하다고 설명했다.

가난과 학대, 이혼, 공포, 편집증, 질병은 그녀 집안의 내력이었다. 그녀의 어머니는 제2차 세계대전 때 일본의 강제수용소에 몇 년간 갇혀 있었다. 하지만 강인함과 용기 또한 집안의 내력이었고 렌스케는 그것들을 많이 물려받았다. 특히 회복 과정에서 분명하게 드러났다.

나는 그녀에게 어깨 수술 이후로 체력 관리 방법에 바뀐 것이 있는지 물었다. "수술 후 관리하기 시작한 것들이 사실은 수술 전부터 필요했다는 사실을 깨달았어. 수술 전에는 어깨에 많은 짐을 짊어지고 있었거든. 이제는 그 짐을 내려놓는 법을 배웠어."

내가 렌스케를 만난 것은 임산부 요가 교실에서였다. 그녀는 첫

째를, 나는 둘째를 임신했을 때였다. 현재 렌스케는 캘리포니아 북부에서 식품 관련 비영리 단체를 운영하고 있다. 당시는 창업한 지 얼마 안 되어 주말에도 전화기를 붙잡고 상담 문의에 대응해주느라 바빴다.

그녀는 어깨 수술 후 난생 처음으로 한계에 대해 생각하게 되었다. 몸을 움직이는 것보다 생각할 시간이 더 많았다. 그런 생활은 그녀에게 잘 맞았다. 예전에는 단 하루도 운동을 거르지 않고 체력을 단련해야 한다고 생각했다. 하지만 어깨 부상 이후 진정한 강인함에 대해 다시 생각해보게 되었다. "육체적 형태가 아니라면 강인함은 어디에서 오는가? 육체의 강인함을 조금 잃어도 내면은 여전히 강할 것인가?" 우리는 이 거창한 질문의 답이 '그렇다'라는 데 동의했다.

때로 우리 몸은 매우 미묘한 메시지를 보낸다. 바빠서 그냥 넘기면 나중에는 더 요란하게 보낸다. 하지만 그때는 이미 두 팔이 제대로 움직이지 않고 찻잔조차 제대로 들지 못한 채로 고장나버린 어깨의 울부짖음을 들어야 할지도 모른다. 몸의 울부짖음이 점점 커질 때까지 기다리지 말라. 도움을 요청하는 작은 신호에 귀 기울여서 상태가 심각해지는 것을 막자.

이완을 위한 요가

요가는 근막과 근육 조직을 이완해주는 내가 가장 좋아하는 운동이다. 하지만 모든 요가가 나에게 효과적인 것은 아니다. 나는 꼭 읽어봐야 할 회고록 《격렬한 의학Fierce Medicine》을 쓴 작가이기도 한 애나 타이거 포레스트Ana Tiger Forrest가 창시한 요가를 하고 가르치기도 한다. 일명 포레스트 요가라고 하는데 전 세계 어디에서나 쉽게 배울 수 있다. 애나 포레스트는 60세의 세계적인 요가 강사로 노화에 대해 매우 특이한 관점을 갖고 있다. "우리 문화는 노화에 대해 매우 부정적이고 비하적인 태도를 취합니다. 나는 늙는다는 것이 주름살 없는 얼굴이 아닌 더욱 풍요롭고 아름다운 정신을 상징하는 새로운 패러다임이 만들어질 수 있는 도구를 제시합니다."

내가 만성적인 긴장 부위로 생기는 위험에 대해 묻자 그녀는 특유의 단순명쾌한 말투로 대답했다. "에너지가 막히면 물질이 막힙니다. 그것은 통증과 질병, 우울증으로 나타나죠. 요가를 하세요. 자신의 감정을 느끼세요. 활력을 주는 음식을 먹으세요. 그러면 막힌 부분이 뚫립니다. 뇌의 뿌연 부분도 깨끗해집니다. 인생이 탐구할 가치가 있어지죠." 애나는 비만과 정신병, 자살, 암, 심장마비가 내력인 집안에서 태어났다. 그녀는 매우 힘든 성장기를 보냈다. 그것도 뭉뚱그려 말하자면 그렇다. 애나는 만성적으로 긴장된 부위를 풀어주어 온몸의 세포에 강인한 정신이 스며들도록 한다. 긴장된 부위가 있으면 밖의 기운을 막는다는 것이 그녀의 철학이다(모호하게 들리기도 하지만 깊은 의미가 담긴 말인 듯하다. 에너지와 활력, 혹은 생기가 정신을 대신한다는 표현이 더 맞을지도 모른다).

심하지 않은 긴장이라도 꼭 풀어줘야만 불필요한 노화와 긴장 상태가 악화되는 것을 막을 수 있다. 몸은 긴장 이완을 통해 회복 단계에 접어들어 더욱 효율적으로 기능을 수행할 수 있다. 순환계를 이루는 혈액과 림프액 모두가 신선한 영양소를 제공하고 독성과 기타 생화학적 부산물을 없애준다. 운동 패턴을 바로잡아 막힌 에너지를 풀어주면 신체 수행 능력과 활력이 올라가고 근육량이 유지되어 노화가 느려지며 삶의 마지막 순간까지 활동적으로 생활할 수 있다.

긴장된 신체 부위를 풀어주는 것이 얼마나 큰 도움이 되는 일인지 나도 직접 경험했다. 턱관절 통증과 허리 경련이 사라졌다. 저마다의 방법으로 신체 부위마다 갇힌 에너지를 해방시켜서 다시 완전하게 사용하는 법을 배웠다. 만성적인 근막 긴장은 짧은 스트레칭만으로 해소되지 않는 경우가 많다.

다음은 혼자 또는 전문가와 함께 할 수 있는 긴장 이완 방법이다.

- 스트레칭 : 운동 전에는 동적 스트레칭, 하루 중 틈틈이 정적 스트레칭
- 필라테스
- 요가

- 폼 롤러나 공(테니스공, 라크로스공 등 그립감 있는 공)을 이용한 셀프 근막 이완 운동
- 오프라 윈프리가 선호하는 방법 : 저항유연성운동. 혼자서도 할 수 있다.
- 한랭 요법
- 침술(근막 경락을 통해 에너지가 흐르게 만드는 데 집중)
- 마사지(근육 정렬에 집중)
- 두개천골 요법(CST)
- 골격 정렬(골격 견인, 카이로프랙틱)
- 트라우마 해소 : 태핑 또는 정서자유기법Emotional Freedom Technique(EFT), 안구운동 민감 소실 및 재처리 요법(EMDR), 긴장과 트라우마 해소 운동(TRE) 등
- 기타 : 능동적 해소 요법active release therapy, 펠덴크라이스Feldenkrais 방식, 아낫 바니엘Anat Baniel 방식, 야무나Yamuna 보디 롤링

모린의 이야기

얼마 전에 어린 두 자녀를 둔 여성의 이완 경험에 대해 들었다. 모린은 메니에르병이 있다. 현기증과 울림(이명 현상), 귓속이 꽉 찬 듯한 느낌, 청력 저하 같은 증상

이 나타나는 병이다.

모린이 22세 때 처음 증상이 나타났는데 의사는 항생제를 처방해주고 양성 발작성 체위성 현훈Benign paroxysmal positional vertigo 진단을 내렸다. 이것은 메니에르병과 비슷한 증상인데 역시 치료법이 없다. 결국 모린은 메니에르병이라는 정확한 진단을 받게 되었지만 기존의 서양 의학으로는 별로 손을 쓸 수 없다는 사실을 깨닫기까지는 그리 오래 걸리지 않았다. 메니에르병은 점점 더 심해져 그녀가 40세가 되었을 때는 심신을 쇠약하게 만드는 강도 높은 증상이 한 달에 두 번씩 찾아왔다. 그녀는 병을 치료하기 위해 수많은 방식을 시도해보았지만 만성적 증상을 치유해준 것은 두개천골 요법(부드럽고 정확한 접촉으로 온몸의 막힌 곳을 풀어주는 요법)과 저염증성 식단(밀가루 금지, 곡물 소량 섭취, 단백질 적당량, 지방 적당량, 설탕 최소, 초록 채소를 비롯한 채소 다량 섭취), 림프액의 흐름을 자극해주는 운동(미니 트램폴린 뛰기, 등산), 몇 가지 보충제 복용이 합쳐진 방법뿐이었다.

모린이 두개천골 요법을 처음 받았을 때 골반기저근의 결합조직에 고정되어 있는 복잡한 긴장 패턴이 발견되었다. 수십 년 동안 부상과 만성 염증, 나쁜 자세, 스트레스로 근막이 고정되어 골반이 호흡기 횡격막을 입과 턱까지 잡아당겨 귀 안에서 체액이 정체되고 목과 두개골의 자연스러운 움직임을 제한했을 것이다. 따라서 비록 병의 증상이 나타나는 곳과 한참 떨어져 있기는 하지만 골반기저근의 긴장을 풀어주는 것이 가장 중요한 우선순위였다. 골반의 균형과 가동성이 향상되자 모린의 몸에서는 현기증과 청각 상실의 원인인 오랜 패턴이 이완되기 시작했다. 만성적인 긴장이 몇 달에 걸쳐 천천히 이완되자 모린은 예전보다 다양한 치유 방법을 시도할 수 있었고 자신을 돌볼 기력도 늘어났다.

모린은 나에게 말했다. "나에게 맞춤화된 치유 계획을 만들고 지킨 덕분에 메니에르 증상과 이명이 완화되었을 뿐만 아니라 52세인 지금 그 어느 때보다 컨디션이 좋아요. 종합적인 해결책을 마련한 후에도 오래전부터 축적된 손상을 없애고 몸이 다시 건강한 기능을 되찾기까지 한참이 걸렸죠. 지금도 치유와 개선이 계속되고 있어요. 내 몸의 능력이 이 정도인 줄은 정말 몰랐어요. 인체는 경이로울 정도로 우리가 생각하는 것보다 훨씬 더 많은 일을 할 수 있답니다." 이제 모린에게는 예전보다 훨씬 높아진 새로운 수준이 정상으로 자리 잡았다.

고관절 굴곡근 관리

앞에서 고관절 굴곡근이 제 기능을 하도록 도와주고 복부를 집어 넣어주는 기본적인 운동을 소개하겠다고 했다. 고관절 굴곡근은 윗몸일으키기를 할 때처럼 허벅지와 몸통을 함께 당겨주기 위하여 수축되는 근육들, 곧 봉공근과 대퇴근막장근, 대퇴직근, 치골근, 단내전근, 요근, 골근을 뜻한다. 복부 운동이나 자전거 타기, 스쿼트, 혹은 지나친 좌식 생활로 반복 사용하거나 서툴게 사용하면 고관절 굴곡근이 짧아지고 긴장될 수 있다.

가장 크고 강력한 고관절 굴곡근은 대요근이며 허리쪽 척추뼈와 넙다리뼈를 연결한다. 요근은 강하고 깊어서 '영혼의 근육'이라고 부르기도 한다. 그 지름이 손목만 할 수도 있다. 요근이 긴장되어 있으면 척추전만증이 생길 수 있다. 아래쪽 척추(요추)가 볼록하게 굽은 상태로 허리의 뻣뻣함과 통증, 요추 후관절의 관절염을 일으킨다. 요근이 약하면 근육의 부정렬 현상이 생겨서 햄스트링이 긴장되고 편평 요추와 수직 천추 상태가 심해진다(원래 요추와 천추는 살짝 앞으로 기울어져 있어야 한다). 척추의 정상적인 곡선이 무너지면 허리힘이 약해지는데 특히 척추사이원반(허리 척추뼈 사이에 있는 원반 모양의 물렁뼈로, 척추뼈 사이에서 충격을 흡수하는 역할을 하고 척추뼈 사이 관절운동을 원활하게 한다 -역주)이 부상에 취약해진다.

요근에는 장골근이라고 하는 협력근synergistic muscle이 있다. 이것은 골반의 가장 아래쪽 부위인 작은 골반과 넙다리뼈를 이어주는 근육이다. 요근과 장골근 사이에는 매우 긴밀한 협력이 이루어지기 때문에 둘을 합쳐서 장요근이라고도 부른다. 이 모든 근육이 전부 고관절의 굴곡은 물론이고 내부와 외부의 회전이 가능하도록 해준다.

고관절 굴곡근을 풀어주려면 데우기와 강화하기, 당기기, 늘리기의 점진적인 과정을 거쳐야 한다. 내가 가장 좋아하는 고관절 굴곡근을 이완하는 요가 자세는 나비 자세에서 다리 자세로 들어가는 것이다.(산스크리트어로 나비 자세는 반다 코나사나bandha konasana, 다리 자세는 세투 반다 사르반가사나setu bandha sarvangasana라고 한다.)

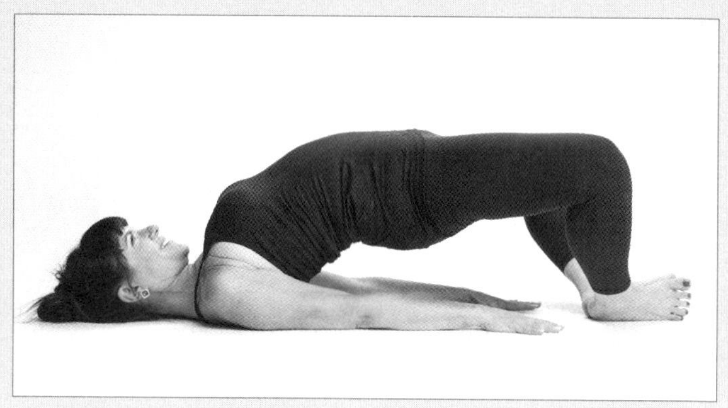

① 등을 대고 바닥에 누워 발바닥을 서로 붙이고 무릎을 바깥쪽으로 구부리거나 베개로 받친다.

② 꼬리뼈를 밀어 넣고 골반을 바닥에서 들어올린다. 이렇게 하면 엉덩이가 골반 쪽으로 기울어 고관절 굴곡근이 늘어나고 허리의 압박감이 줄어든다.

③ 2.5~25센티미터로 몸을 최대한 높이 올린다. 두덩뼈를 계속 배꼽 쪽으로 올린다. 몸을 천천히 내렸다가 다시 올리는 것을 다섯 번 반복한다. 올라갈 때 숨을 들이마시고 내려올 때 내쉰다. 고관절 굴곡근이 서서히 데워지면서 그 부분에 주의와 에너지, 의도가 쏠리고 있다는 메시지가 전해진다.

④ 골반을 든 채로 숨을 다섯 번 참는다. 고관절 굴곡근이 천천히 늘어나고 이완되면서 골반을 좀 더 높이 들고 누를 수 있게 될 것이다. 그러면 허리 아래쪽과 중간, 위쪽이 바닥에서 떨어진다.

⑤ 3~5회 반복한다.

제4주의 과학 : 이완

이완에는 예술도 있고 과학도 있지만 안타깝게도 이를 철저하게 뒷받침하는 증거는 부족하다. 하지만 시도해볼 가치가 충분하다. 나는 매일 만성 근육 긴장으로 노화가 가속되는 환자들을 만난다. 환자들은 물론이고 특히 내 남편이 위쪽 승모근 같은 근육군을 무리하게 사용하는 모습을 많이 본다. 결국 자세가 나빠지고 다른 근육까지 손상시키고 가동성과 기능을 잃는다.

나는 아사나asana와 반다, 크리야kriya 등 요가에 우리 몸을 이완해주는 놀라운 힘이 있다는 사실을 몸소 체험했지만 의학계에서는 증거 자료를 찾아보기가 힘들다. 이완의 결과는 연구실에서 객관적으로 측정하기가 어렵기 때문이다. 따라서 습관적인 긴장을 이완하여 신체 기능을 향상시키라는 권유는 내 경험적 지식에 의존해야만 한다. 제4주의 과학을 다뤄야 하는 이곳에는 명백한 자료가 없으므로 내 경험상 건강수명에 가장 효과적이라고 생각하는 접근법을 살펴볼 것이다. 믿음의 도약이 필요한 일이다. 38세의 내 친구 닉이 좋은 보기다

닉 폴리치Nick Polizzi는 〈더 세이크리드 사이언스The Sacred Science〉의 감독이자 제작자로 재능 있는 영화인이다. 그는 20대 중반 내내 심각한 편두통으로 고통받았다. 편두통이 한번 닥칠 때마다 활동이 불가능한 상태가 될 정도였다. 그는 효과도 별로 없는 데다 기분까지 엉망으로 만드는 강력한 처방약이 지겨워졌다.

어느 날 그가 편두통에 시달리고 있을 때 친구 닉 오트너에게서 전화가 왔다. 친구는 '태핑 또는 정서자유기법'(EFT)에 대해 알게 되었다고 말했다. 닉이 머리가 아파서 통화를 할 수 없다고 말해도 오트너는 계속 떠들었다. 태핑 방법까지 전화로 자세히 설명해주었다. 통증의 근원을 추적해본 결과 닉은 그동안 잊고 있던 어린 시절의 트라우마를 발견했다. 그는 단 한 번의 수업으로 엄청난 정서적 이완을 경험했고 통증이 완전히 멈추었다.

모든 사람이 닉처럼 극적인 이완을 경험하지는 않지만 태핑 요법은 정서적이거나 신체적인 문제에 갇혀 있을 때 유용하다. 쉽고도 안전하다. EFT는 긴장성 두통을 완화해주는 효과가 증명되었다. 태핑의 또 다른 과학적 효과를 살펴보자.

- EFT는 불안과 우울증, 코르티솔 등 체내 긴장을 일으키는 생화학적 동인을 약하게 해준다.
- EFT는 섬유근육통이 있는 여성의 통증과 불안을 줄여주고 활동을 늘려준다.
- 체계적인 검토 결과, EFT는 외상후스트레스장애(PTSD)와 공포증, 검사 불안, 운동선수의 수행 능력을 개선해주는 것으로 나타났다.
- EFT는 횡격막 호흡과 점진적 근육 이완, 고무적인 강연, 지지 집단보다 더욱 효과적이었다.

두개천골 요법(CST)을 고안한 존 어플레저John Upledger는 이완이 중요한 이유를 정확하게 설명해준다. "모든 효과적인 치유 방식의 공통적인 비결은 환자를 솔직하고 진실한 자기발견으로 이끈다는 것이다. 자기발견은 자가치유를 시작하고 지속하기 위하여 꼭 필요하다. 치료가 아닌 치유를 통해서만 환자는 영구적인 회복과 영적 성장을 모두 경험할 수 있다." 어플레저 박사는 하나의 기법이 아닌 좀 더 큰 그림을 이야기하고 있다. 어떤 기법에만 기대지 말고 개인 또한 치유를 위해 노력해야 한다는 뜻이다. 따라서 적극적으로 근막 패턴을 풀어주고 휴식과 재생을 위한 과정을 만들려고 해야 한다. 어플레저 박사는 이것을 '내 안의 의사와 이어지는 것'이라고 표현한다.

처음에 나는 회의적이었지만 내 몸에 실제로 일어나는 변화를 목격하고 이완의 힘을 믿게 되었다.

셀프 근막 치료

스트레칭

당신이 이번 주에 할 수 있는 최선은 이완 기법을 매일의 수칙으로 만드는 것이다. 스트레칭이 좋다는 사실은 누구나 알고 있다. 유연성과 운동 범위를 향상시켜 근육 부상을 줄여주기 때문이다. 하지만 사람들이 동의하는 것은 여기까지다. 몸을 어느 정도 수준으로 혹은 또 얼마나 늘려줘야 하는지, 일주일에 몇 번 해야 하는지는 분명하지 않다. 스트레칭에 대한 연구는 다른 운동과 움직임에 비해 철저하게 이루어지지 않아서 자료가 제한적이다. 그래도 몇 가지 중요한 결론은 이끌어낼 수 있다. 스트레칭으로 균형을 강화하고 낙상을 막고 나아가 허리와 무릎, 고관절의 관절염과 통증을 해소해보자.

- 건강한 어른은 스트레칭이나 요가, 태극권처럼 유연성을 길러주는 운동을 일주일에 적어도 2~3회 실시해야 한다. 목과 어깨, 가슴, 몸통, 허리, 엉덩이, 다리, 발목을 포함한 모든 대근육에 실시한다.
- 목표 근육 또는 힘줄마다 60초씩 스트레칭을 해주는 것이 가장 좋다. 부드럽게 당기는 느낌이어야지 날카롭거나 확산되는 통증이 나타나면 안 된다.
- 하루 중 언제든 실시해도 되지만 운동 전에는 하지 않는다. 이제 스트레칭 법칙을 바꾸자. 발가락에 닿도록 손가락을 뻗는 것 같은 정적 스트레칭은 더 이상 운동 전에 추천하지 않는다. 부상 위험이 있는 데다 근육 통증을 막아주지 못하고 근육의 최대 기량을 막을 수도 있기 때문이다. 대신 전문가들은 운동 전에 동적 스트레칭을 권장한다. 점핑 잭 10~25회 1세트 등 근육조직과 결합조직을 늘려주는 움직임이다.
- 운동 후에도 꼭 동적 스트레칭을 한다.

셀프 근막 이완

셀프 근막 이완의 효과는 다음과 같다. 폼 롤러나 테니스공으로 할 수 있는 셀프 근막 이완은 단기적으로 유연성을 늘려주고 수행 능력을 해치지 않으면서도 근육 통증을 줄여준다. 셀프 근막 이완은 관절의 운동 범위를 늘려주며 운동 이후에 실시하는 것이 가장 좋다. 동맥과 내피 세포(모든 혈관의 내벽을 덮고 있는 세포)의 기능을 개선해줄 수도 있으며 부교감 신경계의 기능을 최적화하여 회복을 도와주기도 한다. 하지만 셀프 근막 이완이 장기적으로 유연성을 강화해주는지는 확실하지 않다. 허리 통증이 있는 사람은 복근 중에서도 가장 안쪽에 있는 복횡근의 근막을 이완해주면 복부의 코어에 해당하는 근육과 근막의 통합성이 개선된다. 이것은 척추 안정성을 위해 중요하다.

나는 횡격막 근막 이완을 특히 좋아한다. 횡격막은 치마살 스테이크 부위처럼 하단부 여섯 개의 갈비뼈에 붙어 있다. 횡격막의 꼬리는 요근에 걸쳐 있고 요추에 붙어 있다. 그래서 횡격막이 뻣뻣하고 짧아지면 갈비뼈의 가동성이 줄어들고(폐활량을 완전히 이용하는 호흡도 어려워진다) 허리와 고관절에 통증이 생기는 것이다.

'요가 튠 업Yoga Tune Up' 창시자인 질 밀러Jill Miller는 횡격막이 제한되면 신경계가 차분해지기 어렵다고 말한다. 그녀는 그립감 있는 작은 공이나 테니스공 두 개가 등의 가운데 오도록 하여 그 위에 누우라고 말한다. 공이 척추 바로 왼쪽에 평행하게 위치한다. 그 상태로 이완이 느껴질 때까지 등을 위아래로 움직이는 것을

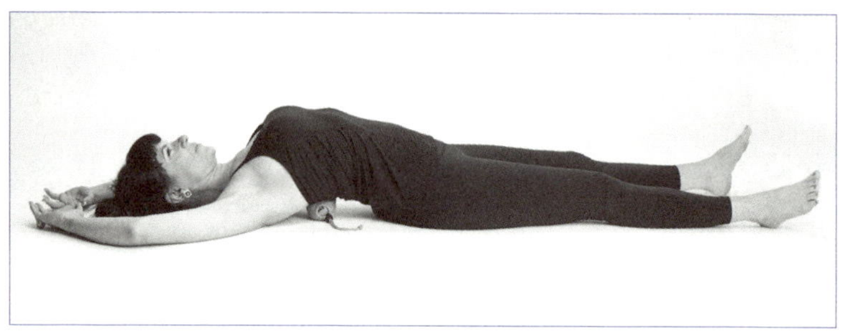

반복한다. 반대쪽에도 똑같이 실시한다. 셀프 근막 이완을 실시할 때 뼈나 부은 조직 위로 공을 대고 굴리는 것은 자제하고 만약 신경 쪽에서 날카로운 통증이 느껴지면 중단한다.

전문가에게서 받는 근막 이완

전문가에게 근막 이완을 받는 방법도 있다. 모든 사람에게 효과 적인 방법은 없으므로 실험을 통하여 자신에게 가장 잘 맞는 방법 을 찾아야 한다. 자신이 하는 운동과 어울리는 이완법이 가장 좋은 선택일 수도 있다. 한랭 요법, 롤핑Rolfing(근막 조직을 이용한 자세 조절 요법-역주), 카이로프랙틱chiropractic(약물이나 수술을 사용하 지 않고 근골격계, 신경 질환을 다루는 치료법-역주), 앞으로 자세하 게 설명할 두개천골 요법(CST) 등 보통 사람에게 잘 알려지지 않 은 방법도 있다. 과학적인 시각에서 볼 때도 효과적인 전통적 회복 및 이완 기법도 있다. 냉각(얼음 또는 냉각 요법), 마사지, 그리고 신 경근육 관절의 재생을 앞당기는 압박 등이다. 이중에서 한랭 요법 은 운동 후의 근육 통증을 예방하거나 최소화해준다. 근육으로의

혈류를 제한하고 염증을 줄여 회복이 일어나게 해주기 때문인 듯
하다.

두개천골 요법

나는 회의주의자가 되어야 한다고 교육받은 사람이지만 지금까
지 내가 만난 신체의 긴장 부위를 풀어주는 가장 효과적인 방법이
바로 두개천골 요법Craniosacral Therapy(CST)이다. 근막은 물론이
고 척수액과 머리뼈, 몸 전체의 막힌 부분을 풀어주어 신체 기능을
회복해주는 대체요법이다.

2년 전 서 있는 상태에서 기절하면서 뒤통수와 목을 가스레인지
에 부딪혔다. 그 후 몇 주일 동안 머릿속이 멍하고 목이 뻣뻣하고
머리 오른쪽 부분이 이상하게 씰룩거리는 느낌이었다. 마사지 치
료사가 CST를 받아보라고 권했고 한 친구가 캘리포니아 라파예트
Lafayette에 사는 유능한 두개천골 치료사 로빈 셰르Robyn Scherr
를 소개해주었다. 솔직히 CST 요법에 의구심이 들었다 적어도 표
준의학의 관점에서 효과에 대한 증거 자료가 부족하기 때문이다.

첫 치료 시간에 로빈은 내 목의 왼쪽 부분을 손으로 만지기 시
작했다. 목의 왼쪽이 아니라 오른쪽 부분에 만성 통증이 있다고 분
명히 설명했는데 나는 그녀가 내 말을 잘못 들은 줄 알았다. 그런데
로빈이 팽팽한 왼쪽 목을 깊숙이 만지자 그 부분의 체액이 뚫리는

분명한 느낌이 왔다. 마치 물풍선이 터진 것 같았다.

그녀는 두 눈이 휘둥그레진 나를 보며 물었다.

"지금 뭔가 느껴졌나요?"

"네. 대체 뭐죠?"

"방금 에너지 낭포가 풀린 거예요. 에너지가 압축되어 있는 부분이죠. 압도적인 양이나 질의 에너지가 들어오면 몸은 그 에너지를 보유하려고 그 에너지에 적응합니다. 이질적이고 비조직적인 에너지를 작은 공간에 압축하기 때문에 에너지 낭포가 생기죠. 분열을 최소화하려는 우리 몸의 방식이죠. 새로운 자원이 생기고 부상 효과가 이완되기 전까지 몸은 이 에너지 낭포를 가지고 움직입니다." 로빈이 계속해서 설명했다.

"새라가 기절하면서 머리와 목에 들어온 힘이 바로 압도적인 양의 에너지예요. 분명히 새라의 몸이 감당하기 어려운 수준이었을 겁니다. 감정의 양 또한 압도적일 수 있죠. 부상을 둘러싼 감정이 강렬하면 아무리 경미한 부상이라도 오래갑니다."

전부 다 이상하게 들리는 말뿐이었지만 정말로 에너지 낭포가 풀어지는 것을 느꼈고 목을 좌우로 움직일 수 있게 되었다. 더 이상 아프지도 않았다. CST의 가장 큰 장점은 긍정적인 변화가 지속된다는 것이다. 나는 그때의 머리 부상에서 완전히 회복되었다. 지금도 한 달에 한두 번씩, 여행을 자주 해서 근육 뭉침이 심할 때는 더 자주 CST를 받는다.

이완을 도와주는 우디야나Uddiyana

2,500년도 전에 쓰인 요가 경전 《요가 수트라Yoga Sutras》에서는 반다(에너지를 잠그는 것)를 제대로 사용하면 요가가 장수의 열쇠가 된다고 말한다. 반다를 자유자재로 잠그고 해방하면 노화가 느려진다는 이야기다. 반다는 만성적 긴장과 근막 긴장, 심지어 심리적 트라우마를 이완해주는 아주 좋은 방법 중 하나다. 나는 복부를 잠그는 우디야나 반다uddiyana bandha를 가장 좋아한다. 우디야나 반다는 '위로 날아오르다'라는 뜻이다.

숨을 천천히 내쉰 후 복부 근육을 척추를 향해 위로 끌어당기고 최대한 오랫동안 숨을 참는다. 임산부나 고혈압, 심장 질환, 탈장, 녹내장, 위궤양 환자는 피해야 한다.

다음은 우디야나 반다를 수련하는 방법이다. 처음에는 앉은 자세로 시작해 브리지 자세로 넘어간다.

① 우디야나의 의미를 떠올려본다. 무릎이 바닥에 닿도록 편안하게 앉는다. 숨을 깊이 들이마셨다 내쉰다. 몸통을 앞으로 동그랗게 만든다. 숨을 내쉰 후 들이마시지 않고 멈춘다. 입을 닫고 턱을 가슴 쪽으로 당기고 복부 근육을 흉추 쪽으로 끌어 올린다. 10초~1분까지 이 상태를 유지한다. 턱과 복부 근육을 이완하고 천천히 숨을 들이마신다. 몇 번 반복한다.

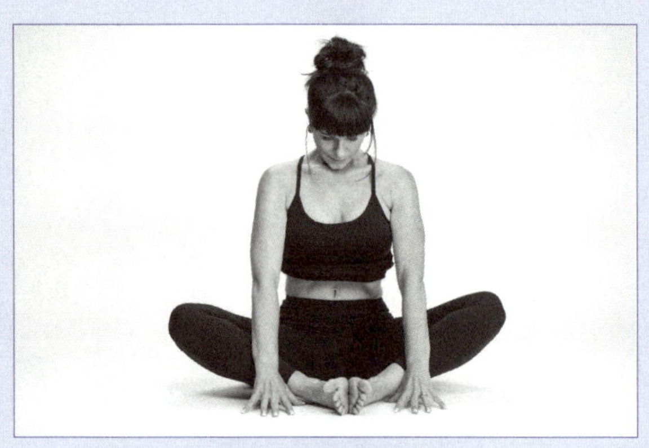

② 브리지 자세로 우디야나를 실시한다. 등을 대고 누워 발바닥은 바닥에 딱 붙이고 무릎을 구부린다. 숨을 들이마시면서 꼬리뼈와 허리, 등, 등 위쪽을 들어올린다. 갈비뼈를 펼치고 완전한 심호흡으로 숨을 들이마셨다가 내쉰다. 숨을 내쉰 후에는 입을 다물고 턱을 가슴 쪽으로 당긴 상태를 계속 유지한다. 배를 등 쪽으로 들어올린다. 뱃속에 진공 상태가 만들어지는 느낌이어야 한다. 숨을 내쉬는 상태로 10초~1분 동안 그대로 있는다. 턱과 복부 근육을 천천히 이완하고 숨을 들이마신다.

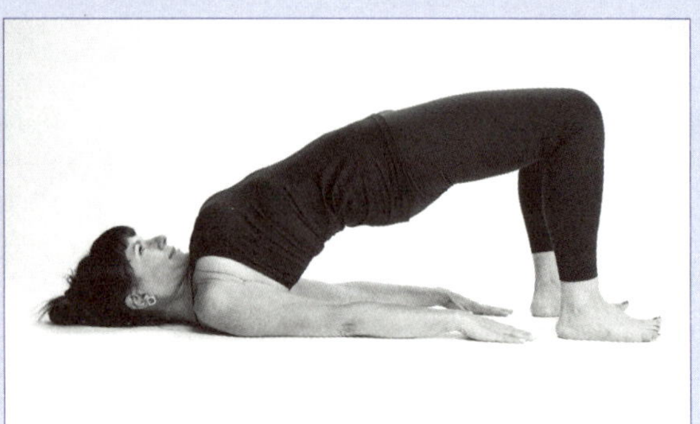

③ 배를 부드럽게 해주고 우디야나를 2~4회 반복한다.

우디야나는 복부 맨 안쪽에 있는 근육이나 근육층 등 잘 사용하지 않아 휴지기에 머물러 있는 조직을 깨워준다. 익숙해지면 책상다리 자세나 돌고래 자세를 비롯해 모든 아사나 자세로 실시하여 횡격막을 자유롭게 해줄 수 있다.

안전감의 중요성

어떤 부위에 긴장 상태가 계속되는 것, 곧 교감 신경의 지배, '투쟁 또는 도피fight-or-flight' 반응이라고도 하는 상태는 몸이 우리를 자각하고 경계하게 만들기 위해서다. 투쟁 또는 도피 반응 체계는 위험에서 목숨을 구해주고(빠르게 달려오는 차를 피한다거나) 마감기한을 앞두고 있을 때나 격렬한 운동을 할 때 수행 능력을 향상시킨다. 이러한 반응 체계는 매우 유용하며 또 그만큼 우리에게 필요하다. 하지만 신경계는 위험이 지나간 후에도 진정되지(하향 조절) 않는다. 위험 상황이 끝난 후 신경계가 자동으로 휴식을 취할 수 있다면 긴장이 지속되지도 않을 것이다! 많은 현대인이 균형을 잃은 상태로 살아간다. 교감 신경의 지배를 받으며 살아가므로 노화가 촉진되고 휴식과 소화, 회복이 이루어지는 자율적인 균형 상태에 머무르는 시간은 적기만 하다.

따라서 투쟁 또는 도피 반응의 균형을 제대로 잡아주는 것이 중요하다. 부교감계를 작동시키려면 안전함이 느껴지는 장소에서 휴식을 취해야 한다. 전문가에게서 치료를 받을 때도 안전함이 느껴져야 한다. 그래야 요가든 셀프 근막 이완이든 아로마테라피든 효과가 나타날 수 있다. 베셀 반 데어 콜크Bessel van der Kolk는《몸은 기억한다The Body Keeps the Score》에서 이렇게 설명한다. "협동이라는 자연적인 원천, 안전과 호혜성, 상상에 대한 인간의 타고난 반응을 이용해야만 치료가 성공적일 수 있다."

위험과 압박이 없고 서두르지 않아도 되는 상황이라고 인식하면 투쟁 또는 도피 반응에서 벗어나 휴식과 소화 상태로 옮겨가기가 쉬워진다. 그러면 우리 몸이 유연성과 부상 회복에 좋은 물질을 만들기 시작하므로 근육과 조직의 유연성과 가소성이 촉진된다.

58세의 신참 요가 강사 메리의 이야기

메리는 6년 전 극심한 스트레스와 꼬리에 꼬리를 무는 생각racing mind, 불면증으로 나를 찾아왔다. 나는 그녀에게 프로게스테론과 코르티솔 매니저Cortisol Manager(호르몬 안정제-역주)를 복용하도록 권했다. 둘 다 몸의 긴장을 없애 수면을 도와준다. 메리는 아이들과 가정 경제, 다음 날 학교 모임에 갈 때 입을 옷 등 원래 사서 걱정을 하는 성격이었다. 재무설계사로 하루 종일 일하고 집에 오면 너무 지쳐서 아이들을 제대로 돌봐주지 못했다. 그러던 그녀는 48세에 우연히 쿠폰이 생겨서 친구와 함께 요가를 시작하게 되었다. 운동과는 거리가 먼 사람이기에 일주일에 두 번만 하기로 했는데 첫 한 달 동안 요가는 그녀에게 태어나 처음 느껴보는 새로운 경험을 선사했다.

"당시 어린 아이들이 세 명이나 있고 결혼생활도 원만하지 못했어요. 일주일에 몇 시간씩 요가 매트 위에서 보내는 시간은 저에게 행복한 평화를 가져다주었죠. 몸과 마음, 정신이 하나로 이어지는 시간이 좋았어요. 6개월도 안 되어 일주일에 4~5번 가는 것으로 바꿨어요. 일 년 가까이 되었을 때는 일주일에 하루도 안 빠지고 요가를 하게 되었죠. 매일 하루와 주말, 휴가 계획도 언제 어디에서 요가를 할 수 있는지를 기준으로 세울 정도였어요. 그리고 4년 후인 52세에는 '요가웍스 YogaWorks' 200시간 이수 강사 자격증을 땄어요."

메리는 노력을 계속해 더 높은 난이도의 500시간 이수 자격증을 땄다. 그 후로도 계속 요가를 수련하고 가르쳤다. 요가는 그녀에게 가장 중요한 이완 수단이었다.

"저에게 요가는 신체적으로 목과 고관절에 가장 큰 도움이 돼요. 지난 20년 동안 교통사고를 세 번이나 당했거든요. 세 번 다 뒤차가 부딪치는 바람에 목에 손상이 왔어요. 요가로 목을 이완해주는 덕분에 그 후로도 문제없이 움직이고 있죠."

메리의 건강수명 점수는 85점이다.

제4주 프로토콜 : 이완

　몸의 결합조직이 막히거나 기능 손상이 일어나면 노화가 촉진된다. 만성 긴장은 몸의 가동성을 떨어뜨리고 스트레스를 악화하고 주름살, 근육 협응 손상, 시력 감퇴 등을 일으킨다. 이미 자신만의 방법으로 몸을 이완하고 있는 사람이라도 이번 주에는 운동 전의 동적 스트레칭, 한랭 요법, 두개천골 요법 등 새로운 전략을 시도해보자.

기본 수칙

- **스트레칭을 매일 최소한 10분씩 한다**

　목, 어깨, 가슴, 몸통, 허리, 고관절, 다리, 발목 등 주요 근육/힘줄군을 모두 포함한다. 한 번 스트레칭을 할 때마다 60초를 유지한다. 어떻게 해야 할지 모르겠다면 요가의 사이드 벤드side bend 자세부터 시작해보자.

　- 책상 다리를 하고 편안하게 앉는다(발은 발가락을 위쪽으로 구부린 채 반대쪽 무릎 아래에 둔다). 가능하면 눈을 감고 부드럽게 호흡하면서 몸 안을 느껴본다.

　- 숨을 들이마시면서 척추를 위쪽으로 끌어당긴다. 숨을 내쉬면서 왼팔을 머리 위로 들고 오른쪽으로 구부린다. 이때 손도 움직여준다. 오른손은 오른쪽 엉덩이에서 약간 떨어진 위치에서 바닥에 댄다.

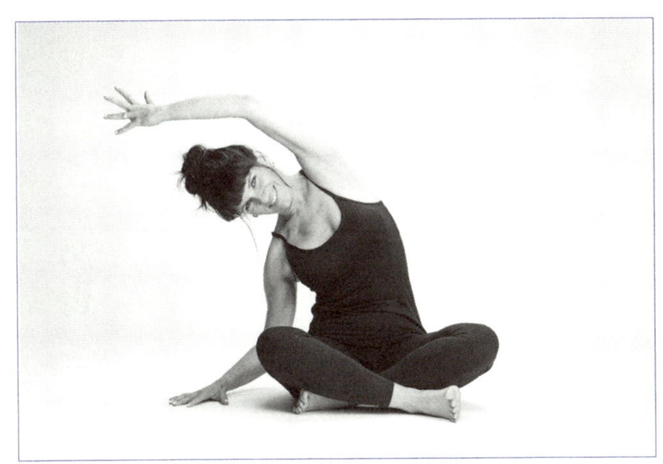

- 왼쪽 손바닥이 내 쪽으로 향하도록 돌리고 손끝을 쭉 뻗어서 손뼈를 열어준다.
- 양쪽 견갑골을 등 쪽으로 이완해준다.
- 숨을 들이마셨다가 내쉬기를 일곱 번 한다.
- 몸의 중심선으로 숨을 들이마신다. 반대쪽도 실시한다.

• 셀프 근막 이완을 실시한다

테니스공으로 사바사나(송장 자세)를 하거나 아픈 부위에 폼 롤러를 대고 밀어준다. 내 남편은 매일 밤 잠자기 전인 9시 30분에 폼 롤러를 사용한다.

보충제

마그네슘처럼 휴식을 도와주는 미네랄이 부족한 사람이 많다.

- 마그네슘은 스트레스 반응에 대응하고 근육을 이완해주며 수면을 개선해주기도 한다. 긴장과 뻣뻣함은 마그네슘이 부족하다는 신호일 수도 있다. 마그네슘은 우리 몸 안에서 이루어지는 수백 가지의 생화학 반응에 필요하다. 켈프(해초), 덜스(홍조류), 아몬드, 캐슈너트, 브라질너트, 피칸, 호두, 채소 종류인 콜라드 그린collard green, 새우, 콩류 등에 많이 들어 있다. 신장 질환이 없다면 하루에 300~1,000밀리그램을 섭취한다. 신장 질환 환자는 전문가와 상의한다.

심화 프로젝트

- **견인**

  나는 매주 몇 번씩 턱걸이 바에 60초씩 매달려 견인을 실시한다. 바 교실에 마련된 철봉을 사용해도 되고 온라인에서 저렴한 턱걸이 기구를 구입해도 된다.

  턱걸이 기구에 매달려 있는 동안 허리 근육이 늘어나고 척추가 재정렬되며 노화의 중요한 표지인 악력이 강화된다. 처음에는 30초를 목표로 한다. 힘이 세지면 60초 이상으로 늘린다. 어깨 부상을 당한 사람이나 임산부는 건너뛴다.

- **한랭 요법**

  호르메시스hormesis(미량의 유해물질에 노출되었을 때 이로운 생물 반응이 일어나는 것) 형태로 몸을 진정하는 방법이 여러 가지 있는데 한랭 요법은 얼음이나 낮은 온도를 이용하는 것이다. 하지만 심할 경우에는 위험할 수 있다(동상 또는 죽음).

- 실험주의자 팀 페리스Tim Ferriss는 10분간의 얼음 목욕으로 수면을 유도하는데 '코끼리 안정제를 맞은 기분'이라고 표현한다. 그가 하는 얼음 목욕 방법은 다음과 같다. 슈퍼마켓에서 얼음 2~3봉지를 구입해 욕조에 넣고 80퍼센트 녹인다. 우선 하체만 5분간 담근 후 상체도 5분간 담근다. 지방을 줄여주는 효과도 있을 수 있지만 여성은 효과가 그리 크지 않다.

- 새로운 유행을 따르는 사람들도 있다. 바로 얼음 조끼를 입는 것이다. 《애틀랜틱》에서는 이렇게 보고한다. "얼음 조끼를 입으면 처음에는 추울 것이다. 견디지 못할 정도는 아니지만 '내가 지금 뭘 하고 있는 거지?'라는 생각이 들 정도로는 춥다."

- 낮은 온도를 아웃소싱하는 방법도 있다. 내 친구이자 동료인 앨런 크리스천슨Alan Christianson은 냉사우나가 염증을 줄여주는 효과가 있다고 굳게 믿는다. 나도 몇 번 냉사우나를 해보았다. 흥미로웠지만 10장에서 설명하듯 나는 낮은 온도에서 길길이 날뛰는 유전자가 있는 사람이라 적절한 실험 대상이 못 된다.

- **정서자유기법**

지금 곧바로 몸의 지압점을 두드리는 태핑 또는 정서자유기법(EFT)으로 몸의 긴장이나 트라우마를 해소할 수 있다. 비록 침은 없지만 중국 의학과 침술에서 사용하는 에너지 경락과 똑같은 방법으로 특정 신체 부위를 두드리면서 자신에게 긍정적인 이야기를 해주는 것이다. 즉석에서 긴장을 풀어줄 때 유용하다.

◆ 태핑 간단 버전

① 준비 : 안경과 시계를 벗는다(미묘한 에너지 변동을 만드는 데 방해가 될 수 있다). 두드릴 때 손끝에 닿는 부분이 다칠 수도 있으므로 손톱은 미리 깎는다.

② 해결하고자 하는 긴장의 강도를 0~10으로 평가한다(10이 가장 괴로운 상태). 태핑을 하면서 이완하고자 하는 문제 부위에 대해 짧은 말로 표현한다. "고관절이 아프다."나 "요즘 아이들 때문에 힘들었다." 등.

③ 긍정적인 메시지를 떠올린다. "스트레스가 너무 심하고 버겁기는 하지만 나는 나를 받아들인다."나 "목이 뻣뻣하고 당기지만 그래도 나는 차분함과 긴장의 완화를 선택한다." 등.

④ 다음의 순서로 세 군데의 태핑 부위를 검토한다.
  - 가라데 찹 지점karate chop point(손날 부위)

- 눈 아래쪽

- 경골 바로 아래의 쇄골

⑤ 가라데 찹이라고 부르는 손날부터 시작한다. 한 손의 네 손가락 끝부분을 이용해 다른 쪽 손날을 빠르게 두드려준다. 네 개의 손가락을 함께 사용한다. 5~7번 두드리면서 긍정적인 말을 세 번 한다.

⑥ 그다음에는 눈 아래를 두드리면서 이완하고자 하는 것에 대한 생각을 짧게 표현한다. 한 번에 한쪽 혹은 양쪽을 두드린다(동일한 경락이 자극된다). 다음에는 쇄골로 넘어가서 세 번 반복한다.

⑦ 처음 시작 지점을 다시 두드려 전체적으로 반복한다.

• **칸나비디올 오일**

대마초 중독자가 되라는 이야기가 아니다. 칸나비디올cannabidiol 오일은 대마의 비정신활성 성분으로 이루어진다. 수세기 전부터 통풍, 류머티즘, 통증, 불안, 발열에 사용했으며 현재는 뇌 보호제, 가질 치료제, 항경련제, 항염증제로의 연구가 이루어지고 있다. 미국에서 칸나비디올 오일은 처방전 없이 구입할 수 있다. 처음에는 6장의 로잘리처럼 하루에 세 번 최대 5밀리그램을 사용한다.

<h2 style="text-align:center">5분 동안 공 위에 눕기</h2>

가장 빨리 노화하는 방법은 바로 시간 압축time compression의 영향을 받는 것이다. 하루 동안 할 일은 너무도 많은데 다 할 시간이 없는 것처럼 느껴지는 것과 비슷하다. 그러면 투쟁 또는 도피 반응이 더욱 심해진다. 하지만 하루에 5~10분만 몸을 회복해주는 자세를 실시해도 심한 압박감의 균형을 잡아줄 수 있다. 나는 척추에 공을 대고 밀어주어 긴장을 풀어주는 회복 자세를 좋아한다. 등 가운데와 위쪽에 공을 두 개 대고 롤링을 실시해주면 횡격막이 이완되어 폐활량 큰 호흡이 가능해지므로 혈액과 결합 조직에 산소량이 늘어나고 미주신경이 작동해 차분함과 편안함이 찾아온다. 미주신경은 부교감 신경계로 가는 입구다. 부교감 신경계는 몸의 회복 기능을 관장하는데 대부분의 치유와 긴장 이완이 이루어지는 곳이기도 하다. 다음은 내가 '요가 튠 업'의 질 밀러와 그곳의 강사에게서 배운 기법이다.

마음을 고요하게 만들고 횡격막과 허리의 긴장을 풀어주는 것이 목적이다.

① 등을 대고 누워서 무릎은 구부린다.

② 허리 아래에 공을 두 개 놓는다(테니스공이나 라크로스공). 척추 양쪽에 하나씩 놓으면 된다.

③ 숨을 들이마시면서 골반을 들어서 당긴다. 숨을 내쉬면서 꼬리뼈를 공에 내려놓는다.

④ 숨을 들이마시면서 골반을 올리고 내쉬면서 내린다.

⑤ 등 가운데를 향해서 2.5~5센티미터 공을 움직인다. 엉덩이를 오른쪽으로 이동했다가 오른쪽 엉덩이를 바닥에 내린다. 그런 다음 엉덩이를 왼쪽으로 움직여 공 위에 놓은 후 왼쪽 엉덩이를 내린다.

⑥ 두 개의 공을 좀 더 높이, 등 가운데부터 위쪽까지 움직인다. 두 다리를 반듯하게 뻗고 양팔은 손바닥으로 위로 오게 쭉 편다. 천천히 심호흡을 5회 한다.

- **전문가의 도움을 받는다**

마사지 요법이나 아낫 바니엘, 롤핑, 긴장과 트라우마 해소 운동(TRE), 저항 유연성 운동, 두개천골 용법(CST), 침술 등.

매일 일과

다음 표(278쪽)는 제1주부터 이번 주까지의 기본 수칙을 따르는 하루가 어떤 모습인지 보여준다. 어깨 수술 이후로 바뀐 렌스케의 평일 하루이기도 하다. 자신에게 맞게 조절해보자.

6:30 A.M.	기상, 피부 관리
6:45	커피 마시기, 이메일과 문자 확인, 아침식사
7:00	오늘 하루 계획, 식사 계획 등 검토 보충제 섭취(종합비타민, 비타민 D, 유산균, 오메가-3) 하루 동안 물 많이 마시기로 다짐
7:45	일하기
9:00	60분 운동, 어깨 이완과 강화부터 시작해 천천히 요가로 이동
10:00~4:00 P.M.	일하기 30분간 점심식사 20분간 낮잠 또는 조용한 시간 보내기
4:00	'집안일의 블로킹과 태클' (렌스케의 표현으로 살림, 자녀양육과 관련된 일들)
6:00	저녁식사
7:00	휴식(일주일에 1회 TV 시청, 독서, 뉴스) 어깨 이완, 운동 실시
9:00	전자기기 끄기 얼굴, 치아 관리(클렌징, 세럼, 오일, 치실, 양치질) 수면 팅크제 복용(마그네슘과 칼슘, 시계초, 바레리안 등 휴식용 미네랄과 허브 함유)
10:00	취침

요약 : 제4주의 효과

두개천골 치료사 로빈 세어는 이렇게 말한다. "우리 몸은 과부 하가 일어나기 전까지 고정된 경험에 따라 움직인다. 과부하가 일

어나면 문제 증상이 나타난다." 과부하로 이미 이상 증상이 나타
났건 아직 과부하가 일어나기 전이건 긴장을 이완해주면 단기적으
로 유연성과 가동성이 높아지는 효과가 있다. 또한 이완은 몸의 스
트레스를 줄여 건강하게 나이 먹도록 해준다. '프롤로그'와 7장에
서 말한 것처럼 노화는 근육에서 시작된다. 근육량이 줄어들면 운
동 범위가 제한된다. 긴장을 이완해주면 근육의 효율성이 커지므
로 몸이 튼튼해지고 제 기능을 다할 수 있다.

포인트

근육과 근막의 만성적인 긴장을 풀어주는 데는 단점이 하나도
없다. 이번 주의 프로토콜은 건너뛸 수 있는 핑계거리가 없다. 언제
든지 간단하게 실시할 수 있는 스트레칭이기 때문이다. 가장 마음
에 드는 방식을 찾아 이번 주 동안 실시하고 남은 영거 프로토콜 기
간 동안에도 일주일에 두세 번씩 실시한다.

노출 Expose
제5주

09

관용과 이타주의를 가르치려고 노력하자. 인간은 이기적으로 태어나기 때문이다. 우리의 이기적인 유전자가 뭘 하는지 알아야 한다. 그러면 적어도 이기적인 유전자의 구조를 전복할 기회가 있을 테니까. 다른 종은 절대로 꿈도 꾸지 못한 일이다.
_ 리처드 도킨스Richard Dawkins, 《이기적 유전자》(2010년 을유문화사 출간)

당신이 사는 집에는 유독성 화학물질이 가득하다. 당신의 세포 속에도 축적되고 있다. 당신은 매일 자신도 모르는 사이 독소에 노출된다. 하지만 어린 시절의 심각한 트라우마처럼 다른 유형의 유해한 노출도 집 안과 합성 피부 관리 제품, 공기 오염을 통해 낮은 수준의 독소에 노출되는 것만큼이나 노화에 해롭다. 누구도 독소를 피해갈 수 없다. 신생아조차도 태반을 통해 공기와 음식, 물, 토양, 먼지, 소비자 제품에 함유된 화합물로 뒤범벅되어 있다.

나는 검사 결과에서 소변과 혈액의 납과 수은 농도가 대단히 높게 나와 깜짝 놀랐다. 평소 유기농 피부 관리 제품만 사용하고 친환경 청소용품으로 집 안을 청소하는데 어찌된 일인지 알 수 없었다. 범인은 녹차와 수돗물, 립스틱에 든 납과 생선의 메틸수은이었다.

평소에는 유해물질에 노출되는지조차도 모를 수 있다. 하지만 혈액과 소변, 머리카락의 화합물을 측정하면 주변 환경을 통해서 몸속으로 무엇이 들어왔는지 알 수 있다. 독소 자체가 가장 유해할 수도 있고 독소의 대사물질이 더 유해할 수도 있다. 대사물질은 간이 중독성 화합물을 더 나쁜 화학물질로 바꿀 때 만들어지는 물질이다. '프롤로그'에서 설명했듯이 유전은 질병 원인 중 10퍼센트밖에 차지하지 않는다. 90퍼센트가 환경 노출 때문이다. 독소는 핵과 미토콘드리아 모두에서 세포 DNA를 손상시킨다. 우리는 매일, 때로는 하루 종일 독소에 노출된다. 따라서 디톡스(해독)와 오염 제거는 사치가 아니라 필수다.

독소 노출은 노화를 가속화한다. 독소 노출이 어떻게 이루어지는지 알게 된 후에는 변화와 탄력성을 목표로 삼아야 한다. 주도적으로 나서야 한나. 우리 몸은 중독성 화합물의 공격에 대부분 패배한다. 미토콘드리아가 손상되고 지방에 독소가 쌓인다. 일반적으로 독소 노출은 노화를 촉진하고 산화 스트레스를 증가시킨다. 산화 스트레스는 DNA를 손상하는 유리기(활성산소, 유해산소)를 생성하고 그것을 항산화물질로 중화하는 몸의 기능이 불균형을 이룬다는 뜻이다. 유리기가 너무 많고 항산화물질이 적으면(브로콜리나 비타민 C를 섭취하지 않아서) 산화 스트레스가 심해진다. 대부분의 사람이 몸 안에 항산화물질이 부족하고 유리기가 넘쳐난다.

'프롤로그'에서 말한 '몸속 동네'의 개념으로 한번 살펴보자. 과도한 유리기와 산화 스트레스는 평소에 총알이 왔다 갔다 할 정도로 유전자 동네의 질이 나쁘다는 뜻이다. 이를테면 산화 스트레스는 유리기가 마치 갱단처럼 차를 타고 지나가며 마구잡이로 총격을 가해서 유전자 변이를 일으키는 것이다. 그리고 중금속 노출은 무장 강도가 침입하는 것이고, 물이 새는 건물의 곰팡이는 강도가 총으로 자동차 운전자를 위협하는 것이다. 이런 일이 비일비재한 동네에 누가 살고 싶겠는가?

하지만 아무리 질이 떨어진 동네라도 '리폼'할 수 있다. 숨 쉬는 공기부터 먹는 음식, 과거의 트라우마까지 모든 환경은 당신의 몸에 해롭거나 이롭거나 둘 중 하나다.

가장 일반적인 독소 노출이 무엇이고 그것이 왜 노화를 촉진하는지 알아야 한다. 긍정적인 노출을 늘리는 것을 포함하여 어떻게 대처할 수 있는지도. 제5주에는 후성유전학적으로 많은 일이 일어날 것이다. 다음은 유전자-환경 상호작용에 대한 간단한 요약이다. 복잡하고 부담스럽게 느껴지겠지만 시험공부는 아니니 한번 읽어볼 만하다! 일상에서의 독소 노출이 얼마나 위험한지 좌우하는 유전자가 많다는 사실이 핵심이다.

- **MTHFR**

사용 가능한 형태의 비타민 B_9을 생산하고 알코올을 비롯한 독소를 해독하는 메틸화 유전자다.

- **GSTM1**

글루타티온-S-전이효소 mu 1Glutathione-S-Transferase mu 1에는 우리 몸의 가장 강력한 항산화물질인 글루타티온을 만드는 효소가 암호화되어 있다. 글루타티온-S-전이효소 유전자에는 최소한 8가지 형태가 있는데 GSTM1은 다형성이다. 나는 이 유전자를 보유하고 있어서 수은이 축적된다. 일단 글루타티온이 좋은 것이라는 사실만 기억해두자!

- **GPX1**

또 다른 글루타티온 효소인 글루타티온 퍼옥시다제 1glutathione peroxidase 1을 암호화한다. 이것은 체내에서 가장 중요한 항산화효소 중 하나이며 활성산소종reactive oxygen species인 과산화수소 해독을 도와준다.

- **SOD2**

MnSOD(망간 의존 초과산화물 불균등화 효소manganese-dependent superoxide dismutase)라고도 부르는데 초과산화물 불균등화효소 2 superoxide dismutase 2가 암호화된 유전자다.

미토콘드리아가 산화 스트레스에서 회복되도록 돕고 노화를 가속화하는 노쇠 상태를 막아준다.

- CAT

카탈라아제catalase는 산화 스트레스에 따른 손상을 막아주는 유전자다.

- NQO1

NAD(P)H 탈수소효소 퀴논 1NAD(P)H dehydrogenase quinone 1을 위한 유전자로 우리에게 익숙한 코엔자임 Q10이라는 영양제와 관련 있다. 이것은 유리기의 손상을 막아주는 아주 중요한 항산화물질이다. 암과 알츠하이머를 예방해주고 원유의 구성성분이자 발암물질인 벤젠 같은 독소에서 간의 손상을 막는다.

- FOXO3

1장에서 설명한 장수 유전자 중 하나로 배란과 난자의 숙성 속도에 관여하며 산화 스트레스에서 보호해주고 피부의 성장 인자를 조절한다.

- MMP1

메탈로프로티나제 1matrix-metalloproteinase 1은 세포 속의

칼슘 신호와 콜라겐 분해를 조절하므로 피부를 젊게 유지하는 데 매우 중요하다.

• 노출과 관련 있는 그 밖의 유전자들
CRP, DAO, EPHX, HNMT, Mold(HLA DR), PYCR1 등이 있다.

왜 중요한가

과학자들은 인간 게놈 지도를 완성한 후 엑스포솜이라는 중요하고도 보완적인 개념을 고안했다. 엑스포솜은 식단, 라이프스타일, 행동 등 사람이 일상을 살아가면서 노출되는 모든 것을 포함하며 그에 대한 몸의 반응, 나아가 노출과 건강의 관계까지 아우른다.

자신의 엑스포솜을 이해하려면 노출과 그것이 몸에 끼치는 영향을 측정해야 한다. 유전자는 혈액과 소변, 머리카락에서 감지되는 특징한 생물지표를 만든다. 생물지표는 노출의 영향, 민감성 인자(유전적 민감성 포함), 병의 진행이나 역전을 나타내주고 유방암 등 어떤 질병의 가장 좋은 치료법을 찾도록 도와주기도 한다. 또한 생물지표는 건강 분야의 전문가들이 노출과 그 효과를 정확하게 측정하도록 도와준다. 하지만 꼭 비싼 생물지표 검사를 받지 않아도 저렴한 비용으로 몸을 청소할 수 있다. 몸과 건강수명에 부정적인 영향을 끼치고 노화를 촉진하는 독성과 노출을 제거할 수 있다. 다시 말해 라이프스타일 변화로 노출의 영향을 역전할 수 있다. 이 프로토콜의 목적은 좋건 나쁘건 가장 일반적인 환경 노출을 바꿔서 엑스포솜을 리셋하는 것이다.

내 몸을 예로 들어보자. 내 어머니가 깡마른 모델 트위기가 인기를 누린 1967년에 나를 잉태했고 어머니 또한 임신 기간 동안 트위기와 비슷했다고 앞에서 이야기했다. 신장 170센티미터인 어머니는 임신 기간 동안 몸무게가 9킬로그램밖에 늘지 않았다. 나는 2.7킬로그램으로 태어났다.

모순적이지만 출생 시 체중이 적게 나갈수록 나중에 과체중이 될 확률이 높아진다. 이러한 인자들이 합쳐져서 내 비만 유전자를 작동시켰을 것이다.

- 나는 자연분만으로 태어났고(마이크로바이옴에 좋음) 2개월 간 모유수유를 받았다. 전혀 하지 않은 것보다는 낫다. 어려서 인스턴트식품을 즐겨 먹었지만(마이크로바이옴에 나쁨) 어머니가 영양학자 아델 데이비스Adelle Davis의 책을 읽고 따라 하면서 점심 도시락이 갈색 빵과 홈메이드 아몬드 버터, 딸기잼으로 만든 샌드위치로 바뀌었다. 나와 도시락을 바꿔 먹고 싶어 하는 친구가 더 이상 없었다.

- 나는 메릴랜드 아나폴리스Annapolis에서 자랐는데 늦여름

이면 모기를 없애기 위해 살충제를 분사하는 살수차 뒤를 자전거를 타고 따라갔다. 어쩌면 모기 살충제는 내 안에 유방암 위험을 높이는 유전자를 발현한 환경적 요인인지도 모른다.

• 의대 재학 시절 미리 요리해둔 음식을 플라스틱 용기에 싸가지고 다니면서 스스로 꽤 잘한다고 생각했다. 하지만 플라스틱이 내 도시락에 화학물질을 침출하고 아무리 소량이라도 호르몬 기능을 방해한다는 사실은 알지 못했다. 가짜 호르몬인 내분비계 교란물질endocrine disrupter을 걱정하는 사람은 나뿐만이 아니다. 내분비협회Endocrine Society는 이러한 노출이 끼치는 커다란 영향과 해결책에 대한 새로운 연구 결과를 발표했다.

• 나는 2006년에 직장에서 먹는 점심식사에 대해 매우 불안한 사실을 발견했다. 당시 둘째를 낳은 지 얼마 되지 않았을 때인데 참치초밥이 너무 먹고 싶었다. 밥을 빼고 참치만 먹으면 괜찮다고 생각했지만 몸 안에 수은이 축적되고 중금속에 중독된다는 사실을 알지 못했다. 나는 항상 피로에 시달렸는데 아기를 보느라 잠이 부족해서인 줄 알았다. 머리도 멍했지만 아기를 돌보는 엄마라면 피곤한 것이 당연하다고 생각했다. 당시 나는 뚱뚱했고 임신 기간에 찐 살이 좀처럼 빠지지 않아서 고생하고 있었다. 치은염(잇몸 염증)도 있었는데 치과

의사 말로는 두 번째 임신 기간에 생긴 문제 같다고 했다. 수은 수치를 검사해봤더니 엄청나게 높았다. 구강 킬레이션oral chelation 요법으로 체내 중금속을 바로 제거했다. 그 이후로는 참치 대신 연어를 먹어야 했다. 나에게는 수은을 축적하는 GSTM1 유전자 변이가 있다. 나처럼 수은을 비롯한 독성을 해독해주는 정상 유전자가 없는 사람이 전체 인구의 절반이나 된다. 당신도 그중 한 명일지 모른다.

이처럼 누구나 까마득한 어린 시절부터 시작해 유해물질에 노출되어 있다. 노출 문제를 살펴보고 몸속의 유전자 동네를 깨끗하게 청소해야 한다. 사람마다 엑스포솜이 다르지만 몇몇 노출이 당신의 유전자에 부정적인 영향을 끼쳐 건강수명을 줄이고 있다. 당신의 잘못이 아니다. 산업 시대부터 단단히 잘못되기 시작했다. 수천 년 동안 환경과 조화를 이루며 살던 인류가 환경이 가진 치유력을 파괴하기 시작했다. 대형 화학기업들이 등장했고 새로운 합성 화학물질을 유해한지도 모르고 사용했다.

1900년부터 2000년까지 미국을 비롯한 대부분의 선진국에서 기대수명이 30년 증가했다. 이것은 여러 가지 측면에서 진보를 보여주지만 환경 노출 기간 또한 늘어났다는 뜻이기도 하다. 앞으로 계속 수명이 늘어날 것이므로 환경 노출에 따른 손상을 최대한 줄여야 한다. 기존 노출을 해독하고 질병으로 이어질 수 있는 앞으로의 노출도 막자.

독소 노출의 신호

거의 모든 신체 부위가 화학 독성의 영향을 받을 수 있어서 무엇을 조심해야 하는지 다 알기가 쉽지 않다. 특정 독소에 노출된 것 같아 걱정스럽다면 전문가에게서 자세한 검사를 받아보자.

- 독감 비슷한 증상(피로, 인후염, 배탈, 열, 귀앓이, 두통)

- 근육 경련, 통증, 쥐

- 특히 허리와 발, 손목 관절의 통증

- 뼈 통증 또는 골밀도 감소

- 메스꺼움, 구토, 복부 팽창, 설사 같은 위장의 증상

- 피로

- 뇌 혼미증

- 시력 감퇴, 특히 주변 시야나 야간 시야

- 눈 아래 다크 서클

- 인후염 또는 국소적 림프절 비대

- 현기증

- 손발 저림

- 눈꺼풀 떨림

- 치은염(잇몸 염증)

- 손발톱이나 피부의 변화, 탈모

- 발진, 두드러기

- 호르몬 변화

- 체온 조절 이상

- 수족냉증

- 무한증

- 눈이나 입 건조증

세포의 노화

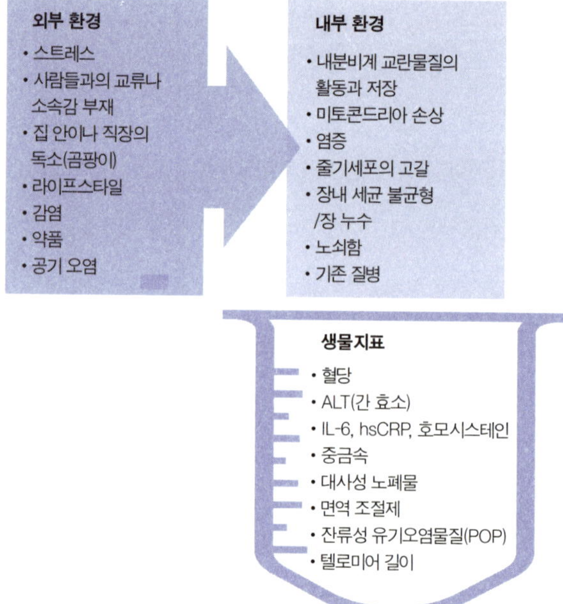

제5주의 과학 : 노출

노화와 염증, 신경퇴행에 영향을 끼치는 노출의 과학에 주의를 기울이고(피부와 뇌, 체중, 유방에 영향을 끼치는 노출 포함) 암과 당뇨, 심장 질환, 알츠하이머, 자폐증 등으로 이어질 수 있는 노출과 병의 상호작용을 어떻게 하면 더욱 효과적으로 예방하고 역전할 수 있는지 살펴보자. 병의 원인을 이해하고 예방하려면 질병으로 이어지고 노화 과정을 가속하고 독소를 축적하고 피부 주름, 골다공증, 곰팡이 질환의 위험을 높이는 환경 신호를 알아야 한다. 과학적인 부분에 관심 없는 사람은 다음으로 건너뛰어도 된다. 그런 사람은 부정적인 노출을 역전하고 긍정적인 노출로 유전자의 긍정적 발현을 도와줄 이번 주 프로토콜로 곧바로 넘어간다.

제품과 화학물질로 인한 환경 노출

정신을 바짝 들게 해주는 통계가 있다. 평생 암에 걸릴 확률은 전체 인구 세 명 중 한 명이다. 1분마다 세계 어딘가에서 15명이 넘는 사람이 암으로 죽는다. 유방암은 세계적으로 여성이 가장 많이 걸리는 암인데 유전자와 환경의 상호작용, 곧 엑스포솜이 원인인 경우가 많다. 더 충격적인 사실은 암이 대부분 예방 가능하다는 것이다. 여러 환경 노출이 유방암의 위험을 높인다.

- X-레이, CT 스캔, 장시간 비행(대기의 방사선 때문. 조종사와

승무원이 가장 큰 위험에 노출되어 있다) 같은 이온화 방사선

- 호르몬 요법이나 호르몬 피임법 등으로 인한 합성 호르몬
- 여성의 일부 생식 인자. 제어 가능한 것도 있고 그렇지 않은 것도 있다(조숙증, 불임 호르몬 치료, 늦은 폐경기, 모유수유 하지 않음).
- 알코올과 식단 인자
- 비만
- 운동 부족
- 야간인공조명

연구 결과가 엇갈리기는 하지만 여러 화학 노출은 유방암 위험을 높일 수도 있다.

- 캔에 들어간 플라스틱 덧댐(제노에스트로겐 비스페놀 Axeno-estrogen bisphenol A)
- 가구와 건축 재료에 사용되는 난연제(폴리브롬화 다이페닐 에테르polybrominated diphenyl ethers)
- 전자기기에 사용된 **PCB** 또는 폴리염화비페닐polychlori-nated biphenyl. 1979년에 사용 금지되었지만 여전히 수입 원단에서 발견된다.
- DDT(모기와 말라리아를 박멸하는 데 사용한 살충제로 1972년부터 사용 금지되었다. 대머리독수리를 멸종 위기에 몰아넣은 주

범이다.)

- 종이 펄프 표백 부산물. 탐폰(다이옥신 또는 다이옥신류 화합물)에서도 발견된다.

합성 화학물질이 체내에 들어왔을 때 초래하는 위험에 대해서는 전문가들마다 의견 차이가 있지만 개인이 충분히 제어 가능한 ALAN(야간인공조명) 노출은 반드시 짚고 넘어가야 한다. 6장 수면에서 잠깐 다루었는데 다시 한 번 강조한다. ALAN은 민감한 체내 시계를 교란해 암 중에서도 유방암 유전자의 발현을 높일 수 있다. 자기 전에 태블릿을 보는 것도 마찬가지다. 따라서 24시간 생체 리듬과 멜라토닌 생산을 보호하는 것부터 시작해야 한다.

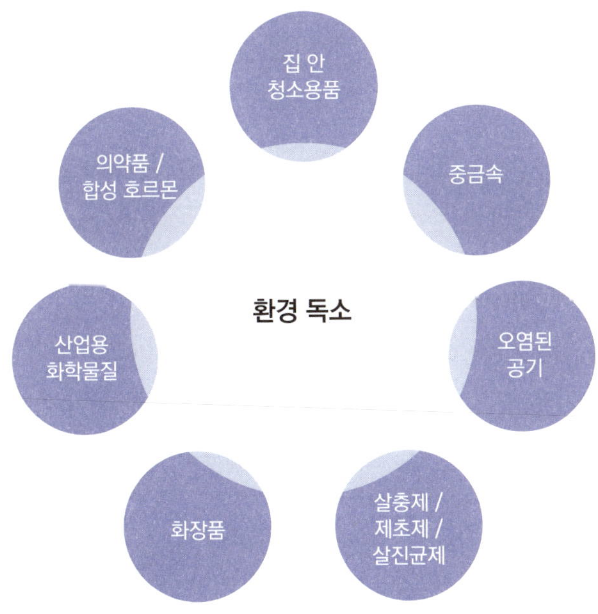

닥터 새라의 블랙리스트

일상 속에서 없애버려야 할 합성 화학물질이 무엇인지 궁금할 것이다. 그래서 목록을 만들었다. 다음은 화장품, 집 안과 일터에서 가장 흔히 볼 수 있는 독소들이다. 전부 다 제거하는 것은 거의 불가능하지만 위험요소를 인식하고 건강을 위해 좀 더 똑똑한 소비자가 되어야 한다.

① 피부 제품

깊은 주름살과 퀭한 눈, 푹 커진 볼을 원하는 사람은 없다. 대부분의 여성이 매니큐어와 염색약, 립스틱을 사용한다. 하지만 몸에 해로운 물질로 만든 화장품이 너무 많다. 뿐만 아니라 화장품은 가장 안쪽에 있는 피부층까지 침투하므로 결국 독소가 몸 안으로 들어간다. 화장대에 다음의 제품들이 있는가?

- 납 : 립스틱과 검은색 염색약에 주로 들어 있는 신경 독소이며 인지 손상에 큰 위험을 초래한다. 심하게 노출될 경우 뇌졸중과 심장 질환을 일으킬 수 있다.

- 프탈레이트Phthalate : 샴푸, 데오도란트, 바디 워시, 헤어젤, 헤어 스프레이, 매니큐어 등 집 안에서 흔히 볼 수 있는 수많은 제품에 들어 있다. 남아 태아에게 선천성 결함을 일으키고 난자의 질을 떨어뜨리며 조기 폐경을 발생시킨다. 또한 프탈레이트는 유방암과 2형 당뇨와 직접적인 관계가 있다.

- 파라벤Paraben : 효모와 곰팡이, 박테리아 같은 미생물의 성장을 막기 위해 화장품의 85퍼센트에 들어가는 보존제다. 데오드란트와 발한 억제제, 샴푸,

컨디셔너, 로션, 클렌저, 각질 제거제 등에 가장 흔히 사용된다. 미국질병통제
예방센터의 설문조사에 따르면 파라벤은 모든 미국인에게서 그 흔적이 발견될
정도로 일반적이다. 파라벤은 내분비계, 생식, 발달 문제와도 관련 있다.

- 로릴 황산나트륨Sodium Lauryl Sulfate(SLS) : 샴푸와 비누, 치약 등에 거품
  을 내기 위해 흔히 사용하는 유독성 계면활성제다. 아무리 거품이 좋아도 피
  부 자극과 탈모, 유방암 위험, 남성 불임을 감수할 정도는 아니다.

- 트리페닐인산Triphenyl Phosphate(TPHP) : TPHP(또는 TPP라고도 함)는
  플라스틱을 딱딱하게 만들어주며 벗겨지지 않는 매니큐어와 가구의 난연제로
  사용한다. 연구 결과에 따르면 TPHP는 호르몬 핵수용체에 영향을 끼쳐 성 호
  르몬의 균형을 바꿔놓을 수 있으며 간세포에도 유해하다. TPHP가 매니큐어
  를 사용하는 여성의 체내에 흡수된다는 연구 결과도 있다. TPHP가 들어 있지
  않은 매니큐어를 사용해야 한다.

② 주방용품과 청소용품

다음은 화장실과 세탁실, 주방에서 발견되는 화학물질이다. 호르몬 수용체와 결
합해 체내에 축적되이 건강에 어러 문제를 일으키다.

- 알킬페놀Alkylphenol : 세제와 연료, 윤활유, 플라스틱을 만드는 데 사용하며
  타이어와 접착제, 코팅(통조림 등), 고무 제품, 감압 복사지 등에서 발견된다.
  알킬페놀류 중 하나인 비스페놀 A(BPA)는 대부분의 플라스틱 용기에서 발견
  되는데 에스트로겐, 갑상선, 테스토스테론, 인슐린 기능을 교란시킨다. 지금

당장 플라스틱 물병을 없애라.

- 불소Fluoride : 불소에 충치를 줄여주는 효과가 있다는 사실은 잘 알려져 있다. 하지만 불소를 과도하게 사용하면 뼈를 약하게 하고 뇌에도 나쁜 영향을 끼친다.

- 식수에 들어 있는 기타 독소 : 식수에는 불소 말고 납과 병원성 박테리아, 암과 생식 기능 이상을 일으킨다고 알려진 염소화 부산물, 비소, 로켓 연료의 과염소산염이 들어 있을 수도 있다.

- 유기인산화합물Organophosphate : 살충제 성분으로 대기와 토양, 우리가 먹는 음식에서도 발견된다. 어느 하버드대 교수는 유기인산화합물 노출로 총 1,700만에 이르는 IQ가 사라진다고 추정한다.

③ 건축 재료

우리가 살고 일하는 곳에도 독소가 숨어 있다.

- 석면Asbestos : 불과 열에 대한 저항력이 있어서 전기 단열재로 사용하는 광물이다. 1980년대 이후로 사용이 금지되었지만 아직도 오래된 집과 건물에서 발견된다. 석면을 들이마시면 치명적인 폐질환과 폐암, 중피종의 원인이 된다.

- 카드뮴Cadmium : 염료, 금속 부식을 막는 코팅 재료, 플라스틱 안정제 등으로 사용한다. 카드뮴은 유럽연합에서 지정한 유해물질 사용 제한 지침에 올라 있지만 태양 전지판과 화석 연료, 철강 생산, 시멘트 생산, 인산 비료, 그리고 빵과 채소 같은 음식에서도 여전히 발견된다. 카드뮴은 유방암, 폐암, 전립선

암, 신장암을 일으키는 발암물질이기도 하다. 카드뮴 위험에 가장 크게 노출된 이들은 철분이 부족한 폐경 후 여성이다.

- 포름알데히드Formaldehyde : 파티클보드(주로 주방의 싱크대장 제작에 사용한다)와 스트레이트 펌Brazilian blowout 제품에서 발견된다. 그렇다. 주방의 싱크대장과 스트레이트 펌 제품에는 목과 골수 부분에 암을 발생시키는 동일한 독소가 들어 있다.

- 휘발성 유기화합물Volatile Organic Compounds(VOC) : 페인트에서 흔히 발견되며 간과 신장, 중추신경계에 손상을 일으킨다. VOC가 없거나 적은 페인트를 사용해야 한다.

유독성 화학물질 블랙리스트도 꼭 필요하지만 이 독소 중 다수가 증명되지 않은 대안으로(시장 점유율이라는 이유에서) 대체되고 있다는 사실 또한 알아야 한다. 예를 들어 새로운 비스페놀 A(BPA) 무첨가 플라스틱 용기는 BPA가 들어간 용기보다 전혀 나을 것이 없을 수도 있다.

따라서 소비자가 합성 화학물질의 유해성을 유념하면서 계속 주의를 기울이고 환경워킹그룹Environmental Working Group이나 미국녹색건축위원회U. S. Green Building Council 같은 출처를 이용해 특정한 노출에 관해 찾아볼 책임이 있다. 약간의 연구 조사로 기존의 유독성 제품을 건강에 유익한 제품으로 바꾸는 것만으로도 일상에서 독소의 위험을 최소화할 수 있다. 소비자가 구매력으로 목소리를 내어 변화를 요구해야만 한다.

건강한 미용 제품과 피부 제품

누구나 나이 드는 피부를 진정시키고 깨끗하게 만들려고 미용 제품을 사용한다. 다음은 내가 매일 활용하는 대안이다.

- **스킨케어**

  클렌저, 스킨, 세럼, 오일, 메이크업 제품을 가능한 한 유기농 제품으로 사용한다. 나는 피부 관리 제품을 온라인으로 주문할 때 환경워킹그룹의 무료 앱 '헬시 리빙Healthy Living'(스킨 딥Skin Deep 데이터베이스 제공)에서 먼저 정보를 얻는다.

- **헤어케어**

  30대에 처음 부분 염색을 해보고 정말 마음에 들었다. 동생 애나의 조언대로 검은 색깔의 영구 염색인 로라이트lowlight도 했다. 그리고 한 친구에게서 스트레이트 펌으로 신세계를 경험했다는 이야기를 듣고(더 이상 고데기를 사용하지 않아도 되므로) 사람들이 흔히 사용하는 헤어케어 제품의 위험성을 돌아봐야겠다는 생각이 들었다. 나는 검은색 영구 염색약에 콜타르coal-tar가 들어 있다는 사실을 몰랐다. 콜타르는 국제암연구기구International Agency For Research on Cancer와 미국국립보건원 산하 국립독물프로그램National Toxicology Program이 발암물질로 지정해놓았다. 유럽에서는 아미놀페놀, 디아미노벤젠diaminobenzene, 페닐렌디아민 phenylenediamine 등 머리염색약에서 흔히 발견되는 발암물질을 사용 금지했지만 미국 FDA는 계속 승인하고 있다. 왜 그럴까? 미국에서 발암물질을 포함한 합성 화학물질은 유죄가 증명되기 전까지는 무죄이고 절대적인 유죄를 증명하기가 매우 어렵기 때문이다.

한편 염색약의 위험을 알리는 과학적 증거는 점점 쌓이고 있다. 유방암 위험을 23퍼센트나 높인다는 것이다. 제한적인 연구 결과에서는 영구 염색약이 비호지킨 림프종non-Hodgkin's lymphoma과 다발성 골수종, 급성 백혈병, 방광암을 높인다고 보고한다. 그런가 하면 연관점이 없다고 나온 연구도 있다. 이렇게 연구 결과가 엇갈리는 이유는 아마도 양의 문제 때문일 것이다. 염색약에 많이 노출되는 미용사들은 다른 사람보다 암 발생률이 더 높다. 실제로 폐암은 27퍼센트, 방광암은 30퍼센트, 다발성 골수종 위험은 62퍼센트나 높다. 결론은 염색약을 멀리 하자(321쪽에 나오는 대안 참고).

진정으로 아름다운 할머니

부정적인 유형의 노화 때문에 얼굴 마사지와 재활이 필요한가? 그렇다면 데보라를 만나보기 바란다. 65세의 데보라는 얼굴 마사지사이자 헤어스타일리스트, 메이크업 아티스트, 요가 강사, 영양사다. 그녀는 샌프란시스코 마린 카운티Marin County에 사는 여성들에게서 본연의 아름다움을 이끌어내준다. 나이는 상관없다. 데보라는 샌프란시스코의 미션 지구Mission District에서 평범하지 않은 유년기를 보냈다. 니카라과 출신인 데보라의 어머니는 딸이 아플 때마다 쿠란데라curandera(민간요법 치료사 혹은 샤먼)에게 데려갔다. 데보라는 노화와 죽음을 자연스럽게 받아들이는 문화 속에서 자랐다. 노화에 대한 그녀의 생각은 이렇다.

"나는 죽음을 완전히 받아들여요. 설령 내일 죽는다고 해도 나는 지금 평화로운 삶을 살고 있죠. 난 죽음이 두렵지 않아요. 우리 몸은 자연의 주기를 거칩니다. 그런데도 내 고객들 중 다수가 늙는 것을 두려워하고 '하락한다'고 생각하죠."

데보라는 하락하고 있지 않다. 그녀는 화장도 거의 하지 않는다. 몸매가 탄탄한 그녀는 일주일에 네 번씩 트레이너와 함께 고강도 인터벌 운동을 한다. 그리고 매일 적어도 30분씩 명상을 한다. 40대처럼 보인다. 데보라의 미용실을 찾는 여성 손님들은 노화 신호에 괴로워하고 예전처럼 매력적이지 않다고 생각한다. 거울을 보기 싫어서 의자를 반대로 돌려달라고 부탁하는 손님도 있다. 하지만 데보라에게는 아름다움을 이끌어내는 재능이 있다.

과연 데보라는 그런 여성들에게 어떤 말을 해줄까?

"삶에는 여러 단계가 있고 아름다움은 내면에서 가꿔집니다. 나이가 들수록 눈과 정신, 삶에 대한 태도에서 아름다움이 나오죠. 내

멘토들에게서 배운 거예요. 우리 손주들은 할머니인 나와 놀고 싶어 한답니다. 대학생인 손주들은 '우리 할머니가 식단과 운동 같은 자기 관리를 어떻게 하는지 봐야 해.'라면서 친구들을 데려오죠."

데보라는 나이 들지 않는 아름다움을 상징한다. 그 아름다움은 너무도 특별하고 사람을 기분 좋게 해주기 때문에 젊은이들도 데보라와 함께 시간을 보내고 싶어 한다.

숨 쉬는 공기

집 안에는 앞에서 언급한 것 말고도 수많은 독소가 있다. 우리는 그것을 알아차리지 못하고 아무런 대처도 하지 않는다. 친환경 건축의 선구자라고 할 수 있는 남편이 공기의 질에 대해 이야기할 때마다 나는 '또 시작이구나.' 한다. 어쩔 수 없다. 하지만 우리가 숨 쉬는 집 안 공기에 대해 알아보고 깨끗하게 정화해야 할 필요성만큼은 정말로 시급하다. 그 이유는 다음과 같다.

우리가 하루에 숨 쉬는 공기는 3,000갤런(약 11,356리터)이나 된다. 따라서 공기의 질이 나쁘면 상상 이상으로 건강에 해로울 수 있다. 또한 공기 오염은 지구를 해친다. 1970년에 대기 오염 방지법Clean Air Act을 제정한 후로 공기의 질이 조금씩 개선되기는 했지만 자신과 사랑하는 가족을 지키려면 최근의 사고에 주의를 기울여야 한다. 예를 들어 LA에서 일어난 대규모 메탄가스 누출 사고는 가축은 물론이고 인간의 건강에도 영향을 끼쳤을 텐데 몇 군데 주요 매체에서밖에 보고되지 않았다. 환경 운동가 에린 브로코비치Erin Brockovich는 그 사고가 브리티시 페트롤륨British Petroleum(BP)의 원유 유출 사고 이후로 미국에 닥친 가장 끔찍한 환경 재앙이라고 말했다.

오염된 공기를 마시면 처음에는 눈과 코가 얼얼해진다. 그리고 현재 미국의 성인과 어린이 3,000만 명이 걸린 천식을 일으킨다. 오존과 미세한 입자는 수많은 측면에서 우리 몸을 해친다. 기도를 자극하고 기침과 재채기를 유발하며 폐가 빨갛게 부어서 기능이

오존

오존은 마치 글루텐처럼 자주 들어보기는 했는데 무슨 뜻인지는 확실히 모르는 단어일 것이다. 다음은 오존에 관한 몇 가지 사실이다. 오존은 산소 원자 3개로 이루어진 기체인데 높은 대기층에서는 태양의 방사선을 가려주는 이로운 역할을 한다. 하지만 지상과 가까운 곳에서는 폐 조직을 공격한다. 왜 그럴까? 오존은 자동차 배기관과 공장 굴뚝에서 나오는 기체가 햇빛과 반응을 일으켜 생기는 물질이다. 이때 휘발성 유기화합물(VOC)과 일산화탄소, 질소산화물이 반응을 일으킨다. 가장 큰 문제는 가스와 석탄, 석유 같은 화석 연료의 연소다. 오염된 공기에 노출되면 수명이 줄어들고 여성과 어린이가 특히 취약하다.

약화되고 혈전이 심해지며 심혈관계 질환 위험이 커지고 성장 발달과 생식에 이상이 생기고 감염 위험이 커지며 피부암과 백내장이 발생하고 천식이 악화되고 조기 사망률이 높아진다.

공기 오염은 배고픔을 느끼게 하고 뼈를 약하게 만들기도 한다. 오염에 노출된 멕시코시티Mexico City의 어린이들은 생물지표에 커다란 변화를 보인다. 공기 중의 일반적인 오염원인 초미세먼지(PM 2.5)는 렙틴 수치를 높이고 비타민 D 부족을 일으킨다.

오염을 완전히 피할 수는 없지만 라이프스타일 변화로 몸이 오염에 잘 대처하도록 만들 수는 있다. 또한 집 안의 공기를 개선하고 휘발성 유기화합물(VOC)이 적거나 아예 없는 제품을 사고 환기를 자주 해주는 방법도 있다.

곰팡이

엑스포솜의 한 예로 곰팡이가 있다. 그동안 나는 자신을 상대로 여러 유전자 테스트를 실시하다가 빈갑지 않은 사실을 알게 되었다. 내가 전체 인구의 네 명 중 한 명꼴로 나타나는 곰팡이 민감성 유전자를 가졌다는 것이다.

보이지도 않고 냄새도 나지 않을지라도 집 안에 곰팡이가 자라고 있고 병의 원인이 될 수 있다. 누수 같은 물 피해는 곰팡이가 생기게 한다. 곰팡이 질환에 민감하게 만드는 유전자는 다른 문제에 대한 민감성을 제어하는 유전자와 동일하다. 이를테면 피부의 콜라겐 분해(탄탄하고 건강한 피부의 기초)나 알레르기, 효모균 감염, 알코올 분해 이상 등이다. 알코올이 분해되지 않으면 독소의 일종인 아세트알데히드acetaldehyde가 만들어진다.

곰팡이 독성은 다른 질환을 모방할 수 있어서 진단하기 쉽지 않다. 다음과 같은 비특정적인 증상이 나타날 수 있다.

- 기억력 문제, 뇌 혼미증, 집중력과 집행 기능 이상
- 피로, 약함, 운동 이후 이상과 피로증
- 근육 경련과 통증, 관절염이 아닌데도 관절 통증, 지속적인 신경 통증, '찌르는 듯한' 통증
- 손발 저림과 찌릿함
- 두통
- 빛 민감성, 충혈된 눈, 흐릿한 시야
- 축농증, 기침, 숨 가쁨, 호흡 곤란, 천식 증상
- 떨림
- 현기증
- 복부 통증, 메스꺼움, 설사, 식욕 변화
- 입안에서 금속 맛이 느껴짐
- 체중 감소 저항
- 수면 중 식은땀, 체온 조절 이상
- 심한 갈증

- 배뇨 증가
- 정적인 '충격'

  곰팡이는 화장실과 샤워기, 샤워 부스 모퉁이에서 자랄 수 있다. 통풍이 잘 되지 않는 곳은 더욱 그렇다. 우리 집 욕실 세면대 아래에서 눈에 보이는 곰팡이가 발견된 적이 있다. 파이프가 새고 있었다. 곰팡이는 신발과 애완견, 옷, 카펫, 가구, 책, 종이에도 들러붙을 수 있다. 나처럼 필터를 자주 갈아주지 않으면 공기 조절 장치에서도 곰팡이가 순환한다.(난방, 환기, 공기 조절 필터는 1~3개월마다 교체해야 한다.) 물 피해가 발생한 건물에서는 공기 중의 오염물질과 먼지가 섞여서 매우 복잡하고 유해한 혼합물이 생긴다.

  물 피해가 발생한 건물은 심각한 곰팡이 질환을 일으킨다. 나는 곰팡이 같은 생물 독소에 대한 면역 반응을 조절하는 HLA 유전자가 시원치 않다. 곰팡이에 대한 민감성을 타고나지 않은 75퍼센트의 운 좋은 사람들이 누수와 곰팡이가 있는 집 안으로 들어간다고 해보자. 곰팡이 포자와 독소를 들이마시면 면역계가 그것을 공격해 항체를 만든다. 하지만 나처럼 항체의 보호를 받지 못하는 사람이라면 독소가 다시 순환한다. 하지만 그런 사람들은 대부분 자신에게 유전적 민감성이 있다는 사실을 알지 못한다. DNA에 새겨진 곰팡이 질환이 촉발되면 염증 반응이 수년간 지속되고 치료하지 않으면 큰 병에 걸릴 수도 있다.

  곰팡이 문제가 있다고 의심되면 유전적 민감성 검사를 받아보

라. 그런 다음 전문가를 불러 집을 비롯해 많은 시간을 보내는 장소를 점검한다.

간과 신장이 독소에 대처하는 방법

간은 우리 몸의 화학 치유 공장과 같다. 하지만 피부와 기도, 혈액, 위장관에서 화학물질이 일제히 밀려들면 어떻게 해야 할지 몰라 당황한다. 우리 몸은 독소를 내쫓도록 만들어졌으므로 독소 제거를 전문으로 담당하는 훌륭한 기관들도 있다. 하지만 유독성 물질이나 트라우마에 과도하게 노출되면 간과 신장이 무리하게 되므로 노화가 빨라지고 처리되지 못한 독소가 병을 만든다. 처리되지 않은 독소가 지나치게 많으면 더 많은 증상이 느껴진다.

간의 해독 작용에 대한 기본적인 내용을 알아야 한다. 그래야 간에 무리가 올 때 구해줄 수 있다. 나는 《호르몬 리셋 다이어트》에서 친구의 설명에 따라 간의 복잡한 해독 작용을 다음과 같이 비유했다. '간은 혈액을 정화하고 독소를 제거해주는 우리 몸의 자연적 필터'라고.

간의 해독 작용은 두 가지 단계로 이루어진다. 쓰레기 발생(1단계)과 쓰레기 수거(2단계)다. 1단계에서 간은 혈액 속의 비스페놀A(BPA) 같은 독소를 신진대사물이라고 하는 분자로 변환한다. 이어서 2단계에서는 독성 신진대사물을 소변이나 대변으로 보낸다.

우리가 일요일 밤에 쓰레기를 내다버리는 것이나 마찬가지다.

안타깝게도 대부분의 사람들은 이 두 가지 단계에 모두 문제를 보인다. 스트레스와 끊임없는 독소 노출 때문에 1단계가 지나쳐서 쓰레기가 너무 많이 발생한다. 그중에는 원래 독소보다 유해한 것도 있다. 설상가상으로 해독의 필요성을 등한시하여 쓰레기 수거를 깜빡하기까지 한다. 마치 쓰레기 수거 업체가 파업에 돌입한 것처럼 쓰레기가 계속 쌓인다. 결과적으로 간이 해독 작용을 하지 않으므로 독소 노출 증상이 나타난다. 미네랄과 섬유질 같은 주요 영양소 섭취를 늘리면 간의 쓰레기 수거와 제거 능력이 향상된다. 간의 해독 작용을 도와주는 음식과 보충제에 대해서는 나중에 자세히 살펴보자.

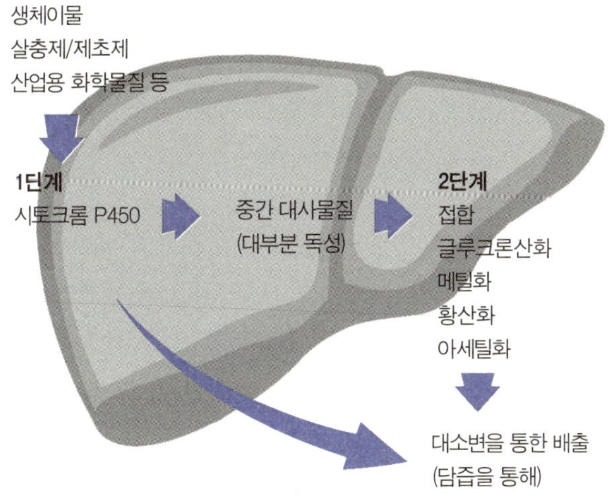

독소를 물리치는 미토콘드리아

미토콘드리아는 지방을 비롯한 연료를 몸이 사용할 수 있는 에너지로 바꾼다. 하지만 그 과정에 수많은 영향력이 작용하기 때문에 미토콘드리아가 중요한 임무를 수행하지 못하게 될 수도 있다. 몸에 필요한 에너지와 미토콘드리아의 에너지 생산 능력에 차이가 생기면 피로가 심해지고 독소의 영향력도 커질 수 있다.

미토콘드리아는 건강할 때는 강력하지만 환경 노출에는 매우 취약하다. 미토콘드리아 손상을 일으키는 원인은 몇 가지가 있다. 하나는 영양 부족인데 유리기(활성산소, 유해산소)를 중화하는 항산화성분이 부족하면 그렇다. 항산화성분은 녹차나 과일, 채소에 풍부하다. 또 다른 원인은 설탕을 너무 많이 먹어서 생기는 영양 과잉이다. 생체이물과 합성 화학물질, 내분비계 교란물질도 미토콘드리아를 손상한다. 미생물, 장내 세균 불균형, 직접적 산화 스트레스(항산화물질 섭취 부족과 함께) 또한 마찬가지다. 이처럼 미토콘드리아에 손상이 일어나면 피로가 심해지고 일상의 독소 노출에 제대로 대처하기가 힘들어진다.

이번 주부터 미토콘드리아가 제대로 기능하도록 힘을 불어넣어 줘야 한다. 과일과 채소 섭취를 늘리고 미토콘드리아 리셋에 직접적인 영향을 끼치는 보충제를 복용한다. 미토콘드리아가 몸에 필요한 에너지를 만들지 못하게 하는 생물 독소의 짐도 줄여야 한다. 몸속 깊은 곳의 세포에서부터 활력이 살아나는 것이 느껴질 것이다.

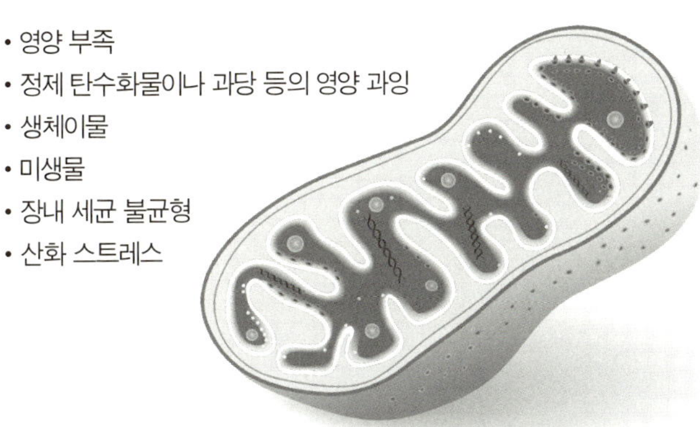

환경 독소의 스트레스를 물리치는 방법

너무 우울해하지 말라. 부정적인 노출을 줄이거나 없애고 긍정적인 노출을 통해 환경 독소의 스트레스를 물리치는 방법이 있다. 첫째, 유독성 있는 피부 제품과 가정용 제품을 안전한 것으로 바꾼다. 예를 들어 스테인리스 스틸이나 유리 용기를 사용한다. 음식을 데울 때 플라스틱 용기를 사용하지 않는다. 플라스틱 코팅 재질이 아닌 프라이팬을 사용한다. 둘째, 사우나나 십자화과 채소, 과일, 견과류, 녹차, 보충제 등의 긍정적인 노출을 실시한다.

사우나 노출 : 심장과 장수 유전자를 데워라

몸매를 가꾸려면 뜨거움을 견뎌야 한다. 사우나(건식 사우나와 적외선 사우나)와 열(열탕, 증기 욕실) 같은 긍정적 노출을 통하여 엑스포솜을 개선하자. 특히 건식 사우나는 바람직한 노화를 도와준다는 증거가 가장 많이 나와 있다. 하지만 적외선 사우나도 만만치 않다. 오래 건강하게 살려면 DNA를 보살펴줄 입자가 필요하다. 그것이 바로 사우나에 앉아 있을 때 일어나는 효과다.

사우나는 열 스트레스 요인heat stressor이다. DNA를 포함해 몸을 리셋해주는 호르메시스(미량의 유해물질에 노출되었을 때 이로운 생물 반응이 일어나는 것) 형태다. 장수 유전자를 작동시키는 운동이나 마찬가지다. 힘들어서 끙끙거릴 필요도 없으니 이득이다. 사우나에 앉아 있으면 FOXO3라는 장수 유전자가 발동되어 스트레스 탄력성과 항산화물질 생산, 단백질 보존, DNA 회복(변이 방지), 암세포 사멸을 위한 유전자가 발동된다. 대부분 나이 들면서 발현이 줄어드는 유전자들이다.

FOXO3는 다른 중요한 유전자들을 작동시키는 것 말고도 열충격 단백질을 만든다. 열충격 단백질은 체내 단백질이 제대로 접히도록 해준다protein folding. 마치 침대에 씌운 딱 맞는 매트리스 커버처럼 뭉치지도 않고 주름지지도 않는다. 제대로 접히지 않은 단백질은 서로 뭉쳐서 여러 손상을 일으키고(죽상동맥경화증, 울혈성 심부전, 알츠하이머 같은 퇴행성 신경 질환 등) 수명이 단축된다. 또한 열충격 단백질은 몸 안을 녹슬게 만드는 산화 스트레스를 중화한다. FOXO3가 많을수록 100세까지 장수할 가능성이 세 배로 높아진다.

《미국의학협회저널Journal of the American Medical Association》에 실린 연구에 따르면 일 년에 사우나를 4~7회 즐기는 남성은 원인을 막론하고 모든 사망률이 40퍼센트나 떨어졌다! 따라서 사우나는 나이 드는 심장에 가장 좋다고 할 수 있다.

누구나 몸에 노쇠 세포가 있다. 죽은 상태도 아니고 살아 있는 상태도 아닌 마치 좀비 같은 세포들인데 옆에 있는 세포까지 손상하는 친염증성 사이토카인cytokine을 분비시킨다. 사우나는 좀비 순찰대나 마찬가지인 FOXO3 자식작용autophagy 유전자를 작동시킨다. 자식작용은 쉽게 말해서 세포의 사멸 과정이다. FOXO3는 체내의 경찰이 나쁜 세균과 바이러스, 암 세포 같은 공공의 적을 통제하도록 면역 기능을 조절해준다. 하지만 사우나 목욕을 절대적으로 피해야 하는 사람이 있다. 불안정한 가슴 통증(협심증)이 있거나 심장 질환이나 극심한 대동맥판막 협심증이 있는 경우다. 사우나 목욕은 심상 박동수를 늘리고 혈압을 계속 내리는 혈관 저항을 줄여준다. 이러한 증상이 있는 사람은 전문가와 상담하되 사우나가 비교적 안전한 편이라는 사실을 기억하기 바란다. 사우나가 보편적인 핀란드에서는 사우나 도중의 사망률이 10만 명 중 2명도 안 된다는 결과가 나왔다.

나는 어릴 때 미네소타에서 친척들과 핀란드식 사우나를 즐긴

후 곧바로 차가운 호수에 뛰어들곤 했다. 나무를 태워 뜨겁게 데운 돌에 물을 끼얹으면 증기가 발생한다. 핀란드식 사우나는 바깥에서 우리 몸을 데워주고 적외선 사우나는 적외선을 이용해 안에서 데워준다. 적외선은 핀란드식 사우나보다 약 5센티미터 더 깊이 침투해 (우리 몸의 약 70퍼센트를 이루는) 물 분자의 진동을 일으켜 심부 체온을 올려서 땀이 나오게 해준다.

그래도 이번 주에 사우나에 들러 땀으로 독소를 배출해야겠다는 생각이 들지 않는 사람을 위해 사우나의 입증된 효과를 소개한다.

- 운동 능력 향상(지구력, 근위축 감소, 혈장량 증가)
- 심박 변이도와 신경계 균형 강화
- 인슐린 민감성을 높여(근육 세포에 글루코스 수용체 증가) 당화혈색소와 공복 혈당, 당뇨 환자의 체중 크게 감소
- 러너스 하이runner's high(달리기를 할 때 어느 순간 숨 막히고 힘든 것이 사라지고 편안해지는 현상-역주) 발생, 성장 호르몬과 테스토스테론 수치 증가
- 지방질 개선
- 단 7일 만에 아드레날린과 코르티솔이 줄어드는 교감 신경계 감소 효과로 스트레스 내성 강화

사우나 목욕이 주는 보너스는 느긋한 휴식이다. 스트레스가 줄어들고 건강수명은 늘어난다. 이번 주에 네 번, 20분씩 실시해보자.

엑스포솜을 위한 무기 :
십자화과 채소, 과일, 견과류, 녹차

일상에서 손쉽게 실천할 수 있는 긍정적인 노출에는 몸의 해독 작용을 도와주는 식품 섭취를 늘리는 방법도 있다.

• 십자화과 채소

브로콜리와 방울양배추, 양배추, 컬리플라워, 케일, 청경채, 물냉이watercress 같은 십자화과 채소 섭취를 늘린다. 환경 노출에 따른 독소가 몸 안으로 들어가는 가장 대표적인 방법은 피부와 위장 내벽을 통해서다. 면역계의 70퍼센트는 얇은 종이보다도 얇은 위장층 아래에 있다. 채소는 면역계의 청소를 자극한다. 환경 독성이 나쁜 생체이물 효과에 사용하는 세포 수용체가 십자화과 채소에 의해서도 사용된다. 따라서 이런 채소를 많이 먹으면 유해한 환경 독소가 밀려나간다. 암도 예방할 수 있다. 간의 첫 번째 단계를 억제하고 두 번째 단계를 자극하는 설포라판sulforaphane이 생긴다. 섬유질이 풍부해서 간이 정화되고 비타민 C가 유리기(활성산소)에 대응한다. 케일만 섭취해도 항체 생산이 보통 수준보다 5배 높아진다.

• 과일과 견과류

부인과 레지던트로 일하기 위해 샌프란시스코로 처음 이사

왔을 때 할아버지는 이곳이 '과일과 견과류의 땅'이라고 했다. 사실 처음에는 그리 듣기 좋은 말은 아니었다. 할아버지가 내 결혼식이 끝난 후 공항으로 가기 위해 일요일의 게이 퍼레이드 현장을 헤치고 나가야 했을 때 나는 웃을 수밖에 없었다. 하지만 할아버지는 제대로 알고 계신 것이었다. 나는 과일과 견과류가 독소 노출 완화에 얼마나 중요한지 곧 알게 되었다. 실제로 과일과 견과류는 유전자와 영양소의 상호작용을 뒷받침해주는 가장 강력한 증거다.

견과류가 영양학적으로 좋다는 사실은 대부분 알고 있지만 산화 스트레스를 줄여준다는 사실은 잘 알지 못한다. 견과류는 우리 몸에서 녹을 방지해주는 작용을 한다고 말할 수 있다. 호두는 산화 스트레스를 줄여주는 효과가 있다고 증명되었다. 브라질너트를 하루에 하나씩 먹으면 셀레늄selenium과 글루타티온 생산이 증가한다. 글루타티온은 우리 몸이 만들어내는 가장 강력한 항산화물질이다. 결과적으로 갑상선 기능이 개선되어 화학물질 해독이 잘 이루어진다.

채소에 항산화물질이 풍부하다는 사실은 이미 잘 알 것이다. 그렇다면 과일은 어떨까? 내가 가장 좋아하는 과일은 베리류(블루베리, 블랙베리, 딸기, 라즈베리)와 자두, 감귤류(오렌지, 레몬, 라임)다. 터프츠 대학교Tufts University의 '노화에 관한 인간영양연구센터Human Nutrition Research Center on Aging'에 따르면 이 과일들은 항산화지수oxygen radical absorbance capacity(ORAC)로 측정하는 항산화력이 가장 높게 나타난다. 예를 들어 블루베리에는 다른 과일의 40배가 넘는 항산화성분이 들어 있다. 블루베리 한 컵으로 13,000가지가 넘는 항산화성분을 섭취할 수 있는데 이는 USDA의 하루 권장량보다 10배나 높다. 나는 농축 과당 때문에 자두나 건포도 같은 과일 주스나 말린 과일을 피하는 편이다. 내 책《호르몬 리셋 다이어트》에 쓴 것처럼 과당 과부하를 일으켜 인슐린 저항, 간 비대, 고혈압의 원인이 될 수 있기 때문이다.

- **녹차**

아침의 녹차 한 잔은 강력한 카페인 없이도 잠을 깨워줄 뿐만 아니라 폴리페놀도 풍부하다. 노화와 질병을 촉진하는 산화 스트레스를 막아주는 항산화물질이다. 또한 녹차는 간의 해독 작용 1단계를 억제하고 2단계를 촉진한다. 또한 산화 스트레스를 조절해주는 중요한 전사 인자transcription factor인 Nrf2를 자극해주기도 한다. 녹차에 들어 있는 또 다른 좋은 성분은 바로 에피길로카데킨갈레트epigallocatechin gal-late(EGCG)다. 녹차의 잎과 줄기, 눈에는 카테킨류catechins라는 여섯 가지 유형의 항산화물질이 함유되어 있는데 이것들은 모두 체내의 유리기를 제거하고 감기 바이러스를 약하게 만든다. 감기 바이러스에 노출되어도 아플 위험이 줄어든다는 뜻이다. 녹차가 간 질환, 감염, 소화 이상, 심장 질환, 신경퇴행성 질환(알츠하이머, 파킨슨병), 호르몬 관련 암(유방암, 자궁내막암, 난소암, 전립선암), 모든 유형의 죽음, 심지어 곤지름genital warts(성기사마귀)을 예방하거나 역전할 수 있다는 연구 결과가 있다. 평소 녹차를 우려 영양제 먹듯 마시면 된다. 녹차 우리기의 달인이 되어야 한다.

과일, 견과류, 녹차는 영양유전체학의 좋은 예이며, 개개인의 유전자 구성과 식단 간의 상호작용이 유전자 발현을 조절한다는 사실을 명확하게 보여준다.

시력과 노화 그리고 노출

나이가 들면서 신체의 힘이 약해지듯 시력 또한 약해진다. 수정체가 뻣뻣해지기 때문이다. 앞에서 언급했듯이 대부분의 안과의는 문자 그대로 '늙은 눈'을 뜻하는 노안이 노화의 피할 수 없는 부분이라고 말한다. 하지만 나는 동의하지 않는다. 눈과 관련된 노출을 고려해 변화를 준다면 노안을 예방하거나 진행 과정을 역전할 수 있다. 여기서 노출은 사람들이 노트북이나 스마트폰으로 하는 독서에 가까운 행동이다. 이 노출에 대해 사람들이 잘 모른다는 것이 문제다. 당연히 과학적으로 입증된 도움되는 방법이 무엇인지도 모른다. 목걸이 달린 할머니 돋보기안경을 써야 하기 전에(혹은 라식 수술, 다초점 안경이나 다초점 콘택트렌즈 사용) 다음의 예방책에 관심을 기울여보자.

① 시력 검사

정기적으로 시력 검사를 한다. 집에서나 안과에서나 시력 변화를 계속 확인하는 것이 중요하다. 두통이나 흐려 보임, 눈의 피로감 같은 위험 신호를 눈여겨본다.

② 좋은 음식을 먹는다.

5장에서 설명한 영거 프로토콜 식단을 계속 지킨다. 눈의 노화를 늦춰주는 영양소가 풍부한(비타민, 미네랄, 건강한 지방, 항산화성분) 채소와 과일, 생선을 많이 섭취해야 한다.

③ 눈의 노화에 영향을 끼칠 수 있는 질병을 제대로 관리한다.

공복 시 혈당을 70~85mg/dL 수준으로 유지한다. 면역계를 제대로 보살펴 자가면역 질환을 예방한다. 류머티스 관절염 같은 질환은 노안 위험을 높인다. 염증성 식품과 만성 스트레스를 피해야 한다는 뜻이다. 마지막으로 갑상선이 최적의 기능을 수행하도록 해야 한다.

④ 야외에서는 선글라스로 자외선을 차단한다.

⑤ 손바닥으로 눈 마사지를 해준다.

이번 주에는 매일 눈 근육을 부드럽게 마사지해준다. 노트북이나 스마트폰 사용으로 눈이 쉽게 피로를 느낀다. 내가 가장 애용하는 방법은 손바닥 마사지 palming다. 눈 근육도 다른 부위의 근육과 마찬가지로 피로를 느끼지만 우리는 눈 근육을 풀어주는 경우가 거의 없다. 양쪽 손바닥을 세게 문질러서 따뜻해진 손바닥을 두 눈에 대고 근육을 완화해준다. 1분 정도 부드럽게 눌러주면 된다. 이 방법은 눈의 피로를 풀어줄 수 있다. 근거리 작업을 오래 하면 눈이 긴장 패턴에 갇혀서 먼 거리에 초점을 잘 맞추지 못한다.

⑥ 상자를 떠올리면서 눈 운동을 해준다.

상자에 들어가 있는 상상으로 눈 근육을 풀어줄 수 있다. 상자의 오른쪽 상단 모서리를 올려다보면서 숨을 들이마시고 내쉰다. 그다음에는 왼쪽 모서리를 올려다보면서 호흡한다. 이런 식으로 네 군데 모서리에 대하여 모두 실시한다. 이 운동을 매일 해준다.

⑦ 근거리/원거리 운동을 해준다.

컴퓨터로 작업하는 등 근거리 작업을 할 때는 규칙적으로 휴식을 취해야 한다. 옆에 연필을 놓고 원거리 풍경이 보이는 창문을 마주보고 앉는다. 연필을 얼굴에서 50센티미터 정도 떨어진 곳에 올린다. 연필의 끝부분을 쳐다보면서 천천히 연필을 코 가까이 가져온다. 이 과정을 세 번 반복한다. 그러고 나서 연필을 바로 앞에 들고 창밖의 지평선을 쳐다본다. 약 5초간 지평선을 바라본 후 다시 볼펜의 끝부분으로 초점을 옮긴다. 세 번 반복한다. 이렇게 하면 수정체가 근거리와 장거리에 초점을 맞출 수 있으므로 수정체의 노화가 느려진다.

이 운동으로 눈 근육의 피로를 풀어주면 노안 예방에 도움이 될 것이다.

제5주 프로토콜 : 노출

합성 화학물질과 공기 오염, 곰팡이에 대한 노출을 줄이는 것이 과연 그럴 만한 가치가 있는지 의아할 수도 있다. 어디를 가든 피하기가 쉬워 보이지 않기도 할 것이다. 하지만 그리 어렵지 않은 일이다. 이미 당신은 음식과 수면, 운동, 몸의 이완으로 유전자를 변화시키기 위해 노력하기 때문이다. 게다가 하루에 최소 한두 번씩 초록 채소를 먹고 외식을 줄이고 저녁식사 이후 최소한 3시간 안에 잠자리에 들고 있다.

노출에 관한 제5주의 기본 수칙은 다음과 같다. 일주일 동안 최대한 이 수칙을 지키고 미세한 변화에 주의를 기울여보자.

기본 수칙

음식

- 매일 아침 녹차를 적어도 한 잔씩 마신다.
- 매일 과일과 채소를 9~11회 분량으로 섭취한다. 1~2회분의 채소를 (1컵 이상) 섞어서 셰이크로 만들면 더 간편하다. 한 번에 2~4회분을 섭취할 수 있으니 매우 효율적이다!
- 브로콜리를 식단에 추가한다. 매일 1컵씩 먹는다. 이것이 채소 섭취 1회 분량을 차지한다. 브로콜리에는 간의 해독 작용을 도와주는 설포라판이 풍부하다.
- 매일 최소한 브라질너트 1알과 호두 3알을 섭취한다.

- 이번 주에는 1~2회 금식 시간을 16~18시간으로 늘린다(한 번은 젊음을 위해, 한 번은 체중 감량을 위해). 예를 들어 오후 6시까지 저녁식사를 하고 다음 날 정오까지 금식한다. 금식 시간이 길어지면 염증이 사라지며 유방암 위험도 줄어들 수 있다.

피부 미용

- 피부 관리 제품과 화장품을 앤마리 스킨 케어Annmarie Skin Care와 타르트Tarte 같은 유기농 브랜드로 바꾼다. 스마트폰에 환경워킹그룹의 무료 앱 '헬시 리빙'(스킨 딥Skin Deep 데이터베이스 제공)을 다운받는다.

- 나는 세안 후 유기농 항산화성분 세럼과 유기농 오일을 차례로 발라주는 방법을 애용한다. 알파리포산alpha-lipoic acid(ALA, 5퍼센트)은 12주 안으로 얼굴 노화를 줄여주는 효과가 있다고 증명되었다.

- 매니큐어로는 환경워킹그룹의 스킨 딥 평가에서 2점 이하를 받은 다음 브랜드를 추천한다.

  - 조야Zoya는 내가 가장 좋아하는 매니큐어 브랜드고 독성 점수가 1점으로 가장 낮다.

  - 아쿠아렐라Acquarella도 1점이다.

  - 키키 퓨어 앤 심플Keeki Pure and Simple은 2점이다.

  - 유독성 있는 브랜드의 매니큐어를 선택할 때 베이스 코트로 키키 퓨어 앤 심플의 베이스 코트와 탑 코트를 발라주면

좋다.

- 새치나 흰머리 염색약으로는 헤어프린트Hairprint를 추천
한다. 매사추세츠의 화학자 존 워너John Warner 박사의 놀
라운 발명품이다. 그는 모공의 정상 기능을 모방하는 안전
한 방법을 개발했다. 검은색이나 갈색의 머리카락에만 효
과가 있는 천연 색소다. 80분 만에 흰머리를 본래의 머리
색깔로 회복해준다. 헤어프린트는 먹을 수 있을 정도로 안
전하다. 머리카락의 천연 색소를 살려주므로 건강하고 윤
기 나는 머리카락으로 돌아갈 수 있다. 머리카락을 위한 치
유 시스템이다.

보충제

내 남편이나 환자들은 가장 쉬운 방법을 묻는다. 힘들게 노력하
지 않고 보충제를 섭취하는 방법으로 영거 프로토콜의 변화 효과
를 누리고 싶기 때문이다. 하지만 제대로 된 효과를 원한다면 절대
로 쉬울 수가 없다.

당신도 간단한 산수처럼 생각하고 있을지 모른다. 산화 스트레
스가 심하면 그냥 약으로 된 항산화제를 먹으면 될 것이라고. 하지
만 그렇게 간단한 일이 아니다. 건강한 음식을 먹는 것이 우선이다.
베타카로틴 같은 항산화성분을 분리한 연구에서는 그것이 건강에
끼치는 영향에 대하여 엇갈리는 결과가 나온다. 영양소 하나를 분
리하는 것은 생리적이지 못하다. 더 걱정스러운 것은 항산화제가

산화제로 확 뒤바뀔 수도 있다는 것이다(유리기로 변하기 때문).

가급적이면 완전식품을 먹는 것이 좋다. 베리류에 들어 있는 프로안토시아니딘proanthocyanidin을 비롯해 음식으로만 섭취할 수 있는 영양소가 많기 때문이다. 그런 의미에서 다시 강조한다. 가능하면 유기농 완전식품을 먹어라. 그런 다음에 보충제로 식단을 강화한다. 음식을 제대로 먹는 것이 우선이다. 보충제가 영양소 부실한 식단을 고쳐줄 수는 없다.

따라서 이번 주에는 알파리포산(ALA)처럼 미토콘드리아와 활력에 도움되는 보충제에 초점을 맞춘다. 아무리 완전식품으로 이루어진 식단이라도 산화/항산화 균형을 이루기에는 충분하기 힘들다. ALA는 손상된 세포를 회복해주고 최고의 노화와 염증 방지제이자 항산화제다(피부에 발라줄 수도 있다. 320~321쪽 '피부 미용' 부분 참고). ALA는 비타민 C와 E보다 400배나 강하다. 미토콘드리아에서 자연적으로 발생하지만 유리기를 무찌르는 전사 역할을 하려면 하루에 300~1,800밀리그램을 섭취해야 한다. ALA는 나이 들면서 뼈를 보호해주기도 하고 세포를 인슐린에 민감하게 만들어 혈당이 상승하지 않도록 해준다.

비만 여성을 대상으로 하는 한 연구에 따르면 ALA는 열량 제한 다이어트 시 체중 감소를 도와준다. 또 다른 연구에서는 하루에 800밀리그램을 복용하면 체중 감소 효과가 있지만 또 다른 연구에서는 남녀 모두 1,200밀리그램보다 1,800밀리그램을 복용하는 것이 체중 감소 효과가 뛰어나다는 사실이 확인되었다.

집

- 수돗물의 유독 성분을 검사해본다. 자연자원보호협회Natural Resources Defense Council가 19개 도시에서 실시한 연구에서는 로켓 연료(과염소산염, 내분비계 교란물질, 잠재적 발암물질), 납, 비소를 포함한 여러 가지 유독성 오염물질이 발견되었다. 자세한 내용은 심화 프로젝트를 참고하라.
- 친환경 빨래 세제로 바꾼다. 청소용품도 유기농으로 바꾸거나 직접 만들어서 쓴다.
- 플라스틱 용기를 유리나 스테인리스 스틸 제품으로 바꾼다. 전자레인지에는 유리나 세라믹 그릇만 사용한다.
- 플라스틱 코팅 냄비와 프라이팬은 버리고, 무쇠나 에나멜 코팅 무쇠 제품을 사용한다.
- 싱크대 아래, 욕조 주변 등에 눈에 띄는 곰팡이가 있는지 확인한다. 물과 식초를 섞어서 곰팡이를 제거한다. 심각하면(욕조 테두리를 넘어서까지 번져 있으면) 전문가를 부른다.

심화 프로젝트

- 공기청정기를 구입해 집 안에 놓아둔다. 순환하는 공기 속의 먼지와 곰팡이, 꽃가루, 미생물을 제거해주는 성능 좋은 공기청정기에 투자하라. 알레르기나 천식, 곰팡이 관련 질환 위험이 낮아진다.
- 수돗물 성분 검사를 해본다. 필요한 경우 정수기를 구입한다.

- 브로콜리 새싹을 키워 먹는다(부록의 레시피 참고).

- 집 안 곰팡이 검사를 한다.

- 중금속을 피한다. 식단 중 참치를 연어로 바꿔 수은 노출을 줄인다.

- 치아의 아말감을 제거한다. 유기농 립스틱을 사용해 납 노출을 막는다.

- 간 검사를 받는다. 병원에서(권장) 혹은 자가로 ALT 검사를 실시한다.

- 외식할 때 음식의 질을 알 수 없거나 비유기농 와인을 마실 때는 활성탄을 두 알 먹어 화학물질과 독소 섭취를 차단한다. 나는 가방에 넣고 다니면서 500~600밀리그램을 먹는다.

요약 : 제5주의 효과

매일 일상 속에서 엄청난 유해물질에 노출되어 있다는 사실이 버겁게만 느껴질 수도 있다. 하지만 스트레스받지 말라. 원래 우리 몸은 독소를 포함하도록 만들어졌다. 해로운 노출을 최대한 줄여주면 몸에 다음과 같은 효과가 나타난다.

- 산화 스트레스가 줄어들고 항산화물질이 늘어나 노화가 늦춰진다.

- 콜라겐과 결합조직을 개선해 주름살을 줄여준다.
- 텔로미어가 건강해지고 길이가 길어질 수도 있다.
- 건강수명이 늘어난다.
- 집 안 환경이 건강에 좋은 친환경으로 바뀐다.
- 완전식품으로 이루어진 식단이 암을 예방하고 간의 해독 작용을 도와준다.

포인트

이번 주에는 유해한 노출을 줄이는 방법으로 젊음을 지킨다. 독소는 미토콘드리아에서 시작해 몸속 깊은 곳에서부터 몸의 균형을 무너뜨린다. 노화는 미토콘드리아에서 가속화되므로 우리 몸의 에너지 발전소인 미토콘드리아를 반드시 지켜야 한다. 유해 노출을 막아 미토콘드리아를 지키고 항산화성분으로 손상을 복구하고 건강에 좋은 음식을 먹으면 노화 억제 유전자가 작동한다. 따라서 몸속에서 재정비가 이루어진다. 마치 일 년에 한 번씩 옷장을 정리해 옷 입기가 수월해지도록 만드는 것처럼 말이다. 질병의 90퍼센트는 환경이 원인이므로 환경을 바꾸는 것이 열쇠다. 미용 제품과 식단, 집 안에서의 유해 노출은 건강에 가장 큰 영향을 끼치는 요소일 것이다. 이것들에 변화를 주고 제어하는 것 또한 가장 쉽다.

진정 Soothe
제6주

10

우리의 영혼에는 시간도 공간도 그 어떤 피조물도 만질 수 없는 곳이 있다.
_ 마이스터 에크하르트Meister Eckhart

나는 쉽게 잘 놀란다. 영화에서 폭력적인 장면이 나오면 눈을 질끈 감는다. 뇌에서 위험 신호를 감지하는 영역인 내 편도체는 뜨겁다. 스트레스가 제대로 해소되지 않기 때문이다. 스트레스가 몸 안에 남아 마치 불량배처럼 어슬렁거리면서 위장 벽을 뚫어 소화를 망치고 텔로미어를 짧게 만들고 무방비 상태의 뇌를 여기저기 때린다. 시내 외곽으로 운전을 하거나 친척집을 방문하거나 중요한 모임에 입고 갈 옷을 고민하거나 머릿니를 없애는 것 같은 일상의 스트레스마저도 나를 엄청나게 연약하게 만들고 트라우마와 긴장이 심하다. 충격흡수장치를 깜빡 하고 태어나서 직접 만들어내야 하는 것이나 마찬가지다.

나는 기능의학에 종사하는 사람으로서 이것이 나만의 경험이 아니라는 사실을 잘 알고 있다. 누구나 스트레스 관리에 대해 잘 알고 있지만 상식이라고 모두가 실천하는 것은 아니다. 대부분의 사람이 여전히 기존의 비효과적인 방법을 쓰고 있다. 건강을 위한 첫 번째 변화는 기존 방법의 문제점을 이해하는 것이고 두 번째는 고정된 행동 패턴을 바꾸는 것이다.

성공적으로 대처하려면 스트레스 반응 체계에 대한 효과적인 모니터링과 스트레스가 끝나면 스트레스 반응을 정지시키는 능력이 필요하다. 다시 말하면 '투쟁 또는 도피fight-or-flight' 반응 상태에서 좀 더 차분한 '배려와 친교tend-and-befriend' 반응으로 자유자재로 스위치를 껐다 켰다 할 수 있어야 한다.

8장에서는 신체적 긴장을 풀어주는 방법을 다루었다면 이 장에서는 정서적 긴장emotional tension을 누그러뜨리는 방법을 다룬다. 단순히 휴식 효과를 늘리기 위해서가 아니다. 스트레스와 공포를 일으키는 유전자와 그 변이를 찾아서 좀 더 생산적으로 움직이게 만들기 위해서다. 그리고 그 변화가 유지되어야만 한다. 이것은 인간이라는 종의 진화에서 가장 큰 도전이기도 하다. 만성 스트레스는 노화를 촉진하기 때문이다.

마지막으로 나는 스트레스를 조력자로 만드는 법을 배웠다. 엡솜 소금을 잔뜩 들이부어 목욕을 하지 않고도 말이다. 다음은 스트레스의 수준에 가장 큰 영향을 끼치는 주요 유전자들이다. 이 유전자들의 스위치를 *끄*거나 켜서 스트레스를 해소해 신체 기능을 향상시키고 스트레스 탄력성을 기를 수 있다.

- **FKBP5 또는 FK506 결합 단백질 5**FK506 binding protein 5

  우리 몸의 스트레스 반응 시스템인 시상하부-뇌하수체-부신축hypothalamus-pituitary-adrenal axis(HPA)에서 기능하는 유전자다.

- **CYP1A2**

  시토크롬 P450과科 1cytochrome P450 family 1, 아과亞科 Asubfamily A, 폴리펩티드 2polypeptide2는 부신에 과도한 자극을 주는(그리고 카페인 소화를 느리게 만드는) 효소가 암호화되어 있다.

- **FAAH**

  지방산 아미드하이드로라아제fatty acid amide hydrolase 또는 행복감 유전자라고 하는데 자연적인 칸나비노이드(향정신성) 성분인 아난다마이드anandamide에 영향을 주는 효소를 통제한다. 산스크리트어로 행복감을 뜻하는 아난다에서 온 아난다마이드가 칸나비노이드 수용체cannabinoid receptor와 결합하면 편안함과 행복감이 느껴진다. 누구나 아난다마이드가 더 많이 필요하다!

- WWC1

WW 도메인-보유 단백질 1WW domain-containing protein 1은 KIBRA 단백질이 암호화된 유전자로 기억과 시냅스 가소성에 관여한다.

- MR

미네랄코르티코이드 수용체mineralocorticoid receptor는 HPA를 조절하는 유전자 중 하나로 심리적 스트레스에 대한 반응으로 ACTH(부신에 코르티솔 생산 신호를 보내는 호르몬)와 코르티솔 수치가 올라가게 만든다. 이웃에 무장 강도가 드는 사건이 일어났을 때 나는 거의 정신이 나가서 더 안전한 동네로 이사하려고 계획했다. 진정하는 데 몇 주일은 걸렸다. 남편은 인터넷에서 대형견 독일 셰퍼드를 검색하고 테이저건(전기 충격기)을 구입했다. 아무래도 테이저건을 사야 할 핑계거리가 필요한 것 같기는 했지만.

- TH

티로신 수산화효소tyrosine hydroxylase를 암호화하는 유전자로 추운 환경에서 자제력을 잃게 만든다. 나는 추운 바다에서 서핑을 하거나 얼음 목욕을 하면 엄청난 스트레스를 받는다. 따뜻한 곳에 있지 않으면 카테콜아민류catecholamine(스트레스 신경전달물질과 호르몬)와 혈압이 치솟는다.(노화를 촉진하는 일반적인 스트레스 반응인 백의 고혈압white-coat hypertension과 관련 있는 유전자이기도 하다.)

스트레스에 관한 한 현대인의 생활은 고대부터 내려오는 인간의 유전체와 상충한다. 인간은 가끔 일어나는 위협에서 생존하고 다음 위기가 찾아올 때까지 몇 달 동안 느긋하게 살아가는 생활에 맞춰 프로그래밍되었다. 하지만 현대인의 생활에는 심리적, 정서적, 혹은 업무 관련 위기가 쉴 새 없이 닥친다. 과도한 스트레스 호르몬이 세포를 공격하므로 건강수명이 단축된다. 나는 그동안 스트레스를 없애기 위해 수많은 시도를 했다. 운동, 요가, 초월 명상, 친구들과 보내는 시간 늘리기, 마음챙김, 찬송가 부르기, 태극권 달리기, 오르가슴 명상, 폴 댄스 등. 인간은 처음부터 지속적이거나 잦은 스트레스 상태를 감당할 수 있도록 만들어지지 않았다. 그렇기에 한 템포 늦추고 휴식을 취할 수 있는 휴지기가 규칙적으로 필요하다. 이제 우리 몸의 충격 흡수 기능을 개선해 노화를 늦추는 방법으로 안내한다.

왜 중요한가

나처럼 평소 진정이 잘 되지 않는 사람이라도 평생 불안과 번아웃burn out(신체적, 정신적으로 모든 에너지가 소모되어 무기력해지는 증상-역주), 민감 상태, 생존 모드, 우울증에 시달리게 될까 봐 걱정할 필요가 없다. 후성유전학은 올바른 선택을 통하여 후천적인 효과를 볼 수 있게 해주는 강력한 도구다. 한마디로 우리는 후천적인 적응을 통하여 더욱 건강해질 수 있다. 우선 스트레스를 느끼고 추적하고 해결하여 스트레스 반응을 늦춰야 한다. 이 과정은 당신에게 매우 까다로운 요구를 할 것이다. 평소와 다른 반응을 해야만 하기 때문이다. 후성유전적 변화는 당신의 몸에 힘을 실어주기도 하고 빼앗기도 한다. 당신이 공격 태세로 전환하거나 이미 스트레스 반응에 뛰어나지 않은 한, 후성유전적 변화는 스트레스를 더해 노화를 촉진할 것이다.

첫째, 진정이 필요한 이유는 스트레스와의 관계가 망가져버리면 노화가 10배는 더 빨라지기 때문이다. 쉽게 초조해지고 화가 난다. 어젯밤 내 호텔 방 위층에서 자정이 지나도록 시끄럽게 떠드는데도 호텔 측에서는 아무런 조치도 취하지 않았을 때처럼! 투쟁 또는 노피 반응 시스템(교감 신경계)이 항상 가동되는 상태이므로 주름살이 심해지고(피부 안쪽마저도 주름살이 생기고 단백질 접힘이 제대로 이루어지지 않는다) 혈당 수치가 올라가고 해마(뇌에서 기억 통합과 감정 조절을 담당하는 부분)의 면적이 줄어들고 골밀도 또한 줄어든다. 따라서 사랑하는 사람들과 교감하기가 힘들어진다. 다시 말하면 거울 뉴런이 작동하지 않는다. 거울 뉴런은 개인이 어떤 행동을 하거나 타인이 어떤 행동을 하는 것을 볼 때 활발한 반응이 나타나는 신경으로 소속감과 교감에 중요한 역할을 한다. 거울 뉴런은 자기의식과도 연관이 있다. 연상학습과 좀 더 세련된 행동을 위해서도 중요하다. 거울 뉴런이 지난 10년간 신경과학 분야의 가장 중요한 발견이라고 보는 시각도 있다. 스트레스가 심하면 교감 신경이 제대로 작동하지 않아 좌절감과 고립감, 자기중심, 두려움의 원인이 된다. 인식의 범위가 줄어들수록 건강수명도 줄어든다. 스트레스는 시간 압축time compression, 비판, 혐오, 또는 짜증으로 나타나기도 한다. 심한 스트레스가 우리 몸에 일으킬 수 있는 위험을 다음의 그림(333쪽)으로 확인해보자.

둘째, 아직도 스트레스에 관심을 기울여 변화를 추구해야 한다는 확신이 들지 않는다면 이 사실을 고려해보라. 만성 스트레스는 당신의 몸과 마음뿐만 아니라 후성유전적 변화를 통해 자녀와 손주들의 몸과 마음에도 영향을 끼친다. 스트레스 수치와 스트레스에 대한 인식이 당신의 하드웨어(유전)를 바꿔놓지 않을지라도 소프트웨어(후성유전)는 바꿀 수 있다. 삶에 대한 부정적인 인식이 몸의 분자에 새겨져 DNA에 영향을 끼친다. 마치 영혼의 상처와 비슷하다.

마운트 시나이 병원Mount Sinai Hospital의 정신의학 및 신경학 교수 레이첼 예후다Rachel Yehuda 박사는 영혼의 상처에 대해

스트레스가 몸에 일으키는 변화

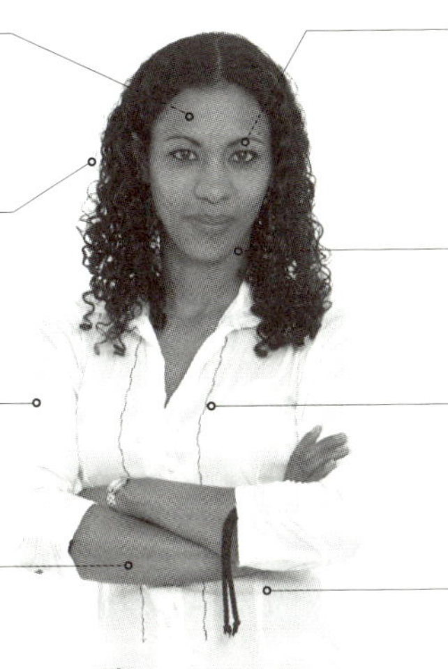

잘 알고 있다. 유대인 대학살과 9·11테러 생존자들의 후성유전적 변화를 연구했기 때문이다. 먼저 그녀는 유대인 대학살 생존자 32명의 유전자를 살핀 후에 그들 자녀의 유전자를 살폈다. 그런 다음에는 전쟁 기간 동안 유럽 밖에서 살았던 유대인 가족의 결과와 비교했다. 그녀는 스트레스를 조절하는 지휘본부라고 할 수 있는 FKBP5 유전자에 집중했다.

그 결과 그녀는 생존자 트라우마의 후성유전을 발견했다. 생존자들의 DNA에는 변화가 없었지만 후성유전 지표에는 변화가 있었다. 그러한 변화(FKBP5에 PTSD 위험률 증가라고 적힌 포스트잇이 붙는 것)는 그들의 자녀들에게 유전되었다. 예후다는 2001년에 일어난 9·11테러 당시 뉴욕 국제무역센터 가까이에서 살고 있던 임산부들에게서도 FKBP5와 관련된 문제가 유전되었다는 증거를 발견했다. 35세 이상 임산부 집단에게서 FKBP5의 변화 때문에 당사자의 PTSD 발병과 그것이 자녀에게 유전될 위험이 높아진 것으로 나타났다.

공포가 세대 간에 유전된다는 사실은 인간보다 쥐에게서 먼저 발견되었다. 쥐를 대상으로 행한 트라우마의 후성유전에 관한 연구에서 쥐들이 벚꽃 냄새를 맡을 때마다 전기 충격을 가했다. 그래서 쥐들은 벚꽃을 두려워하게 되었다. 연구자들은 그 쥐들의 새끼와 그 새끼가 낳은 새끼들도 벚꽃을 두려워한다는 사실을 발견했다. 유전체 자체는 변하지 않았으니 후성유전에 의해 트라우마가 유전된 것이었다. 이 연구가 주는 깨달음은 무엇일까? 나는 스트레스를

이카루스 신화의 또 다른 측면

4장에서 소개한 이카리아 섬을 기억하는가? 이카리아라는 이름은 그리스 신화의 이카루스를 딴 것인데 대부분의 사람들이 이카루스에 대해 잘 잊어버리는 사실이 있다. 이카루스의 아버지는 아들에게 깃털과 밀랍으로 날개를 만들어주었다. 이카루스는 아버지의 충고를 무시하고 너무 높이 날다가 태양에 밀랍이 녹아 추락해 죽고 만다. 심한 스트레스 때문에 와인 한 잔을 꼭 마셔야 하는 현대인의 모습은 어쩌면 태양과 너무 가까이 나는 것과 비슷할지 모른다. 하지만 이카루스의 신화에는 너무 높이 나는 것 말고도 또 다른 문제가 있다. 이카루스의 아버지는 너무 낮게 날지 말라는 당부도 했다. 너무 낮게 날면 깃털이 바다의 습한 공기를 먹어 날개가 무거워진다고 말이다. 우리에게는 이 두 가지가 모두 필요하다. 교감 신경계를 너무 오래 작동시켜서도 안 되고 너무 적게 작동시켜도 안 된다. 후자의 경우 코르티솔 수치가 너무 낮아 위협에 대한 반응에 둔감해진다. 동적 영역이 넓고 또 유연할 때 장수가 가능해진다.

없애거나 명상 수련을 게을리 할 때마다 내 트라우마 반응이 아이들에게까지 전해진다는 사실을 떠올린다. 자신을 위해서 스트레스를 없애야 한다는 이유만으로 부족하다면 후손들을 위해서 하라.

제6주의 과학 : 진정

스트레스가 심하면 겉모습이 초췌해보일 뿐만 아니라 각종 알레르기와 면역계 이상이 발생한다. 재채기와 간지럼이 나타나는 것은 물론 심장 질환으로 일찍 죽을 수 있다. 현대인에게 자가 진정의 필요성은 점점 더 커지고 있다. 당신은 스트레스에 대해 잘 알고 있다고 생각할지 모르지만 스트레스의 작용에 대한 확실한 연구 결과가 나온 것은 비교적 최근의 일이다.

쌍둥이에 대한 연구는 유전과 환경nature-versus-nurture에 대한 오랜 논쟁을 이해하도록 도와준다. 300쌍의 쌍둥이를 대상으로 한 연구에서는 일상 환경과 개인의 성격 중에서 어느 쪽이 직장 스트레스에 더 큰 영향을 끼치는지 알아보았다. 그 결과는 다음과 같았다.

첫째, 성격 유형의 차이는 거의 절반가량 유전자에 의해 결정된다. 둘째, 유전자가 개인 간의 직장 스트레스 차이에 끼치는 영향은 32퍼센트, 건강 문제의 차이에 끼치는 영향은 약 50퍼센트다.

심각한 질병에 적용되는 90/10의 법칙을 넘어서므로 스트레스의 유전적 결정 요인을 다스리는 것이 직장 만족도와 건강에 매우 중요하다.

정상적인 스트레스 시스템

정상적인 스트레스 반응에서는 위협(마감시한, 갑자기 오지 못한다는 베이비시터의 연락, 저 멀리 걸어오는 곰 등)이 닥치면 뇌의 시상하부가 곧바로 행동을 개시한다. 시상하부는 신경계와 호르몬계의 교차로다. 위협을 해석하는 변연계limbic system라는 구조의 일부분이다. 결국 시상하부는 체온, 배고픔, 수면, 감정, 그 밖의 항상성(균형) 계통을 조절한다. 스트레스는 항상성을 교란한다. 신경계와 내분비계에 스트레스 반응을 일으켜 균형을 무너뜨린다.

스트레스 반응 계통의 정상적인 주기는 다음과 같다.

- 위협에 대한 반응으로 시상하부에서 코르티코트로핀 분비 호르몬corticotropin releasing hormone(CRH)과 아르기닌-바소프레신arginine vasopressin(AVP)이 분비된다.

- CRH가 뇌하수체에 부신피질자극 호르몬adrenocorticotropic hormone(ACTH)을 만들라는 신호를 보낸다. 이 호르몬은 부신을 자극하여 코르티솔을 포함한 스트레스 호르몬을 자극한다. CRH는 중앙 신경계 이외에서 분비될 수도 있다. 예를 들어 피부에서 분비되어 염증을 일으킨다.

- 코르티솔은 다시 뇌로 돌아간다. 시상하부에서 코르티솔은 CRH와 AVP 생산을 중단한다. 그리고 나머지 변연계에서 코르티솔은 글루코코르티코이드 수용체glucocorticoid receptor의 작동을 멈추고(코르티솔을 더 만들라는 신호를 중단한다) 무기질 코르티코이드mineralocorticoid 수용체를 작동한다(AVP가 계속 만들어진다).

이웃에 무장한 도둑이 들었을 때 남편은 이러한 스트레스 호르몬이 나오는 과정을 거쳐 무기를 구입했고 경비견을 알아보자고 설득했다. 그렇게 하는 것만으로 그의 몸은 다시 균형 상태로 돌아갔다. 하지만 나에게는 여파가 훨씬 오래 갔다.

스트레스는 어떻게 건강을 해치는가

스트레스가 인식되면 글루코코르티코이드가 혈액으로 방출되어 달리거나 싸울 수 있게 만든다. 혈압과 심박수, 혈당이 올라가 에너지를 제공해준다. 이런 상태가 예를 들어 3∼6개월에 한 번씩, 가끔 일어나면 정상이고 우리 몸도 곧바로 적응할 수 있다. 하지만 평소 스트레스를 예상하거나 스트레스를 많이 받거나 회복이 느리고 제대로 이루어지지 않는 유전자를 가진 사람이라면 과도한 스트레스 호르몬이 몸에 해롭게 작용할 수 있다. 글루코코르티코이드 수치가 높으면 텔로미어가 짧아져서 일부 세포가 (죽은 것도 산 것도 아닌) 좀비 같은 노쇠 세포가 되어버리고 염증을 일으키는 화학물질이 분비된다.

대부분의 연구에서는 불안과 우울증, 외상후스트레스장애(PTSD)가 시상하부-뇌하수체-부신축(HPA)을 민감하게 만드는 불균형을 초래한다는 사실을 보여준다. 더욱 흥미로운 사실은 고조된 스트레스 반응성이 그런 정신 질환보다 먼저 일어나며 주요 스트레스 유전자(이 장의 초반부에 언급한 FKBP5, CYP1A2, FAAH, WWC1, MR, TH)의 변이와 연관 있는 듯하다는 것이다.

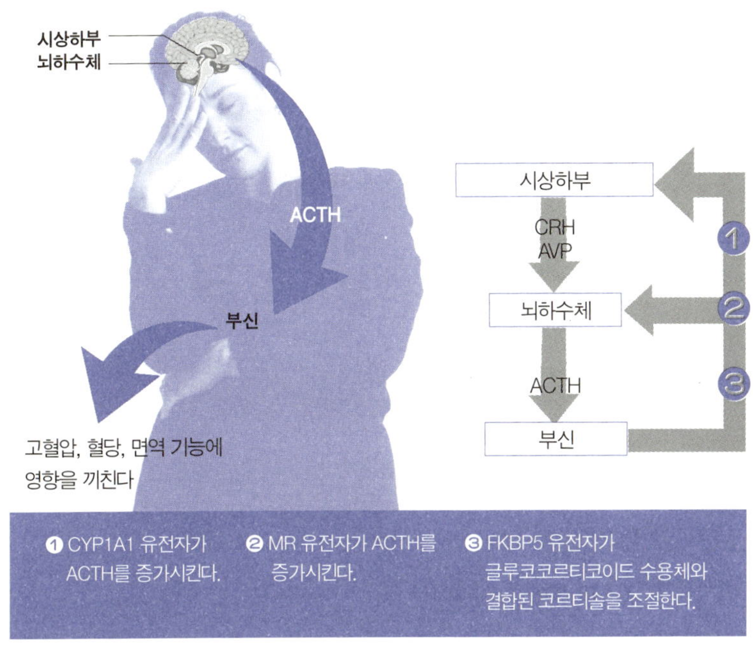

따라서 상황이 악화되기 전에 의료 관계자나 과학자들이 개입할 수 있는 좋은 기회가 된다. HPA축의 조절 이상에 따르는 가장 큰 문제는 CRH, AVP, ACTH가 억제되지 않는다는 것이다. 다시 말해 스트레스 반응이 제대로 중단되지 않는다. 결과적으로 위협이 사라져도 계속 스트레스를 느끼게 된다. 내가 이웃 강도 사건 이후 몇 주일이나 스트레스를 받은 것처럼 말이다.

스트레스 지각이 커지면 미주신경 긴장도(혹은 반응성)가 낮아지는데 미주신경이 제 기능을 하지 못한다는 뜻이다. 미주신경은 부교감 신경계에서 가장 중요한 신경이다. 따라서 미주신경에 문제가 생기면 건강에 이상이 생기고 노화도 빨라진다. 미주신경을 뜻하는 'vagus'는 '방랑자'라는 뜻인데 이름에 걸맞게 뇌와 목, 귀, 혀, 심장, 폐, 위, 장, 간, 이자, 방광, 신장, 지라, 그리고 여성의 생식기관 등 온몸의 중요한 기관으로 방랑한다. 미주신경 긴장도가 낮으면 다음과 같이 여러 문제가 발생한다.

- 불안
- 음식 섭취 시 포만감이나 이완 부족
- 심신 연결과 몰입 상태 접근의 어려움
- 위산 분비 저하
- 비타민 B_{12} 흡수 저하
- 담즙산 분비 저하로 지방과 독소 제거 기능 저하
- 변비
- 신장 혈류 공급 부족
- 고혈압
- 글루코오스(포도당) 제어 기능 저하
- 낮은 심박 변이도, 심장 질환 위험 증가
- 안정 시 심박수 상승
- 잦은 배뇨
- 오르가슴 제한 또는 부재

적당한 운동

운동량이 부족하고 앉아 있는 시간이 많으면 건강에 해롭다는 사실은 누구나 잘 알고 있다. 하지만 너무 높이 날아서도, 너무 낮게 날아서도 안 되던 이카루스의 이야기처럼 운동으로 장수 효과를 최대화하려면 운동을 적당한 수준으로 해야 한다. 운동량이 부족하면 면역계에 문제가 발생하고 스트레스 탄력성이 떨어지며 생체 리듬이 무너진다. 반대로 충분한 회복 과정을 거치지 않고 운동을 너무 심하게, 너무 강하게, 너무 자주 하면 스트레스 반응 계통에 문제가 생겨서 면역 이상과 부상, 장 누수 등으로 이어질 수 있다.

운동을 과도하게 하면 CRH와 코르티솔이 분비된다. CRH는 내장 벽의 투과성 혹은 누수성을 증가시키고 폐와 피부, 혈액 내 뇌 장벽의 투과성 또한 높아진다. 달리기 같은 격렬한 운동은 코르티솔 수치를 높여 신체 손상과 노화 촉진을 일으킨다. 코르티솔 수치가 높으면 세포 연접에 변화가 생겨서 해로운 물질이 세포 사이를 통과할 수 있다. 또한 높은 코르티솔 수치는 장의 운동성을 감소시키고 소화를 차단하고 장으로의 혈류 이동이 느려지게 만들며 중요한 면역 기능인 점액 생산도 줄어들게 만든다. 운동선수들은 유산균, 오메가-3, 비타민 C 같은 보충제 섭취 등 여러 해결책의 도움을 받지만 변화를 통한 방법이 가장 효과적이다.

반대로 미주신경 긴장도가 높다는 것은 이타주의적 행동과 타인과의 교감 능력이 뛰어나다는 뜻이다.

일반적인 스트레스 대처 방식

훌륭한 심리치료사이자 불교의 가르침을 전하는 스승이기도 한 실비아 부어스타인Sylvia Boorstein에 따르면 우리는 통증이나 긴장에 대처하는 기본적인 다섯 가지 방식을 가지고 태어난다. 그 다섯 가지 스트레스 반응은 다음과 같다.

- 초조함
- 분노
- 낙담과 좌절
- 개인화(내가 문제야, 내 잘못이야, 내가 잘못한 거야 등)
- 피자, 도넛, 섹스 등의 감각을 이용한 대처

이 다섯 가지 대처 방식은 마치 심신의 초기 설정값과 같다. 따라서 초기 대처 메커니즘을 이해한다면 속수무책으로 피해자가 되는 것을 막을 수 있다. 불안이나 분노, 아이스크림 마구 먹기 같은 방법이 우리 몸에 내장된 자연스러운 스트레스 대처법이라는 사실을 알고 받아들여야 한다. 수용에는 수수께끼 같은 힘이 있다. 과민 반응하는 신경계를 진정시킨다. 수용을 통해 긴장에 더욱 지혜롭게 대처할 수 있게 된다.

트라우마를 일으키는 스트레스와 노화의 가속에서 문제가 되는 것은 현실 자체가 아니다. 그보다 현실을 부정하면서 끊임없이 문제적 상황을 재현하는 것이 문제다. 살다 보면 어쩔 수 없이 실망도 하게 되고 복잡한 일도 생기지만 그런 일에 대한 반응과 관점은 바꿀 수 있다. 실비아 부어스타인은 "내가 고통을 느끼고 있구나. 마음을 느긋하게 갖고 심호흡을 해. 지금 일어나는 일에 집중하면서 같이 해결 방법을 찾아보자."라고 생각하라고 권유한다.

괴로움은 자신의 통제를 벗어난 문제를 받아들이지 않고 저항하려고 할 때 나온다. 통제할 수 있어야만 바꿀 수 있다는 사실을 자신에게 일깨워주자. 수용은 여러 가지 얼굴을 갖고 있다. 현실 도피나 외면, 과식이 일시적인 진정 수단은 될 수 있지만 장기적으로는 수용과 적극적인 항복이 건강에 더 좋다. 분노 대상을 용서하거나 거절 의사를 분명하게 밝히거나 과식하지 말아야 한다는 뜻일 수도 있다.

스트레스를 부릴 줄 알아야 한다

누구나 해로운 스트레스에 대응하는 능력을 타고난다. 허버트 벤슨Herbert Benson은 그것을 이완 반응relaxation response이라고 부른다. 스트레스 반응의 초기 설정값에 새로운 방식을 더하면 앞으로 스트레스 상황에서 다르게 반응하도록 몸과 마음을 훈련할 수 있다. 기도나 마음챙김, 요가, 기공 등 여러 가지 방법을 통해서 가능하다.

알다시피 나는 요가를 좋아하고 충격흡수장치로 활용한다. 요가의 이완 메커니즘은 파탄잘리가 2,500년도 전에 쓴 요가 경전 《요가 수트라》에 "요가란 마음의 동요를 끝내는 것이다.Yoga citta vritti nirodhah"라는 말로 함축되어 있다. 호흡과 몸의 움직임을 동기화하면 마음도 차츰 느려져서 안정된 의식 상태로 접어든다.

명상의 효과도 같다. 2009년에 한 연구진이 44명(절반은 명상 수련자, 절반은 비수련자)을 대상으로 뇌 스캔(고해상도 MRI)을 실시했다. 명상을 하는 사람들은 주의와 정신적 유연성, 마음챙김, 감정 제어를 담당하는 뇌 영역에서 더 많은 회색질이 나타났다. 다른 연구에서는 명상의 집중력 개선 효과가 확인되었다. 명상은 뇌와 마음을 구조적, 생리적, 심리적으로 재훈련하여 스트레스에 더욱 효과적으로 대처하도록 해준다.

명상은 미주신경을 자극해주지만 다른 방법으로도 미주신경 긴장도를 높일 수 있다. 교회나 예배당에 갈 수도 있다. 사람에 따라서는 운동이나 뜨개질이 예배나 마찬가지일 수 있다. 저자 엘리사 앨버트Elisa Albert는 스트레스를 제대로 '부릴 줄' 모르면 스트레스에 끌려가야 한다고 표현했다. 진통과 분만과도 같다. 스트레스를 부리는 방법을 본격적으로 알아보자.

미주신경을 리셋하는 일곱 가지 방법

- 타인과의 긍정적인 교감
- 찬물 샤워(스트레스가 너무 심하다면 나와 똑같은 **TH** 유전자를 가졌다는 뜻!)
- 반사 요법(발 마사지) 받기
- 오른쪽으로 누워서 자기
- 노래하기!
- 침술 치료 받기(특히 귀 부분)
- 두개천골 요법 받기(7장 참고)

이렇게 하면 스트레스 유전자의 작동이 중단되어 한결 차분해진다.

올바른 방법 찾기

나는 오랫동안 여성들에게 유전적 성향과 호르몬 불균형을 다루는 방법을 가르쳐준 부인과 의사로서 스트레스가 거의 모든 호르몬 불균형의 가볍고도 심각한 인자라는 사실을 잘 알고 있다. 스트레스와의 관계를 점검해보는 것이 누구에게나 큰 도움이 된다. 그것은 스트레스에 대한 반응을 객관적으로 관찰해보는 것으로 시

작한다. 그런 다음에 비로소 자신에게 가장 좋은 명상 방법을 찾을
수 있다. 명상은 스트레스 반응을 멈추기 위해 내가 가장 애용하는
방법이다.

명상에는 스트레스와 불안, 만성 통증, 여러 질환을 조절해주는
효과가 있다는 사실이 널리 증명되었다. 명상은 긍정적인 기분을
만들어주는 한편 독감에 대한 저항도 키워준다. 초보라도 명상을
시작하자마자 곧바로 효과를 경험할 수 있다. 이번 주부터 시작해
명상을 매주 수련하는 것이 중요하다.

열반에 이르는 길이 단 하나가 아니듯이 명상의 좋은 방법 또한
한 가지가 아니다. 대표적인 네 가지 명상법은 다음과 같다.

- 주의집중 명상 : 호흡이나 시각화 등 한 가지에 주의를 집중
  하는 것(예 : 자애 명상, 향심 기도)
- 개방적 관찰 : 한 가지에 집중하기보다는 판단하지 않고 경
  험의 모든 측면을 관찰하는 것(예 : 마음챙김, 비파사나)
- 초월 명상 : 하나의 단어나 만트라를 반복하면서 하는 명상
- 움직임 명상 : 요가, 미로 걷기, 걷기 명상, 오르가슴 명상

사람마다 잘 맞는 진정법이 다르지만 모두 유전자의 상태를 바
꾸는 데 도움이 된다. 나에게는 생각 때문에 피폐해지지 않고 그저
생각을 관찰하기만 하도록 도와주기 때문에 요가가 가장 효과적이
다. 그리고 나는 몸을 먼저 움직여줘야만 가만히 앉아 있을 수 있

다. 하지만 당신에게는 요가가 가장 선호하는 스트레스 인자 리셋
방법이 아닐 수도 있으니 다른 방법들도 소개한다. 자신에게 가장
잘 맞는 방법을 찾아보자.

닥터 새라의 방법 : 나에게 가장 잘 맞는 방법은?

- 명상을 한 번도 해보지 않은 사람이라면 개방적 관찰을 먼저
  시작하는 것이 좋다. 존 카바트-진Jon Kabat-Zinn이 지도하
  는 마음챙김 명상을 듣거나 타라 브랙Tara Brach의 팟캐스트
  를 다운받는다.

- 집착적인 사고를 멈추지 못하고 엄청난 추진력으로 쉴 새 없
  이 달리는 공격적인 A형이라면 초월 명상이나 움직임 명상을
  추천한다. 아헹가 요가나 하타 요가처럼 느린 수업은 잘 맞지
  않을 것이다. 빈야사, 아쉬탕가, 파워, 포레스트 요가 등을 추
  천한다. 생각을 전부 없애는 것이 아니라 그저 관찰하는 것이
  목적이다. 감각주의자라면 오르가슴 명상을 시도해본다. 파
  트너가 13분 동안 상대방의 클리토리스를 부드럽게 쓰다듬
  어주는 순차적 방법이다. 그 결과는 성적이기보다는 치료적
  이다. 쓰다듬는 행위를 통하여 옥시토신이 많이 분비되기 때
  문으로 보인다.

- 자신에게 엄격하거나 극도의 집중력을 가진 사람이라면 주

의집중 명상을 시도한다. 종교가 있다면 기도를 한다. 특히 자애 명상은 자신이나 타인에 대한 따뜻하고 연민 가득한 생각에 집중하므로 좋은 출발점이 된다. 실비아 부어스타인은 내가 가장 좋아하는 자애(메타metta라고도 한다) 스승이다. 다음은 자애 명상으로 생각에 집중하는 방법이다.

> 안전하게 보호받는 느낌을 느끼기를
> 만족과 기쁨을 느끼기를
> 내 몸이 나에게 힘을 주기를
> 내 삶이 수월하게 풀려나가기를

- 중독 증상이 있는 사람이라면 단주 모임인 '익명의 알코올중독자들Alcoholics Anonymous', 음식이나 체중 관련 문제를 겪는 이들을 위한 '음식 중독자들Food Addicts', '익명의 과식자들Overeaters Anonymous', 인간관계에 어려움을 겪는 이들을 위한 '익명의 인간관계 중독자들Dependents Anonymous' 등 12단계 회복 프로그램을 제공하는 모임의 도움을 받는다. 이런 모임에서는 힘을 가진 사람과 긴밀한 관계를 맺고 12가지 회복 과정을 지켜나감으로써 회복을 향해 나아간다. 12단계 프로그램은 정기적인 모임과 후원자 또는 집단과의 '협업'을 통해 이루어진다.

초월 명상에 대한 경험

1984년 당시 내 또래 여자아이들은 대부분 마돈나의 노래를 따라 불렀다. 하지만 나는 초월 명상을 가르쳐주는 강연이 열리는 넓은 강당에 앉아 있었다. 말은 기억하지 못하지만 느꼈던 감정은 기억한다고 했던가. 은둔 생활을 하는 성자처럼 생긴 강사가 뭐라고 했는지는 기억나지 않지만 그 명상을 통해 내가 무엇을 느꼈는지는 생생히 기억난다. 평화와 만족감, 편안함이었다.

나는 어려서부터 어머니, 증조할머니와 함께 요가를 했는데 꾸준히 하지는 않았고 요가의 목적이 마음의 평화를 얻기 위해서라는 사실도 이해하지 못했다. 하지만 살면서 겪는 복잡하고 힘든 일이 뇌에도 영향을 끼치고 불필요한 괴로움이 상황을 악화한다는 사실을 배웠다. 마음이 경험과 갈등을 만들어낸다는 사실도 발견했다. '내가 원하는 건 이게 아니라 저거야. 추워. 여길 나가고 싶어. 매니큐어가 왜 벗겨졌지?' 초월 명상은 큰 선물을 주었다. 괴로움의 패턴과 더욱 현명한 존재 방식의 간극을 발견한 것이다. 그 틈 사이에서 내 행동이 변화하기 시작했다.

그밖에도 더 많은 명상 형태가 있는데 이 네 가지가 가장 기본적인 토대가 된다. 여러 형태의 명상이 미주신경 긴장도를 향상시킬 수 있는데 자애 명상과 '옴Om' 성가, 태극권 등 세 가지는 그 효과가 확실히 입증되었다. 자신에게 가장 잘 맞는 방법을 찾으면 된다. 아직도 확신이 없다면 하루 동안 여러 가지를 시도해보고 가장 마음에 드는 것을 골라 이번 주에, 그리고 남은 제7주 동안 실시하면 된다.(주의집중 명상과 개방적 관찰은 나에게 잘 맞지 않는다. 쿠키를 절반만 먹고 기쁨을 느끼려고 한다면 곧바로 실패할 것이기 때문이다.) 이 모든 방법의 목표는 마음을 따뜻하게 하고 코르티솔 수치를 리셋하는 것이다.

자신에게 맞는 방법을 찾고자 할 때는 10분 동안 짧게 시도해본다. 10분도 어렵다면 5분 동안 한다. 10분이 쉬우면 20분을 시도해본다. 생각이 차분하게 정리되지 않더라도 허리를 꼿꼿이 세우고 앉아서 심호흡을 하는 것만으로도 효과가 나타난다. 그런 상태에서도 스트레스 반응이 바뀌고 마음을 새롭게 훈련할 수 있다.

제6주 프로토콜 : 진정

스트레스를 적이 아닌 아군으로 만들어야 하므로 이번 주의 프로토콜은 대단히 쉬우며 스트레스가 없다. 시도해보고 싶은 명상을 골라 매일 꾸준히 실시하면 된다. 가급적이면 아침에 일어나자마자 하는 것이 좋다. 하루의 스트레스가 닥치기 전에 실시할수록 성공할 가능성이 크기 때문이다.

명상을 할 때는 코를 통해서 심호흡을 한다. 폐활량을 전부 사용하는 호흡으로 교감 신경계를 누그러뜨리고 부교감 신경계를 활성화한다. 심호흡을 위해서는 상후거근을 작동해야 하고(이를 위해서는 숨을 들이마실 때 배가 완전히 확장되어야 한다) 폐를 가득 채우려면 하후거근을 작동해야 한다(배가 척추를 향해 완전히 수축되어야 한다). 부교감 신경계를 작동하기 위해 두 근육의 행동이 모두 필요하다. 둘 다 혹은 둘 중 하나를 충분히 사용하지 않아서 뻣뻣하게 뭉친 상태일 수도 있다. 이 근육들을 사용하면 심호흡이 쉬워지고 몸과 마음이 치유된다.

이미 운동이 일상적인 하루 일과로 자리 잡았겠지만 꾸준하지 못했다면 이번 주를 계기로 바꿔보자. 좋아하는 운동을 선택해 하루에 네 번씩 한다. 알다시피 운동은 스트레스를 해소하고 숙면을 돕고 엔도르핀 수치를 높여준다.

이번 주에는 최대한 스트레스를 없애려고 노력하는 한편 스트레스에 대한 반응도 다룬다. 스트레스에 대한 기본적인 대처 반응이 무엇인지 살펴보고 새로운 이완 반응으로 해소하려고 노력해본다. 하루 종일 최대한 마음챙김을 시도하고 스트레스 상황이 닥치면 반응하기 전에 먼저 심호흡을 한다. 그렇게 하면 이번 주 동안 주의와 통제력이 더욱 커질 것이다.

이번 주에는 꾸준한 명상으로(자신에게 맞는 방식의 명상으로) 스트레스에 대한 반응을 바꾸는 데 초점을 맞춘다. 장기적으로는 뇌의 건강과 유연성, 민첩성이 향상된다.

기본 수칙

- 아침에 일어나서 10분간 명상이나 기도를 하거나 시각화 명

상법이 담긴 설명을 듣는다.

- '미주신경을 리셋하는 일곱 가지 방법'(345쪽) 중 하나를 고른다. 미주신경 긴장도가 높아진 것을 알아차리기까지는 일주일 이상이 걸릴 수도 있지만 평소 틈나는 대로 자주 실시한다.
- 밤 10시 전에 잠자리에 들고 오른쪽으로 누워 미주신경에 자극을 준다. 가급적 7~8시간 30분의 수면 시간을 지킨다(6장 참고).

보충제

- 대구 간유나 기타 생선 기름 같은 오메가-3를 매일 1~2그램 섭취한다. 코르티솔 수치를 낮추고 제지방 체중을 늘려주며 심박 변이도로 측정하는 미주신경 긴장도를 개선해준다.

심화 프로젝트

- 매일 꾸준히 명상을 하기 위해서 다른 누군가와 함께 해도 된다. 스트레스에 관한 문제를 짚어주고 새로운 해결책을 제시해주는 라이프 코치나 치료사가 도움이 될 수도 있다. 친구와 함께 하면서 서로 도움을 주고받아도 된다.
- 향심 기도를 한다.

  다음은 종교적인 요소가 제외된 나만의 단순 버전이다.

  – 내면의 신과의 이어짐을 상징하는 성스러운 단어를 하나 선택한다.(예 : 품위, 평정, 신뢰, 믿음, 평화, 편안함 등)

- 편안하게 앉아서 눈을 감는다. 속으로 단어를 떠올리며 신
 과의 이어짐을 시도한다.
- 생각에 얽매이는 자신을 발견할 때마다 이 단어로 돌아간다.
- 눈을 감은 채로 좀 더 앉아 있는다.

요약 : 제6주의 효과

스트레스의 피해자가 되지 않고 스트레스를 아군으로 만들면 스트레스 반응에 대한 손상이 줄어들어 몸의 생리가 개선된다. 그러면 비로소 뇌를 다시 훈련하여 노화를 늦추는 일을 시작할 수 있다. 명상은 시작과 동시에 마음자세를 바꿔준다. 횡격막을 이용한 심호흡을 몇 분 동안만 해도 혈류 변화로 차분함이 느껴지기 시작한다. 스트레스가 줄어들수록 위협을 계속 주시하는 뇌의 편도체도 차분해진다. 거울 뉴런이 작동하여 자기인식과 성찰이 가능해진다. 명상을 꾸준히 할수록 일상의 스트레스 반응을 정신적으로 제어할 수 있다. 자신과 가장 잘 맞는 명상을 골라서 매일 꾸준히 해야 한다.

또한 명상을 꾸준히 하면 소화는 물론 면역 기능이 향상되어 감기에 걸릴 위험이 줄어들고 텔로미어가 보호되어 노화가 느려질 수 있다. 명상을 하는 사람일수록 젊어 보인다는 사실을 아는가? 고대부터 내려오는 명상의 효과는 과학적으로도 증명되었다.

스트레스를 잘 부리는 방법을 배우면 좋은 점은 스트레스에 휘둘리지 않으므로 더 많이, 더 올바르게 사랑할 수 있다는 것이다. 작가 아르네 가르보르그Arne Garborg는 "누군가를 사랑한다는 것은 상대방의 마음에 자리한 잊힌 노래를 찾아 불러주는 것이다."라고 했다. 거울 뉴런이 제대로 작동하고 마음이 평화로워야만 사랑하는 사람들의 노래를 불러줄 수 있다.

포인트

스트레스를 받을 때 몸에서 어떤 일이 일어나는지, 어떤 위험으로 이어질 수 있는지 알면 명상으로 기존의 패턴을 좋은 쪽으로 바꿀 수 있다. 마음에 들지 않는 반응이라고 바꾸려 하지 말고 협조하려고 노력해야 한다. "사랑하는 사람과 함께 하지 못하면 지금 옆에 있는 사람을 사랑하라."는 노래 가사처럼. 기존의 방식을 받아들이면 더 오래, 더 행복하게 살 수 있다.

생각 Think
제7주

11

거의 모든 괴로움이 생각에서 나온다. 우리는 삶의 거의 모든 순간을 생각에 빠져서, 생각의 인질이 되어 지낸다. 마법의 주문 같은 이런 상태에서 벗어날 수는 있지만 신체적 공격에 자신을 방어하기 위해서만큼 훈련이 필요한 일이다.

_ 샘 해리스Sam Harris

머리는 뇌와 정신이 자리하는 곳이다. 대부분의 사람들은 정신에 더 주의를 쏟지만 말이다. 뇌와 정신의 건강은 서로 영향을 끼치므로 어느 것에도 소홀해서는 안 된다. 외부 환경의 인식은 내부 환경의 생물학에 영향을 끼친다. 그 반대도 마찬가지다. 곧 생각이 유전자 발현을 지휘할 수 있다. 따라서 뇌부터 시작해 신체와 정신을 합쳐야 한다.

그것은 필요에 의한 것이기도 하다. 뇌도 나이를 먹기 때문이다.

하지만 나는 뇌가 늙는다기보다는 더 좋아진다고 말하고 싶다. 인풋(초록 스무디를 마시는 것과 명상처럼)과 아웃풋(수면과 내장 건강, 미토콘드리아의 건강에 힘쓰는 것)의 균형이 건강한 뇌를 만들기 때문이다. 나는 부정적인 자기대화와 인지부조화, 왜곡이 심한 데다 중독 행동에 약한 가족력까지 있어 더욱 힘들다. 가치 있는 일이라면 더 많이 할수록 좋지 않을까? 아니, 대부분은 그렇지 않다. 나는 일 중독과 운동 중독, 자신을 고치려는 행동 중독, 리스트 만들기 중독, 음식 중독이 있다. 한 친구에 따르면 'A 마이너스형'이다.

당신도 이 문제들 가운데 한두 가지에 해당할지 모른다. 부정적이고 일관성 없는 생각 패턴과 태도, 믿음이 때로는 자신도 모르는 사이 선택과 행동에 영향을 끼치는 경험을 분명히 해보았을 것이다. 당신이 나와 같다면 의사결정을 내릴 때 잘못된 요인을 과대평가하고 이것 아니면 저것이라는 극단적인 양자택일의 태도가 기본 모드이거나 긍정적인 부분보다는 부정적인 부분에만 집중할 것이다. 오류를 빨리 인정하지 못하는 것이 지극히 인간적이기는 하지만 나는 이러한 경향이 내 결혼생활에 갈등을 초래했고 자녀양육이나 친구 관계에서도 독선적으로 행동하게 만들었으며 심지어 음식 섭취에도 영향을 끼쳤음을 잘 알고 있다.

하지만 대안이 있다. 누구나 더 커다란 의식으로 생각하고 행동할 수 있다. 그러면 삶을 더 잘 헤쳐나갈 가능성도 높아진다. 뇌와 정신, 신경계를 위해 무엇이 좋은지 다시 재보고 정신적 회복이 필요할 뿐이다. 이 모든 것이 최선의 기능을 발휘하지 못하면 건강수명을 연장하기 위한 선택과 노화 시계가 함께 고통받는다. 다시 말하면 노화가 더 빨리 찾아온다는 뜻이다. 작은 단계로 나누면 생각보다 그리 어려운 일이 아니다. 지금까지 6주 동안 해온 일이 이미 당신의 뇌에 도움을 주고 있으므로 마지막 단계로 개선해나가면 된다. 지금쯤이면 생각 혹은 뇌 기능을 해치는 주요 유전자에 대해 전문용어를 써가며 설명해도 그리 놀랍지 않을 것이다. 나는 다음의 유전자 변이 중 일부에 해당하기는 하지만 다행히 전부 해당하지는 않는다.

- 워커홀릭 아니면 사서 걱정하는 사람으로 만드는 워커홀릭 유전자 혹은 COMP(놀랍게도 나는 워커홀릭 쪽이다).
- 알츠하이머 위험을 높이거나 줄이는 알츠하이머와 나쁜 심장 유전자 APOE(나는 APOE4 위험 대립 유전자가 없지만 우리 집안 어른 중 다수가 보유하고 있다). 알츠하이머 증상이 나타나기 수십 년 전부터 머릿속에서 변화가 시작되는 것이다.
- 이름에서 풍기는 분위기와는 다르게 아드레날린성 베타-2 표면 수용체adrenergic beta-2 surface receptor 유전자(ADRB2)는 내가 오랫동안 음식, 체중과 씨름하게 만든 장본인이다. 이 유전자 변이를 가진 사람은 다른 사람보다 체중 감량이 두 배는 더 오래 걸린다. 지방을 태우고 싶은 여성에게는 불청객이 따로 없는 유전자다. 운동은 크게 도움이 되지 않는다. 올바른 종류와 양으로 구성된 식단을 엄격하게 지켜야만 한다.

- 클로토Klotho는 IQ를 높여주는 노화 방지 호르몬을 암호화하는 유전자다.
- 도파민 수용체 D2(DRD2)는 나를 과식과 중독에 빠지기 쉽게 만든다.
- 뇌유래신경영양인자(BDNF)는 뇌를 나이 들면서 더 똑똑하고 신경가소성이 높아지게(적응성) 만든다.
- FAAH는 행복 유전자라고도 하는데 우리 몸이 생산하는 자연적 칸나비노이드 성분인 아난다마이드에 영향을 끼치는 효소가 암호화되어 있다.

생각에 문제가 생기는 극단적인 예는 바로 정신에까지 영향을 끼치는 뇌 질환인 알츠하이머다. 알츠하이머 증상을 보이는 사람들은 자신이 인지 능력을 잃어간다는 사실을 전혀 자각하지 못한다. 알츠하이머 환자 중 3분의 2가 자신이 알츠하이머라는 사실을 이해하지 못하는데 내 할머니 헬렌 또한 마찬가지였다. 멋쟁이에 유쾌한 성격의 할머니는 유행가에 맞춰 흥얼거리거나 춤을 추며 요리나 청소를 했고 나를 정말 예뻐했다. 나는 할머니의 구두와 보석 장신구를 착용하고 집 안을 돌아다녔다. 메릴랜드에서 보낸 어린 시절, 어머니가 워킹맘이기 때문에 할머니가 방과 후마다 나를 데리러 왔다(여름 방학에는 캠프가 끝나고 돌봐주셨다). 할머니는 나에게 원예와 날씨, 블루 크랩 잡는 법을 가르쳐주셨다. 하지만 60대에 알츠하이머 초기 증상이 나타났다.

첫째, 할머니는 운전 중에 길을 잃기 시작했다. 장을 보러 갔다가 체서피크 베이Chesapeake Bay의 집이 아니라 볼티모어로 가는 고속도로로 접어들기 일쑤였다. 그리고 언어 구사력이 나빠졌고 더 이상 자신의 직감을 믿지 못하게 되었다. 집에 아무도 없는 것처럼 멍하니 있는 날이 많아졌다. 나중에는 따뜻하고 애정 가득한 성격도 바뀌었다. 잔뜩 화난 얼굴로 나를 쏘아보거나, 아마도 점점 흐려지는 정신 때문인 듯 좌절하는 모습일 때가 많았다. 매우 간단한 결정조차 어린아이처럼 쩔쩔매게 되었다. 겉모습은 똑같았지만 예전의 할머니는 온데간데없었다. 하지만 할머니는 돌아가시지 않았다. 그 후 84세에 세상을 떠날 때까지 20년 동안 요양원에서 지내며 가족을 전혀 알아보지 못했고 24시간 내내 사람들의 도움을 받아야 했다. 할머니의 수명은 길었지만 건강수명은 짧았다.

나는 알츠하이머를 피할 수도 있다는 사실을 알게 되었다. 알츠하이머 유전자를 물려받았어도 예방하거나 역전할 수 있다. 나는 알츠하이머 유전자를 보유하고 있지 않지만 할머니를 보면서 알츠하이머를 예방하기 위해 후성유전학적 힘을 전부 동원하기로 결심하게 되었다.

왜 중요한가

부상이나 질환이 없는 한 뇌와 마음은 점진적으로 나이를 먹는다. 뇌를 제대로 관리해주면 나이 들면서 오히려 어휘와 언어 능력이 향상되기도 한다. 나이 든 사람일수록 관점이나 문제 해결 측면에서 더 나을 수 있다. 충분한 추론을 거친 똑똑한 해결책을 내놓는다. 또한 패턴 인식이나 의사결정에 따른 반응도 더욱 향상된다.

노인들은 삶에 기쁨과 슬픔이 함께 한다는 사실을 받아들이는 지혜로운 모습을 보여준다. 그들은 젊은 사람들보다 분노나 스트레스, 걱정도 적다. 심리적 웰빙(삶과 기분에 대한 전체적 평가)은 46세에 낮은 지점에 이른다. 그 후 뇌와 마음의 상태가 좋으면 개선된 스트레스 탄력성과 지혜로운 선택이 몸에도 좋은 영향을 끼친다. 감사와 용서, 차분함은 70세에 최고조에 이르고 계속 높은 상태로 유지된다. 조직이나 계획, 분석 같은 다른 기능은 노인의 뇌도 젊은 이의 뇌와 똑같다. 하지만 좋은 점만 있는 것은 아니다. 노화하는 뇌는 정보 처리 속도가 느리고 기억력도 약해진다. 콜라겐이 줄어들어 관절이 약해지고 흰머리가 늘어난다. 그러다 보니 부정적인 생각과 우울증에 빠질 수도 있다.

이미 영거 프로토콜을 통해 좋은 방향으로 가고 있는 당신에게는 이런 일이 일어나지 않기를 바란다! 규칙적인 운동과 학습, 장 기능 회복, 심지어 비디오 게임을 통해서도 기억력 저하와 치매를 예방할 수 있다.(그리고 청력 감퇴도!) 감정과 기억, 자율 신경계를 담당하는 뇌의 해마가 마치 열대 우림에서 무성하게 자라는 풀처럼 무성해야 한다.

새로운 신경 회로를 만드는 간단한 방법

다음은 아일랜드 시인이자 철학자 존 오도나휴John O'Donohue
의 방법에 내가 명상 스승 타라 브랙의 생각을 몇 가지 합쳐서 바꾼
것이다.

- **기록하라**

    이번 주에는 자기대화self-talk를 알아차리고 기록한다. 나는
    생각을 머릿속에서 옳거니 그르니 구시렁거리는 '위원회'라
    고 부른다. 판단하지 않고 가장 많이 떠오르는 생각을 그저 기
    록한다.

    - 난 뚱뚱해.

    - 너무 피곤해. 이렇게까지 피곤한 건 정상이 아니야.

    - 난 늙고 있어. 목이 아파.

    - 난 나쁜 엄마야.

    - 난 초콜릿을 먹을 자격이 있어.

    - 난 친구들과 보내는 시간을 너무 내지 못하고 있어.

    - 엄마한테 전화해야겠다. 왜 자주 전화 드리지 않는 거지?

    - (바 교실에서) 저 여자 좀 봐! 나보다 스무 살이나 많은데 힘
      은 더 세! 난 절대 저렇게 되지 못할 거야!

    거르지 말고 5~7가지 생각을 그대로 적는다.

- **질문하라**

생각마다 질문을 한다. 사실인가? 도움이 되는가? 어떤 어조의 생각인가? 이 말을 하는 사람은 몇 살인가? 아무런 감정 없이 그저 생각을 관찰하기만 하는 것이 핵심이다. 예를 들어 정말로 내가 친구들과 보내는 시간을 내지 못하고 있으며 변화가 필요한지도 모른다.(만약 욕설이 들어가 있다면 화자는 분명히 반항심 가득한 10대다!)

- **부정적인 모습을 친절함으로 대하라**

기분을 상하게 만드는 생각인가? 자기대화가 감정에 끼치는 영향에 대해 생각해본다. 나는 뚱뚱하다고 생각하면 실제로 그렇게 되어버린다. 그것은 애정이 담긴 생각도 아니고 도움이 되지도 않으며 나를 진퇴양난으로 몰아넣을 뿐이다.

- **긍정적인 부분을 찾아라**

이 생각의 좋은 부분은 무엇인가? 바 교실에서 실비아를 볼 때 드는 생각은(자세한 설명은 4장 참고) 나 자신을 그녀와 비교하고 절망하게 만든다. 하지만 그녀에게 자극을 받고 많이 배우기도 한다. 그녀는 긍정적인 노화의 훌륭한 모델이다.

- **재구성하라**

좀 더 애정과 지지가 담긴 생각으로 다시 구성할 수 있는가?

존 오도나휴가 크리스타 트리펫Krista Tippett과 한 인터뷰에서 설명했듯이 우리는 너무도 오랫동안 생각과 결합되어 있어서 미처 다른 쪽으로 생각할 가능성조차 떠올리지 못한다. 이제는 마음과 뇌, 감정, 정신을 위해 더 좋은 생각으로 재구성해야 한다. 예를 들어 이렇게 바꿔야 한다.

'실비아를 좀 봐. 그녀는 정말 강하고 아름다워. 나도 그녀처럼 나이 들고 싶어. 나도 그녀처럼 오늘은 낮잠을 자고 저녁 외식을 취소하고 10시 전에는 잠자리에 들어야겠어.'

제7주의 과학 : 생각

과학적인 부분을 건너뛰고 싶으면 곧바로 뇌를 좋은 쪽으로 바꾸는 프로토콜로 넘어가라.

뇌세포에는 뇌가 노화하고 느려지는 것과 관련된 네 개의 주요 경로가 있다. 바로 염증과 미토콘드리아 손상, 세포 내 칼슘 과부하, 산화 스트레스다.

분자 측면에서 발생하는 이런 일들은 서로 중복되는 경우가 많으며 뇌의 신경세포에 해롭다. 그렇다면 어떻게 해야 할까? 이 문제를 해결하여 뇌를 계속 행복하고 적응력 강하고 느리게 노화하도록 만들어야 한다. 이번 주 프로토콜에서 그 방법을 알려줄 것이다.

- **염증**

물론 염증은 뇌의 자연스러운 방어 시스템에 속하지만 염증
이 멈추지 않으면 문제가 된다. 예를 들어 면역계가 만성적으
로 극심한 경계 상태에 놓인다. '프롤로그'에서 이 과정을 염
증성 노화라고 설명했다. 불필요한 염증은 마치 난로의 장작
이 결국 온 집 안을 다 태우듯이 노화를 가속하기 때문이다.
면역계가 쉴 새 없이 작동하면 유독성 화학물질이 넘쳐나 알
츠하이머와 파킨슨병 같은 신경퇴행을 일으킬 수 있다. 염증
의 생물지표가 고조되면 인지력 저하가 촉진된다.

- **칼슘 과부하**

일반적으로 세포 내 칼슘 수치는 급속히 올라갔다 내려갔다
한다. 신경전달물질 분비 같은 생화학적 신호를 촉발하기 위
한 수단이다. 신경가소성이 유지되려면 칼슘의 신호전달이
정상적으로 이루어져야 한다. 알츠하이머와 파킨슨병, 헌팅
턴병 같은 신경퇴행성 질환이나 근위축성 측삭 경화증(ALS,
루게릭병) 같은 운동뉴런 질환에서는 칼슘과 그 움직임의 방
해가 나타난다. 칼슘 수치에 교란이 일어나면 유전자 발현이
바뀌고 미토콘드리아가 손상되고(이 때문에 여러 중복된 문제
가 일어난다) 신경가소성이 줄어들고 뉴런의 생존에 문제가
생긴다. 칼슘 수치에 조금만 변화가 있어도 인지 기능에는 엄
청난 변화가 일어날 수 있다.

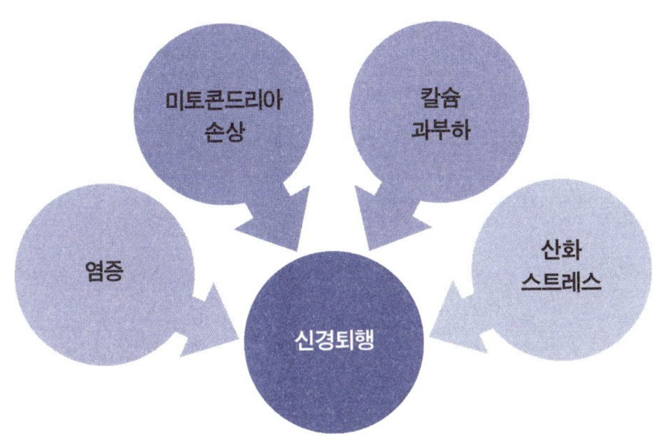

• 산화 스트레스

9장에서 다룬 것처럼 산화 스트레스는 해로운 화학물질(유리기와 H_2O_2)과 그 중화 작용을 하는 항산화물질(글루타티온 등) 사이의 불균형 상태를 말한다. 산화 스트레스는 뇌 혼미증과 노화 촉진의 주범이다. 유전자와 면역계, 내분비계에 너무 많은 유리기가 영향을 끼치면 산화 스트레스 때문에 마치 안개가 낀 것처럼 머릿속이 흐려진다. 여러 필수 호르몬을 분비하는 뇌의 시상하부가 산화 스트레스에 가장 큰 영향을 받는다. 산화 스트레스는 마치 녹이 슬듯 쌓여서 미토콘드리아를 손상한다. 결과적으로 산화 스트레스와 염증이 심해지는 악순환이 반복된다.

- **미토콘드리아 손상**

건강한 미토콘드리아는 우리의 생각과 행동에 에너지를 실어 준다. 이 세포내기관은 수많은 숫자가 모여서 우리 몸의 에너지 발전소 역할을 한다. 미토콘드리아가 힘을 잃는 이유는 여러 가지가 있는데 대부분은 서로 중복된다. 중화 작용을 하는 항산화물질 같은 영양소의 부족, 탄수화물이나 과당 같은 영양소의 과잉, 유해한 미생물과 장내 세균 불균형, 생체이물(특히 살충제, 제초제, 그리고 황화수소 같은 물질), 비정상적 미토콘드리아 DNA, 과도한 산화 스트레스 등이다. 미토콘드리아가 제 기능을 하지 못하면 온몸에서 노화가 촉진된다. 미토콘드리아가 피로해지고 지치면 우리도 피로해지고 지친다.

가장 큰 두려움 : 알츠하이머

많은 사람이 나이를 먹는다는 것은 조금씩 퇴화가 이루어져 결국 침을 질질 흘리고 요양원에서 살게 되는 것이라고 생각한다. 그것은 사람들이 가장 두려워하는 일이기도 하다. 보수적인 통계에 따르면 2050년까지 65세 이상 알츠하이머 환자가 3배로 증가할 것으로 추정된다. 슬프게도 65세가 넘으면 개인이 알츠하이머에 걸릴 위험이 5년마다 두 배로 높아진다. 85세에는 거의 50퍼센트에 이른다.

알츠하이머는 기억력과 언어, 문제 해결, 인지 능력 손상을 가져온다. 특정 세포의 손상과 베타아밀로이드 찌꺼기와 신경섬유 매듭이 축적되어 생긴다. 이 찌꺼기는 비정상적인 단백질 접힘과 집합으로 생긴다. 9장에서 설명했듯이 잘못 접힌 이불과 같다. 알츠하이머 환자 중 3분의 2가 여성이다. 가장 널리 알려진 알츠하이머 유전자는 APOE4로 알츠하이머 발병에 가장 큰 영향을 끼친다. 우리는 부모에게서 APOE 유전자(e2, e3, e4)를 하나씩 물려받는다.

노화 관련 질환에서는 대부분 불균형이 문제가 된다. 골다공증을 예로 들어보자. 골다공증은 뼈의 균형이 잘못되어서 생긴다. (골 성분을 파괴하는) 파골세포의 활동이 지나치게 활발하고 (뼈를 생성하는) 조골세포의 활동은 충분하지 않은 것이다. 신경학자

그리스 신화와 클로토, 산화 스트레스

유전자는 뇌의 노화 속도를 바꿀 수 있다. 예를 들어 클로토Klotho 유전자는 세포와 조직을 산화 스트레스에서 보호해 노화 억제 유전자 기능을 하는 클로토 단백질을 암호화한다. 클로토는 그리스 신화에서 가져온 이름이다. 제우스의 딸 클로토는 수명을 관장하는 실을 뽑아내는 역할을 맡았다. 충분한 운동과 비타민 D로 클로토를 더 많이 만들면 유전자에 상관없이 장수 운명을 가진 실을 뽑아낼 수 있다.

이자 UCLA 교수인 '벅 노화 연구소Buck Institute for Research on Aging'의 데일 브레데셴Dale Bredesen에 따르면 알츠하이머 환자의 뇌에서도 그와 비슷한 일이 일어난다. 정상적인 뇌에서는 특정 신호가 신경 연결과 기억을 만드는 한편 다른 신호들은 상관없는 정보를 잊어버리는 방법을 강구한다. 이를테면 봄맞이 옷장 정리를 언제 해야 하는지 같은 정보 말이다. 알츠하이머 환자는 서로 반대되는 신호들 사이의 균형이 깨져서 신경 연결(시냅스)의 절단과 중요한 정보에 대한 기억력 상실이라는 네트워크 효과로 이어진다. 놀라서 혼비백산할 필요는 없다. 거의 해결책이 있으니까!

인지 기능 저하를 역전할 수 있다

알츠하이머에 관한 최근 정보 중에서 완전히 잘못된 것이 있다. "알츠하이머는 미국인의 사망 원인 1~10위 중에서 유일하게 예방과 치료, 완화가 불가능하다."라는 내용이다. 약 1세기 전에 처음 밝혀진 이후로 지금까지 알츠하이머는 효과적인 치료가 등장하지 않았다. 하지만 이제는 방법이 있다. 브레데셴 박사는 거의 모든 환자의 기억력 손상을 3~6개월 만에 역전하는 프로그램을 개척했다. 정말로 역전한다. 좀 더 큰 규모의 임상실험을 해야 하지만 이것은 알츠하이머 치료에 관한 보기 드문 밝은 부분이다. 너무 늦기 전에 꼭 알아둬야 한다.

하지만 알츠하이머 치료법은 특정 타깃이 하나뿐인 하나의 약이 아닐 것이다. 여러 가지 근본 원인을 다루는 기능의학적 접근법이 가장 좋은 해결책인 듯하다. 지붕에 구멍이 36개나 났는데 약으로는 구멍 한 개밖에 메울 수 없다고 생각해보자. 브레데센 박사는 구멍을 하나 메워도 나머지 구멍 35개가 남아 지붕이 샌다고 말한다. 따라서 약을 하나 먹는 것은 치료에 도움이 되지 않는다. 하지만 여러 개의 구멍을 함께 다룬다면 추가적인 시너지 효과가 나올 수 있다. 그리 심한 구멍이 아니더라도 말이다. 지붕이 새는 정도를 90퍼센트나 줄일 수 있을 것이다. 완전히 다 고치지는 못하더라도 그래도 훨씬 좋아질 수 있다.

뇌에 좋은 아밀로이드 전구 단백질

알츠하이머 예방과 관련해 꼭 알아야 할 단백질이 있다. 바로 아밀로이드 전구 단백질amyloid precursor protein(APP)이다. 브레데센 박사에 따르면 APP는 (우리 몸이라는) 회사의 CFO(최고 재무 책임자)와 같다. "APP는 모든 회계 담당자의 인풋을 살피며 적자인지 흑자인지 판단한다. 매일 우리는 오늘 아침에 한 일을 적극적으로 기억하거나 어제 출근길에 라디오에서 일곱 번째로 흘러나오는 노래를 적극적으로 잊어버리거나 하면서 훌륭하게 균형을 유지한다." 알츠하이머 환자의 100퍼센트가 수년간 이 균형이 잘못 맞춰져 있었다. 브레데센 박사는 이 문제에 '시냅스 골다공증synaptoporosis'이라는 이름을 붙였다.

브레데센 박사는 그 과정을 이해하고자 했다. 알츠하이머 환자들이 어떻게 잘못된 균형 상태에 이르게 되고 어떻게 하면 그 정보를 이용해 너무 늦기 전에 알츠하이머를 막을 수 있는지 말이다. 그는 기억력 상실을 역전하기 위한 포괄적인 기능의학 프로그램에 대해 첫 소규모 연구 결과를 발표했다. 그의 첫 환자 중에 기억력 손상이 2년간 진행 중인 67세 여성이 있다. 그는 그녀를 '환자 제로 Patient Zero'라고 불렀다. 그녀는 데이터 분석과 보고서 작성이 필요한 직업을 그만둬야 하는지 고민하고 있었다. 단기 기억력이 나빠져서 한 페이지를 다 읽을 때쯤이면 잊어버려서 처음부터 다시 읽어야 했다. 운전 도중에 방향 감각을 잃거나 애완동물들의 이름도 헷갈리기 시작했다.

환자 제로의 어머니도 60대 초반부터 비슷한 진행성 인지 저하를 보이기 시작해 결국 상태가 매우 심해졌고 80세에 세상을 떠났다. 그녀는 어머니와 똑같은 증상을 보인다고 의사에게 상담했지만 의사는 아무런 조치를 취할 수 없다고 했다. 의사가 그녀의 증상을 기억력 문제라고 진단했기에 그녀는 장기 입원을 신청할 수도 없었다. 효과적인 치료 방법이 존재하지 않는 데다 장기 입원 치료도 거부되자 그녀는 자살을 하기로 결심했다. 그러던 중에 친구가 브레데센 박사를 한번 찾아가보라고 권유했다.

그녀는 브레데센 박사가 고안한 프로그램을 시작했지만 모든 사항을 다 지키지는 못했다. 생동일성 호르몬bioidentical hormone 을 처방해달라고 의사를 설득하는 데 실패했고 글루텐은 끊었지만 현미 같은 곡물은 계속 먹었고 7시간 동안 수면을 취하는 데 어려움을 겪었다. 하지만 3개월 후 그녀의 모든 증상이 약해졌다. 아무런 문제 없이 익숙한 길을 다니고 전화번호를 외우고 정보를 읽고 기억할 수 있게 되었다. 감기에 걸려 포괄적 프로그램을 그만두면서 상태가 나빠졌지만, 다시 시작하자 정상으로 돌아갔다.

알츠하이머의 유형

브레데센 박사는 알츠하이머에 세 가지 뚜렷한 유형이 있음을 발견했다. 첫 번째는 '뜨거운hot' 또는 염증성 알츠하이머로 APOE4 대립유전자를 한두 개 보유한 사람에게서 가장 흔히 나타난다. 두 번째는 '차가운cold' 또는 비염증성 알츠하이머다. 여성은

숫자로 알아보는 알츠하이머와 APOE 유전자

- AOPE4는 알츠하이머 발병 원인 중 약 20퍼센트에 해당한다.

- AOPE4 유전자를 (한쪽 부모에게서) 하나 물려받으면 알츠하이머 발병 위험이 3배 높아지고 (양쪽 부모에게서) 두 개 물려받으면 8~15배 높아진다. 미국인 중 약 2퍼센트가 e4 유전자 두 개를 물려받았다.

- APOE4 유전자를 보유한 여성은 남성보다 알츠하이머 발병률이 높다.

- APOE4 유전자가 없다고 알츠하이머에 걸리지 않는다는 보장은 없다.

- APOE4는 SIRT1 감소와 mTOR 과생산을 초래한다. 둘 다 장수 유전자다.

- APOE2 유전자를 두 개 물려받으면 알츠하이머 발생 위험이 낮다.

이 제2형 알츠하이머에 주로 걸린다. 브레데센 박사는 제1형과 제2형에 걸린 사람은 한동안 직장생활을 계속할 수 있다는 사실을 발견했다. 가장 큰 기억력 문제를 해결하려고 여러 방안을 강구하기 때문이다. 예를 들어 치과의사나 의사는 유능한 보조가 있는 한 환자 치료를 계속할 수 있다. 제3형 알츠하이머는 특정 독소 노출 때문에(주로 곰팡이) 발생하는데 만성 염증 반응chronic inflammatory response(CIRS) 증상으로 나타난다. 이것은 좀 더 젊은 사람에게서 발생하고 대뇌 피질에 넓게 영향을 끼친다. 의식에 중요한 역할을 하는 접힌 회백질인 대뇌피질이 손상된다. 오래된 기억을 잃고 일상적인 기능과 스트레스 대처가 무너져서 일찍 은퇴해야만 한다.

뇌와 정신을 해치는 행동(알츠하이머 위험을 높이는 행동)

알츠하이머 발병 위험의 60~80퍼센트가 유전 인자와 관련 있지만 그 위험의 절반 정도만이 APOE를 통한 것이다.(APP 같은 다른 유전자들도 알츠하이머를 일으킬 수 있지만 매우 드물다.) 게다가 독소 노출을 최소화하고 다른 라이프스타일도 바꾸면 위험률을 줄일 수 있다. 대부분은 이전 프로토콜에서 이미 소개한 변화들이다. '프롤로그'에서 다룬 것처럼 염증 노화를 일으키는 다섯 가지 인자는 인지 저하와 알츠하이머 위험 또한 높인다. 호르몬 불균형을 바로잡는 것은 뇌를 정성스럽게 보살피는 일이 되므로 결국은 정신, 곧 나 자신을 돌보는 일이다.

알츠하이머의 다른 원인으로 다음과 같은 것이 있다.

- **수면 문제**

  - 뇌에 끼치는 영향 : 글림프 시스템에 의한 뇌의 샴푸 작용
    이 제대로 이루어지지 않아(6장 참고) 중금속과 독소가 쌓
    인다. 혈당이 평소보다 높아져 뇌 혼미증으로 이어질 수 있
    다. 불안증과 우울증이 생기기도 한다. 2005년 미국에서
    전국적으로 실시한 설문조사에서 우울증이나 불안증 진단
    을 받은 사람일수록 하루 수면 시간이 6시간 미만인 경우
    가 많았다.
  - 정신에 끼치는 영향 : 몸을 가누지 못할 정도로 피곤하고
    신경질적이 되고 인내심이 줄어든다. 코르티솔이 정상 수
    치보다 높아서 스트레스에 지배당한다.

- **자극의 부족**

  - 뇌에 끼치는 영향 : 운동을 하지 않는 부위는 위축되기 마
    련인데 근육뿐만 아니라 뇌도 마찬가지다. 교육이 주는 자
    극은 성인의 치매 위험을 75퍼센트 줄여줄 수 있다. 십자
    낱말 퍼즐이나 게임, 베이킹, 원예, 시사 확인 같은 인지 자
    극 활동을 멈추면 뇌에 해로울 수 있다. 하지만 뇌에 자극
    을 주는 활동을 다시 하면 알츠하이머의 경미한 증상을 역
    전할 수 있다. 나의 시아버지는 평생 공부를 실천하는 좋은
    본보기다. 시아버지는 84세에 여러 번의 해양경비대Coast
    Guard 시험을 통과해 지역 소함대 지휘관이 되었다.

– 정신에 끼치는 영향 : 앞에서 말한 설문연구가 바로 코크란 연합Cochrane Collaboration이 실시한 연구인데 지속적인 자극과 학습이 기분에 주는 장점은 발견되지 않았지만 정신을 맑게 해준다는 사실은 분명하다. 유머 또한 기억력을 향상시킨다!

• **공동체의 부재**

– 뇌에 끼치는 영향 : 사람들과의 상호작용은 뇌를 자극해 날카로운 지성을 지켜준다. 강한 사회적 유대감이 고혈압을 낮추고 수명을 늘려준다는 사실이 증명되었다. 사회적 유대의 부재는 인지 저하의 개별적 위험 요인이기도 하다. 하루에 누군가와 10분 동안 이야기하는 것만으로도 기억력과 시험 점수가 개선될 수 있다. 사회적 상호작용이 많을수록 인지 기능도 좋아진다. 연구자들은 교회나 사교 모임, 친구나 가족과의 정기적인 만남이나 전화통화 등 최소한 다섯 가지 사회적 유대가 마련된 사람일수록 그러지 못한 사람보다 인지 저하 가능성이 낮다는 사실을 발견했다.

– 정신에 끼치는 영향 : 타인과의 관계는 어려울 수도 있지만 의미를 만들고 고립감을 줄이기 위해 중요하다. 내 친구이자 동료인 마크 하이먼 박사는 "공동체는 그 어떤 의사나 병원보다 건강에 강력한 힘을 끼친다."라고 말한다. 나도 동의한다. 체중 감량을 함께 하는 파트너가 있는 것만으로

도 성공 가능성이 두 배 올라간다면 긍정적인 유대관계가 건강수명에는 얼마나 큰 영향을 줄 수 있을지 생각해보라! 사람들과의 교류는 기억력과 지적 수행 능력 개선에 다른 유형의 정신 훈련mental exercise만큼이나 효과적이다. 게다가 더 재미있기까지 하다!

- **마이크로바이옴 문제**
  - 뇌에 끼치는 영향 : 장을 두 번째 뇌라고 하는 이유가 있다. 9미터에 이르는 길이, 5억 개의 뉴런, 30가지 주요 신경전달물질이 있는 장은 신경계 기능의 주요 조력자다. 마이크로바이옴에 문제가 있으면 자폐증, 불안, 우울증이 생길 수 있다. 반면 마이크로바이옴의 상태가 좋으면 락토바실러스lactobacillus균과 비피도 박테리아bifidobacteria가 풍부하며 뇌유래신경영양인자(BDNF)를 증가시킬 수 있다.
  - 정신에 끼치는 영향 :《애틀랜틱》기사에 너무도 훌륭하게 설명되어 있다. "장내 세균은 당신이 컵케이크를 먹기 바란다. 장내 미생물과 DNA의 균형이 깨지면 문제 있는 미생물 때문에 단 음식을 먹고 싶어지므로 단 음식에 대한 식탐과 장내 미생물 상태 악화라는 악순환이 반복된다."

미리 생각하기

지금까지 무서운 이야기만 잔뜩 했는데 좋은 소식도 있다. 목표가 뚜렷한 라이프스타일의 변화를 통해 인지 저하를 고칠 수 있으며 너무 늦지 않은 한 여성이 더 유리하다는 것이다. 자연적 호르몬의 균형이라는 혜택 때문이다.

환자 제로가 어떤 방법을 활용했는지 궁금한가? 당신은 이미 지금까지 몇 주 동안 그 방법을 간략한 버전으로 실시하고 있다. 이번 주에 몇 가지가 더해진다.

- 정제 탄수화물, 글루텐, 가공식품과 포장식품 섭취를 완전히 끊었다.
- 채소와 과일, 자연산 생선 섭취를 늘렸다.
- 저녁식사 이후와 잠들기 전 사이에 3시간 동안, 저녁식사와 다음 날 아침식사까지 최소한 12시간 동안 금식했다.
- 전동칫솔과 워터픽을 구입해 매일 꾸준히 사용했다.
- 요가를 시작했고 결국은 요가 강사 자격증까지 땄다. 현재 환자 제로는 하루 60~90분 동안 매주 다섯 번씩 요가를 한다.
- 매주 두 번 20분씩 초월 명상을 했다.
- 잠자리에 들기 전 멜라토닌을 복용하기 시작해 수면 시간이 4~5시간에서 7~8시간으로 늘어났다. 그 밖에 다음의 보충제를 섭취했다. 메틸코발아민 1일 1밀리그램, 피시 오일 1일 2,000밀리그램, 비타민 D_3 1일 2,000IU, CoQ10 1일 200밀리그램.
- 매주 4~6회 30~45분씩 유산소 운동을 했다.

현재 70세인 환자 제로는 여전히 인지 저하 증상이 없으며 계속 풀타임으로 일하고 어떨 때는 하루에 10시간씩 일할 때도 있고 외국여행도 한다. 그녀는 30년 전보다 훨씬 건강하며 성욕도 높은 편이다. 여전히 글루텐 무첨가 음식을 먹고 가끔씩 레드 와인을 한 잔씩 즐긴다.

인지 저하를 역전하거나 예방하려면 식단과 운동, 스트레스, 수면, 뇌 자극, 보충제와 관련된 변화가 필요하다. 알츠하이머 환자들은 위생 불량, 염증, 인슐린 저항성, 비타민 D 이상, 호르몬 불균형, 독소 노출을 보인다.

지금까지 거친 영거 프로토콜의 주들과 마찬가지로 제7주에도 알츠하이머의 유전적 또는 후성유전적 위험을 바꿔준다고 입증된 변화를 실시할 것이다. 너무 늦기 전에, 보통 첫 증상(내 할머니가 늘 다니는 곳에서 길을 잃은 것처럼)이 나타나고 10년 안으로, 불균형 신호를 역전할 시간이 아직 남아 있을 때 개입하는 것이 열쇠다. 증상이 나타나기 전에 실시하면 더욱 좋다.

좋은 인풋을 늘려라

최대한 빨리 뇌에 대한 인풋 최적화하기를 시작해야 한다. 지금 당장. 심각한 문제가 나타날 때까지 기다려서는 안 된다. 그것이 바로 치매의 가장 큰 문제이기 때문이다. 사람들이 뇌를 개선하려는 노력을 일찍부터 시작한다면 전 세계적으로 치매 인구가 크게 줄어들 것이다. 브레데센 박사의 말처럼 최소한 총 36개의 신경영양적 인풋을 다루면 인지 저하를 역전하거나 예방할 수 있다. 신경영양적 인풋이 모여 칼슘에서 미토콘드리아, 호르몬(에스트로겐, 프로게스테론, 테스토스테론 등)까지 뇌의 신호전달을 개선해주므로 아밀로이드 전구 단백질(APP)이 망각보다는 기억을 더 많이 하게 된다. 뇌의 골다공증을 예방하는 것이라고 생각하라. 효과가 증명된 계획만 있으면 된다.

알츠하이머의 3분의 1에서 2분의 1이 후성유전적 영향으로 일어난다. 후성유전적 영향은 치매를 가속하는 환경적 요인에서 나올 수 있다. 트라우마를 초래하는 뇌 부상, 노화, 당뇨, 고혈압, 비만, 좌식 생활, 흡연, 낮은 교육 수준, 뇌졸중 등이다.

알츠하이머가 몸에 침범하지 못하도록 막는 방법은 다음과 같다.

요약 : 알츠하이머를 예방하는 좋은 인풋

- 가공하지 않은 완전식품을 먹는다. 중쇄중성지방, 오메가-3 같은 건강한 지방을 섭취한다.

- 혈당 수치를 적정 수준으로 유지한다(공복 시 70~85mg/dL).

- 하루 7~8시간 30분의 수면을 취한다.

- 규칙적으로 강도 높은 운동을 한다.

- 요가를 한다(생각을 관찰하고 신경계를 진정시키는 다른 방식도 가능).

- 생동일성 호르몬 요법을 처방받아 호르몬 균형을 만든다. 숙면, 강한 성욕, 일관적인 에너지, 체지방 적은 몸은 호르몬이 균형을 이루고 있다는 신호다.

- 간헐적 금식을 한다. 일주일에 두 번이 가장 좋다.

- 아연과 비타민 B군(엽산 포함) 등 영양소의 틈을 메운다.

- 집과 직장의 공기를 정화한다. 제3형 알츠하이머와 만성 염증 반응 증후군의 일반적인 원인인 곰팡이 검사를 하고 개선한다. 최적의 기능을 발휘하기 위해 공기 필터를 한 달에 한 번씩 등 자주 갈아준다.

- 신경영양적, 항산화 효과를 지닌 보충제를 복용한다.

- 새로운 학습을 통해 뇌에 자극을 준다.

- 장 누수를 해결하고 마이크로바이옴을 위해 영양가 있는 음식을 먹어 장 건강을 회복한다(장 누수의 신호에는 만성 가스, 복부 팽창, 변비, 설사, 두통, 피로, 영양 결핍, 약한 면역력, 기억력 손실, 음식 불내성 등이 있다).

뇌 건강을 지키고 개선하는 좋은 방법 중 하나는 꾸준한 운동이다. 운동이 뇌 가소성과 신경생성, 신진대사, 혈관 기능을 업그레이드해 BDNF 같은 성장 인자가 분비되어 기억과 학습이 개선된다. 신체 운동은 유전적 위험이 있더라도 신경퇴화를 예방하고 해마 수축과 인지 저하를 막아준다.

운동의 유형과 강도, 시간

여러 학문 센터에서(메릴랜드 대학과 클리블랜드 클리닉 등) 실시한 연구에서 인지 기능이 정상인 65세~89세 성인 97명을 네 그룹으로 나누었다. 유전적 고위험(APOE4)에 운동량이 적은 그룹, 유전적 저위험(APOE4 없음)에 운동량이 적은 그룹, 유전적 고위험에 운동량이 많은 그룹, 유전적 저위험에 운동량이 많은 그룹. 운동량이 적은 그룹은 일주일에 2회 미만으로 강도 낮은 운동을(느리게 걷기, 가벼운 집안일) 하는 사람들이고 운동량이 많은 그룹은 다음의 한두 가지를 일주일에 세 번 이상 하는 사람들이다.

- 빨리 걷기, 조깅 또는 수영 15분 이상

- 보통 강도의 집안일 45분 이상

- 규칙적인 조깅, 달리기, 자전거 타기 또는 수영 30분 이상

- 테니스 같은 스포츠 1시간 이상

18개월 후 유전적 위험이 높고 운동량이 적은 그룹만이 해마가 줄어드는 결과가 나타났다. 또한 텍사스 댈러스의 쿠퍼 클리닉Cooper Clinic에서 실시한 연구에서는 강도 높은 운동이 치매와 당뇨, 뇌졸중, 원인을 막론한 사망 위험을 낮춰준다고 나왔다. 1917년부터 2009년까지 19,458명을 추적한 결과 체력이 가장 높은 사분면에 속하는 이들은 치매 위험이 36퍼센트 낮게 나타났다. 그 그룹의 26퍼센트가 여성이다. 지금 바로 운동을 시작하자.

체중 감량을 위한 마인드 변화

알츠하이머는 우리가 뇌를 보살펴야 하는 가장 무서운 이유일 수 있지만 노화에 영향을 끼치는 정신 건강 문제들이 또 있다.

이제는 유전이 음식 관련 행동과 체중에 어떤 영향을 끼치는지 알고 그러한 경향을 해결하는 방법을 배워야 한다. 집안에 과체중이나 비만이 많다면(또는 혹독한 노력으로 예방하고 있는 사람) 주의를 집중하라. 비만도 뇌 기능에 관한 문제이기 때문이다(전체 목록은 부록 참고).

- ANKK1/DRD2

  식탐, 과식, 중독 행위를 증가시킨다. 규칙적인 마사지 받기, 집 안에서 꽃향기 맡기, 뜨거운 목욕, 요가나 명상, 녹차(뇌의 도파민 수치를 높여준다) 등 음식이 아닌 것에서 즐거움을 찾아본다. 음식 중독에 휘둘리지 않도록 음식 일기를 기록한다.

- MC4R

  간식을 과하게 먹도록 만드는 유전자 변이다. 한번 시작하면 마치 산사태처럼 멈출 수가 없다. 이 유전자 변이를 가진 사람이라면 지금쯤 고개를 끄덕이고 있으리라. 이 유전자는 뇌의 배고픔 센터에서 발현되고 비만과 관련 있다. 내가 대처하는 방법은 다음과 같다. 대부분 아침 7시 30분에 첫 식사를 하고

4~6시간 후에 점심, 4~6시간 뒤에 저녁을 먹는다. 그리고 잠자리에 들기 전까지 3시간 동안 금식한다(저녁 7시 이후로 먹지 않는다). 다시 말해 하루 세 끼를 먹고 간식은 먹지 않는다.(간헐적 금식 때는 정오쯤에 첫 끼를 먹고 4~6시간 후에 그 다음 끼를 먹는다.)

- **팻소(FTO) 유전자**

앞에서 소개한 대로 팻소 유전자는 좀처럼 포만감을 느끼지 못하도록 만든다. 나는 마치 위장과 뇌 사이에 누군가가 전선을 끊어놓아서 언제 먹는 것을 멈춰야 할지 모르는 것과 같다. 직관적인 먹기는 효과가 없다. 내 경험상 하루 전날 음식의 종류와 양을 미리 정하고 무게를 재서 준비해놓고 먹는 것이 가장 효과적이다. 골치 아픈 일이지만 과식을 막아주는 효과가 있다. 나도 그렇고 내 환자들도 그렇고 이 방법에서 더 평화를 느끼기도 한다. 배고픔에 대한 협상도 의문도 없기 때문이다.

- **SLCA2**

단 것을 좋아하게 만드는 유전자 변이다. 이 유전자를 가진 여성은 영양분이 곧바로 허리로 가고 뇌 혼미증을 일으키는 단 것을 많이 먹는다. 식단에 과일을 충분히 포함하는 것이 해결책이다.

몸과 마음을 합쳐서 건강수명을 높여라

생각과 건강수명을 개선하는 또 다른 열쇠는 COMT 유전자를 활성화하는 것이다. 규칙적으로 생각을 알아차리고 부정적인 생각을 찾아내는 방법을 통하여 걱정 유전자를 끄고 전사 유전자를 켜야 한다. 생각을 객관적으로 관찰하는 증인이 되는 것이 필수다. 자기대화가 부정적이고 자기파괴적인 경우가 많고 신경증이나 부정적인 감정 패턴의 일부가 되기 쉽기 때문이다. 마치 자동조종장치처럼 자동으로 일어나는 것이다.

자기대화는 신경증이 될 수도, 치유를 가져다줄 수도 있다. 한마디로 해로울 수도 있고 이로울 수도 있다. 신경증은 위협이나 상실 또는 좌절에 대하여 부정적인 감정으로 반응하는 경향을 가리킨다. 신경증 있는 사람은 너무도 자주 그리고 상황에 비하여 과하게 그런 반응을 보인다. 신경증은 불안과 우울증, 불면증, 심장 질환을 일으키므로 건강과 건강수명의 위험을 높인다. 나는 생각으로 호르몬 불균형을 해결할 수 있다는 농담을 종종 한다. 불면증은 특히 내면화와 완벽주의, 불안과 우울증을 일으키는 대처 방식과 관련 있다.

마음은 당신의 주인이 아니라 하인일 때 최적의 기능을 한다. 부정적인 생각은 안정을 주는 담요처럼 익숙한 느낌이기 때문에 우리는 그것에 익숙해지지만 그렇다고 그것이 선하거나 건강한 것은 아니다. 마치 테러리스트와 사랑에 빠지는 것처럼 결국은 파국에

74세에 정신분석가가 된다고?

리타 서스먼Rita Sussman 박사는 아동심리학자이고 현재는 사람들과 이야기에 빠져 있는 정신분석가이기도 하다. 그녀는 파트타임으로 일하면서 어른과 아이들에게 정신상담과 정신분석을 제공하고 정서 발달과 학습의 상호작용에 특히 집중한다. 서스먼 박사는 나의 친한 친구 조의 어머니인데 아이들이 아직 어리던 1979년에 공부를 다시 시작해 박사학위를 받았다. 박사 논문 주제는 '항상 그녀의 흥미를 끈 두 가지 관심사'인 호기심과 탐구, 그리고 예측 수명이었다. 서스먼 박사는 우리 집과 가까운 버클리에 있는 딸 조의 집을 자주 방문해 손주들과 즐거운 시간을 보낸다. 목요일 오후에 환자 진료를 끝내고 오클랜드로 날아가 주말을 즐긴다. 조와 내가 말 안 듣는 아이들, 해도 해도 끝이 없는 집안일이나 직장 업무로 생기는 짜증에 대해 퍼부을 때마다 서스먼 박사는 가만히 듣고 있다가 차분한 모습으로 따뜻하고 지혜로운 말을 해준다. 내면이 얼마나 풍요로운지 그대로 보여준다.

서스먼 박사는 74세이던 작년에 정신분석가가 되기 위한 10년의 과정을 끝마쳤다. "꿈과 무의식을 통해 내 삶의 여러 단편을 파고들면서 조금씩 활력이 찾아왔어. 두 번째 정신분석가와의 만남을 통하여 내가 이룬 성취를 기뻐할 수 있게 됐지. 내가 개별적이고 자율적이고 타인과 이어져 있되 타인의 통제를 받거나 그들의 말에 좌우되지 않는 존재로서 성장할 수 있다는 사실을 확인할 수 있었지."

서스먼 박사는 은퇴 계획이 없다. 끊임없는 배움과 호기심, 자녀와 손자들, 환자

이르기 마련이다.

자기 경험의 감정, 심리, 영적 차원을 다루기 위해서는 통찰이 필요한데 그것은 생리적 토대를 다루는 것으로 시작한다. 마음을 다시 훈련하는 데 심리치료나 코칭의 효과를 얻을 수 있을 만큼 영양과 호르몬이 균형을 이루고 있는 사람은 지극히 소수에 불과하다. 오메가-3 지방산, 비타민 B군, 성 호르몬이나 갑상선 호르몬이 부족하면 마음과 영혼에 집중하기가 힘들다. 이성과 계시가 우리 자신을 이해하도록 도와준다. 이번 주 프로토콜을 통해 먼저 불균형을 바로잡고 10장에서 소개한 명상을 통해 부정적인 생각을 다루어보자. 당신의 생각과 그것이 건강수명에 끼치는 영향은 생각보다 더 큰 힘을 발휘한다.

제7주 프로토콜 : 생각

뇌와 정신을 파트너로 만들어야 한다. 대부분의 사람은 자신이 어떤 APOE 변이를 가졌는지 모른다. 따라서 APOE4 유전자가 있다고 가정하고 라이프스타일의 개입을 통해 그 유전자의 작동을 멈추는 데 전념해야 한다. 그러면 인풋이 개선되어 뇌의 노화가 방지되고 건강수명이 늘어날 것이다.

당신은 그동안의 영거 프로토콜을 통하여 이미 뇌 건강과 기능을 개선해주는 기본적인 일들을 하고 있다.

- 하루 7~8시간 30분의 수면을 계속 유지하고 잠이 부족할 때는 낮잠을 잔다. 수면은 글림프 시스템이 베타아밀로이드 플라크 같은 노폐물을 씻어내도록 도와준다.
- 일주일에 4~6번 최소 30~40분씩 중간 강도의 운동을 계속한다. 몇 차례 고강도 인터벌 운동으로 BDNF 수치를 올리고 신경생성을 촉진하고 혈당을 낮춘다.
- 매일 전동칫솔 3회, 치실 2회 사용을 아직 지키고 있는가? 이것은 인지 저하를 막아준다(5장 참고).
- 항산화성분이 풍부한 채소를 많이 섭취하고 정제 탄수화물을 피하고 간헐적 금식으로 장수 유전자를 작동시켜서 미토콘드리아의 기능을 올려준다.
- 매일 비타민 D_3와 피시 오일을 계속 복용한다.

이제 뇌를 강화해주는 가장 중요한 행동을 추가해보자.

기본 수칙

- 음식이 가장 중요하다. 식단 선택은 뇌 기능에 직접적인 영향을 끼쳐서 당뇨와 알츠하이머라는 적을 없애도록 도와준다.
  - 캐슈너트에는 마그네슘(수면 촉진과 근육 뭉침 예방 효과)과 아연(기억력에 도움)이 풍부하다. 매일 애피타이저로 먹거나 식사를 대신하는 그린 셰이크에 10알을 넣는다.
  - 고대부터 전해오는 씨앗인 퀴노아에도 치매를 예방해주는 아연과 엽산이 풍부하다. 이번 주에 최소한 두 끼에 퀴노아를 포함하라.
  - 강황은 비염증성 식품이다. 이번 주에 최소한 두 끼에 강황을 잘라서 퀴노아에 넣어 먹는다. 강황을 구하기 힘들면 강황가루를 음식에 뿌려 먹어도 된다.
  - 코코넛 오일(중쇄중성지방)을 1회분만 섭취해도 기억력 이상 환자의 인지 기능이 개선된다. 작은 규모의 무작위 실험에서 매일 56그램(약 1/4컵)을 섭취하면 인지 손상이 개선된다는 결과가 나왔다. 이번 주에 최소한 2회, 한 번에 2스푼씩 섭취한다. 강황 넣은 퀴노아에 뿌려 먹어도 된다.
  - 케피어kefir(티베트버섯 발효유), 요구르트, 김치, 콤부차 kombucha(홍차버섯 발효음료), 미소 등 유산균이 풍부한 식품을 이번 주에 최소한 두 끼 먹는다.

- 이번 주 외식과 매식은 삼간다. 집에서 11~14끼를 먹으면 뇌를 해치는 당뇨와 비만 위험이 줄어든다! 집에서 먹으면 재료와 양을 스스로 제어하기가 쉬워지기 때문이다. 조리 시 산업용 오일을 사용하지 말고 배부르면 더 이상 먹지 않는다.

- 식사, 글쓰기, 양치질 등을 할 때 주로 사용하지 않는 쪽 손을 사용해 새로운 신경경로를 만든다. 신경경로가 새로 만들어질수록 기억과 망각 중에서 기억이 차지하는 분량이 늘어난다.

- 뼈 국물을 만든다. 장벽을 강화해 장 누수를 개선하여 뇌에 도움되는 화학물질이 충분히 만들어지도록 해준다. 나는 뼈 국물을 간단한 수프를 만드는 데 사용한다. 닭뼈 육수 1리터에 컬리플라워 하나를 잘라서 넣고 20분간 끓인 후 물냉이와 함께 갈아서 퓌레 상태로 만든 후 바닷소금(천일염)과 후추를 넣는다. 안초 칠리 파우더를 뿌려준다(부록의 레시피 참고).

- 5장에서 소개한 오일 풀링을 시작하지 않았는가? 그렇다면 정말 효과적이니 이번에 시작하라. 이번 주에 오일 풀링을 최소한 한 번 실시해 입안의 마이크로바이옴을 리셋한다. 매일 하면 더욱 좋다. 치과에 가면 분명히 뭘 어떻게 했느냐고 물어볼 것이다. 치은염이 낫고 치태도 크게 줄어들 테니까.

- 에센셜 오일의 향기를 맡아라. 에센셜 오일은 신경계의 생리를 바꿔주는 강력한 효과가 있다고 증명되었다. 자극을 주는 오일도 있고 차분하게 만들어주는 오일도 있다. 기분이 가라앉고 의욕이 없을 때 자몽이나 블랙 페퍼, 펜넬처럼 자극을 주는 향기를 맡으면 교감 신경계 활동이 두 배로 올라간다. 차분하게 진정할 필요가 있다면 라벤더나 장미 오일을 시도한다. 원한다면 장미향을 잔뜩 구입해서 일주일 내내 그 향기를 맡으면 된다. 장미향은 생리와 심리적 이완을 도와주는 효과가 입증되었다.

보충제

메틸코발아민을 복용해 혈청 수치를 500pg/mL 이상으로 유지한다. '환자 제로'를 비롯해 대부분의 사람은 하루에 1밀리그램 정도 복용하면 된다. 일본이나 유럽에 산다면 권장 혈청 수치가 그렇지만(500~550pg/mL) 미국에서는 혈청 부족 한계치가 200pg/mL다. 미국인의 치매 발병률이 더 높은 것도 당연하다. 비타민 B_{12} 혈청 결핍증 문제는 점점 커지고 있다. 비타민 B_{12}가 정상 이하인 26~83세의 39퍼센트가 피로와 기억 이상, 그 밖의 신경계 증상을 겪는다. 채식주의자와 극단적 채식주의자vegan(고기는 물론 우유나 달걀도 먹지 않음-역주) 사이에서 정상 이하의 수준인 경우가 늘어나고 있다. DNA 합성과 적혈구 생성, 튼튼한 뼈를 위해 필요하다. 비타민 B_{12} 수치와 그것이 몸 안에서 어떻게 움직이는지에 대한 해

석에 미묘한 차이가 있을 수 있으므로 관련 지식이 풍부한 의사와
상담한다.

심화 프로젝트

우리가 36개의 구멍 때문에 새는 지붕을 막아보려는 것이라는
사실을 기억하자. 이번 주에 주어진 일들을 열심히 할수록 알츠하
이머를 예방하거나 역전할 가능성이 커진다.

- 이번 주에는 새로운 형태의 운동을 시도한다. 영거 프로토콜
  을 이용해 기존의 운동 패턴에서 벗어나 새로운 신경경로를
  만든다. 줄넘기, 스피닝, 바, 필라테스 교실, PT로 웨이트와
  함께 하는 고강도 인터벌 운동 배우기 등을 해보자. 고강도
  운동은 알츠하이머 위험을 줄여준다.

- 더 많은 보충제를 복용한다.
  - 시티콜린(CDP 콜린)은 유럽에서 흔히 사용하는 식품 보충
    제로 정신 기능이 정상 수준보다 떨어질 때 도움이 된다.
    한 번만 복용해도 건강한 사람의 정보 처리 속도나 작업 기
    억력, 언어 학습, 집행 기능 등 낮은 인지 기능을 향상시
    킬 수 있다. 하지만 보통 수준의 수행 능력에는 도움이 되
    지 않으며 수행 기능이 높은 수준인 경우에는 오히려 저하
    시킨다. 따라서 치매나 급성 허혈성 뇌졸중acute ischemic

stroke, 급성 뇌진탕 등으로 인지 손상이 일어난 경우에만 500~1,000밀리그램 복용한다(급성 허혈성 뇌졸중은 2,000밀리그램 복용).
  - CoQ10은 미토콘드리아를 회복해준다. 하루 100~200밀리그램을 복용한다.

- 기능의학 의사, 호르몬 전문가 또는 부인과 의사와 상담해 호르몬 균형 치료가 필요한지 알아본다. 특히 에스티라디올, 프로게스테론, 테스토스테론 수치가 건강 범위에 들어야 한다. 올바르게 관리한다면 기억력과 성욕, 활력이 개선되고 알츠하이머 위험은 예방해준다.

- 다음의 인지 자극 활동 중 하나를 골라 이번 주에 최소한 두 번 40분씩 해보자.
  - 새로운 언어를 배운다.
  - 베이킹이나 요리를 한다(뇌를 튼튼하게 해주는 음식은 부록의 레시피 참고).
  - 새로운 악기를 연주한다.
  - 낱말 맞추기 퍼즐을 한다.

- 메틸화 기능을 검사한다. 유전자를 메틸화하여 작동을 멈춰줄 수 있는 기능이다. 메틸화가 지나치게 적거나 많이 이루어

질 수 있다.

- 마이크로바이옴을 살펴본다.

- 캘리포니아 대학교 샌프란시스코 캠퍼스의 애덤 가잘리
Adam Gazzaley 교수가 만든 치료용 비디오 게임 뉴로레이서
NeuroRacer를 해본다. 이제 비디오 게임은 더 이상 10대만을
위한 것이 아니다. 가잘리는 신경 피드백과 경두개 전기자극
transcranial electrical stimulation(TES)을 이용해 뇌를 자극함
으로써 노화와 관련된 정신 기능 저하를 물리치기 위해 뉴로
레이서를 개발했다. 이 게임은 가상의 차를 운전하면서 여러
가지 과제를 수행하도록 되어 있다. 12시간 동안(정말로!) 이
게임을 한 후 노인들은 20세 초보들보다 더 잘할 정도로 개선
된 모습을 보였다. 이 게임은 구체적으로 작업 기억과 주의집
중 시간에 도움을 주는데 게임을 통해 개선된 기술이 실제 생
활까지 그대로 이어졌다.

- 모임에 합류하거나 자신의 관심사에 맞는 모임을 만든다. 나
는 요가 모임, 딸아이들의 학교 관련 모임, 기능의학 모임, 그
리고 영거 프로토콜을 중심으로 점점 커지는 모임에 참여한
다. 과학적인 근거를 다루는 부분에서 이미 읽었을 텐데 공동
체는 기억과 뇌와 정신의 건강을 지켜주는 강력한 수단이다.

뇌손상 이후 해야 할 일

나는 2015년에 외상성 뇌손상을 겪은 후 기능의학을 추구하는 신경학자 제이 롬바드Jay Lombard 박사의 연락처를 단축 다이얼에 입력했다. 다음은 그가 추천한 방법 중에서 즉각적인 효과를 내는 것들이다.

- 신경영양제로 작용하는(뇌를 성장하게 해주는) 보충제 CDP 콜린
- 프로게스테론의 호르몬 대사물질인 알로프레그나놀론allopregnanolone(삼키지 말고 혀 아래에 놓고 녹여서 먹어야 흡수된다.)
- 뇌 염증의 신호로 구토 증세를 보이는 사람이라면 조프란Zofran을 복용한다.
- 발작 치료제 데파코트Depakote(의사의 처방이 있어야만 구입 가능하다.)

- 고지방(70퍼센트), 적당한 단백질(20퍼센트), 저탄수화물(10퍼센트)의 영양학적 케토시스를 추구한다. 내 견해로 영양학적 케토시스는 여성보다 남성에게 효과적이고 갑상선과 부신 기능을 악화할 수도 있다. 영양학적 케토시스는 결과를 추적해주고 당신에게 맞는지 알려줄 수 있는 건강 전문가와 함께 실시하기를 권한다.

요약 : 제7주의 효과

일주일 안으로 기억력과 집중력, 정신적 기민함이 향상된 것이 느껴질 것이다. 장기적으로 실시하면 누적된 산화 스트레스와 신경경로의 퇴행 위험이 줄어들어 인지 저하를 역전하거나 예방하고 조기 사망 위험도 낮출 수 있다.

포인트

리처드 도킨스는 유전자가 우리의 육체와 정신을 만들었다고 말한다. 유전자가 우리의 과거와 현재, 미래의 열쇠임은 맞는 말이다. 하지만 유일한 인자는 아니다. 태어나 살면서 하게 되는 선택들, 인풋과 아웃풋의 균형이 긴 건강수명에 적합한 뇌와 정신을 만들어준다. 유전자는 평생 정해져 있지만 유전자와 환경의 상호작용은 바꿀 수 있다. 뇌와 정신, 신경계가 최상이 아니면 몸의 건강수명도 최상이 될 수 없다. 뇌를 깨끗하게 청소하면 지금 당장은 내가 원하는 사람이 될 수 있고 장기적으로는 기민한 정신력을 유지할 수 있어 언제나 노화를 늦춰주는 최고의 행동을 선택하게 된다.

통합
Integrate
12

의학 분야에서 난관은 '집에 불이 난 후에 증상을 치료하는 것'에서 '집에 불이 나지 않게 하는 것'으로 옮겨가고 있다.

_ 엘리자베스 블랙번Elizabeth Blackburn

앞에서 기근 유전자를 언급했는데 기근과 기근의 장기적 영향에 대한 진상은 이제야 밝혀졌다. 기근이라는 괴롭고 끔찍한 시간에서 과학적으로 매우 놀라운 것이 나왔다. 내가 엄마 뱃속에 있었을 때 경험한 별것 아닌 배고픔에 대한 이야기가 아니다. 바로 450만 명의 네덜란드인이 '배고픈 겨울Hongerwinter'이라고 알려진 네덜란드의 기근 동안 경험한 심각한 칼로리 부족에 대한 이야기다.

네덜란드 서부는 독일에 점령당한 채 1944년 11월부터 혹독하게 추운 겨울이 시작되었다. 독일군이 네덜란드의 운송 시설을 봉쇄하는 바람에 심각한 식량난이 닥쳤다. 사람들은 정상적인 칼로리의 30퍼센트만 가지고 겨우 살아남아야 했다. 먹을 것이 너무 없어서 사람들은 튤립 구근을 파서 먹기까지 했다. 암스테르담의 식량 배급량은 하루에 400칼로리가 안 될 때도 있었다.

연합군에 의해 1945년 5월에 해방을 맞이할 때까지 네덜란드에서는 2만 명이 굶주림으로 사망했다. 나는 평소 비극적인 일에서 긍정적인 부분을 찾아보려고 노력하는 편이다. 네덜란드 기근의 경우는 기근 후성유전에 대한 창을 제공해준다는 점이 있다. 꼼꼼하게 건강 기록이 되어 있기 때문이다. 기근 전, 기근 동안, 기근 직후의 임산부들과 그들의 남성 파트너들, 그리고 2,414명의 기근 베이비들을 신중하게 추적 연구하고 있다. 현재는 70년 이상 되었다.

과학적 연구에 따르면 네덜란드 기근 당시 임산부들에게서 태어난 아기들은 임신 기간 중 언제 기근에 노출되었느냐에 따라 정상 체중으로 태어났지만 그 아기들의 자녀(네덜란드 기근 임산부들의 손주들)는 신생아 비만과 나중에 건강이 나쁜 경우가 더 많았다. 부모의 후성유전적 변화가 자녀와 손주의 유전자에 영향을 끼친 것이다. 레이첼 예후다 교수가 유대인 대학살과 9·11 테러 생존자를 대상으로 실시한 영혼의 상처 연구 결과와 비슷하다(10장 참고).

전문가들은 기근 노출이 영혼에 상처를 준다는 것뿐만 아니라 그 아기들이 중년에 이를수록 뇌의 노화가 가속화된다고도 믿는다. 기근에서 살아남은 성인 300명을 대상으로 실시한 주의력과 노화 속도 테스트 결과는 기근으로부터 60년이 지난 시점에서 더욱 나쁘게 나타났다. 남성의 경우 손의 악력이 더 약하게 나타났다. 악력은 노화와 근육 인자, 노쇠함이 가속된다는 신호다.

임신 1~10주에 기근에 노출되는 것이 가장 위험하고 DNA 메틸화가 최고조에 이른다. 3장에서 이야기했듯이 메틸화는 지방 축적이나 혈당 이상 등 뭔가 다른 것을 하라고 DNA에 지시를 적어놓는 포스트잇이나 마찬가지다.

또 다른 연구에서는 기근 당시 영양 결핍에 시달린 아버지들을 살펴본 결과 그들이 비만 성향을 물려준 것으로 나타났다. 아버지나 어머니의 후성유전이 자녀의 DNA에 포스트잇을 붙여놓을 수 있다는 것이다. 전반적으로 영양 상태가 좋지 못한 어머니가 낳은 아기들은 기근 동안 태아 상태가 아니었던 아동보다 비만 위험이 높고 신체와 정신의 건강이 약하고 조기 사망 위험이 높았다.

오드리 헵번을 기억하는가? 그녀는 영화 〈로마의 휴일〉로 아카데미상을 받은 배우이자 인도주의자다. 그녀는 1929년에 벨기에에서 태어났는데 영국과 네덜란드에서 성장했고 발레를 배웠다. 그녀는 네덜란드 기근의 생존자로 네덜란드 저항을 위한 특사로 활동했다. 기근을 이겨낸 후 패션과 영화의 아이콘으로 성공했지만 그녀는 평생 건강 상태가 좋지 않았고 암에 걸려 1993년에 64세의 나이로 일찍 세상을 떠났다.

이것이 바로 후성유전의 힘이다. 하지만 유전자가 종신형이 아니듯이 후성유전 또한 마찬가지다. 예를 들어 네덜란드 기근 베이

비들의 텔로미어는 예상과 달리 짧지 않았고 정상이었다. 몸이 잠재적인 손상의 일부를 싸워 물리친 것이다. 인간의 정신은 놀라울 정도로 적응력과 탄성이 강하다. 그래서 후성유전으로 건강수명을 늘리는 것이 중요하다.

연결고리를 찾아 노화 한 방 먹이기

대부분의 사람들의 문제는 라이프스타일에 따른 일상적인 선택과 유전자 발현의 연관성을 이해하지 못한다는 것이다. 그래서 무엇을 유리하게 이용할 수 있는지도 알지 못한다. 자신이 하는 행동을 몸 안에서 일어나는 일과 연결해 추적하지 않는다. 40~50대의 지나친 음주와 나쁜 에스트로겐 수치와 유방암 위험이 올라가는 것의 연관성도 찾지 못한다. 스트레스가 코르티솔 수치를 올려 우울증과 불면증, 고혈압으로 이어진다는 사실도 이해하지 못한다. 밤늦게까지 디지털 기기로 책을 읽는 것이 생체 리듬과 수면을 교란해 유방암 위험을 높인다는 것도. 그저 '무해한' 행동들이고 인생을 즐기며 살아가는 것의 일부라고 생각할 뿐이다.

이처럼 우리가 후성유전과 DNA 발현을 해친다는 사실을 이해하지 못하고 심지어 약간 부정하기까지 하는 것이 별로 놀라운 일은 아니다. 이러한 선택이 쌓여서 건강을 해치고 노화를 가속하며 나중에 무서운 병을 진단받게 만들 수도 있다. 심각한 진단을 받은 후에도 근본 원인을 찾아 라이프스타일의 행동을 바꿔야 한다는 처방을 받는 여성은 소수에 불과하다.

누구나 늙고 결국은 죽게 되지만 노화 속도와 삶의 질 차이는 당신의 선택에 달려 있다. 당신이 통제할 수 있는 후성유전적 변화다. 내 친구 샌디는 그 힘이 제대로 작용하는 훌륭한 본보기를 보여준다.

마린 카운티로 이사 가야 할까?

샌디와 나는 90분간의 빈야사 요가를 끝내고 땀범벅이 된 채로 요가 교실에서 나간다. 우리가 가장 좋아하는 데이트 시간이다. 요가로 열심히 땀 흘리고 나서 함께 차를 마시면서 건강에 대해 열띤 토론을 벌이는 것이다.

샌디를 처음 보는 사람은 그녀가 나와 비슷한 또래라고 생각할 것이다. 탐스러운 긴 금발의 그녀는 적어도 원래 나이인 60세보다 최소한 열 살은 젊어 보인다. 그녀의 건강수명 점수는 무려 82점이다. 그녀는 마린 카운티Marin County에 산다. 워싱턴 대학교의 건강계측평가연구소Institute for Health Metrics and Evaluation에 따르면 마린 카운티 주민의 수명은 미국에서 손꼽히는 수준이다. 1989~2009년의 추정 자료에 따르면 마린 카운티에 사는 남성은 미국의 모든 남성 중에서 기대수명이 가장 높고(81.6세) 여성은 전국 여성 중에서 기대수명이 두 번째로 높다(85.1세).(여성의 기대 수명이 가장 높은 곳이 궁금한가? 플로리다 주 콜리어 카운티Collier County로 85.8세다.) 마린 카운티에서는 운동을 하는 사람이 미국 그 어느 지역보다 많다. 그들은 건강한 식단을 추구하고 흡연률도 낮고 그에 대해 높은 건강수명을 보상으로 받는다. 샌디도 그중 한 명이다. 그녀는 오래전부터 규칙적으로 운동을 해왔다. 몸과 마음을 정렬하는 운동으로 그녀는 언제나 빈야사 요가를 택한다.

샌디가 건강에 신경 쓰게 된 데는 가족사가 큰 자극제로 작용했다. 어머니는 42세에 유방암에 걸리고 아버지는 전립선암에 걸리는 등 호르몬으로 인한 암 발병 위험을 타고났지만 샌디는 매우 건강하고 복용하는 약도 없다. 그녀는 그 어떤 약도 건강 문제를 고쳐줄 수 없다고 강력하게 믿고 있다. 샌디의 어머니는 90세까지 살았지만 신경퇴화와 오랜 싸움을 벌였다. 그녀는 걷지도 못하게 되어 휠체어 신세를 져야만 했다. 만성 통증에 시달려서 나중에는 진통제를 끊기 위해 재활 센터에도 들어갔다. 안면 근육을 제대로 움직일 수도 없게 되었다. 샌디는 40대 때 그런 어머니를 옆에서 지켜보며 자신은 나중에 그렇게 되지 않으리라고 다짐했다.

샌디의 어머니는 유방암을 이겨냈지만 운동을 하지는 않았다. 뉴저지에서 자란 그녀는 고기와 감자, 가공식품을 주로 먹었다. 그녀의 부모는 나이가 들면 당연히 여기저기 아픈 곳이 생길 수밖에 없다는 식으로 생각했다. 하지만 샌디는 그렇게 생각하지 않는다. 그녀는 무엇을 먹는지가 매우 중요하고 식사란 단지 배고픔을 채워주는 것이 아니라고 생각한다. 또한 샌디는 자신의 의지에 따라

운동도 하기 시작했다.

샌디가 40대 때 심각한 경고 신호가 나타났다. 그녀는 절대로 어머니처럼 나이 들고 싶지 않았다. 당시만 해도 샌디는 정기적으로 맛집을 찾아다니며 먹고 싶은 대로 먹었다. 채소도 많이 먹지 않았다. 헬스장에 있는 스피닝 수업은 들었지만 요가나 명상은 하지 않았다. 당시 아이들이 어려서 새벽 3시에 일어나 하루를 시작했다. 검사를 받아보니 텔로미어 길이가 짧게 나왔다. 기억력이 나빠지기 시작하자 샌디는 자신이 원하는 노화에 대해 좀 더 진지하게 생각하게 되었다. "어머니가 건강하지 못하게 늙는 모습이 마음에 들지 않았고 난 절대로 똑같은 길을 걷지 않으리라 생각했어. 그래서 노화를 막아주는 방법을 알려줄 의사를 찾아다니면서 혈액 검사를 하고 내 몸에 균형이 필요하다는 사실을 배우고 제대로 된 음식을 먹고 잠도 제대로 자기 시작한 거야."

샌디는 스스로 노화 과정의 행로를 바꾸었다. 채소와 제철식품, 유기농 식품을 먹어야 한다는 원칙을 철저하게 지켰다. 의학과 영양학 관련 컨퍼런스에 참석하고 건강한 음식과 요리에 대한 가르침을 전하는 일에도 열정적이 되었다. 생동일성 호르몬 요법 덕분에 호르몬이 균형을 되찾았다. 연구소에서 한 검사 결과에 따라 보충제도 섭취했다. 기억력이 개선되고 체중도 줄었다. 50대가 되었지만 40대 때보다 훨씬 더 건강해진 느낌이었다.

샌디는 내가 베티 퍼셀에게서 본 것처럼 음식과의 친밀성에 대한 열정이 있다. "난 음식이 이 과정의 매우 중요한 부분이라고 생각해. 나는 식단에서 가공식품과 독소를 완전히 제거했어. 대부분 채소와 과일, 견과류와 씨앗류를 주로 먹고 동물성 단백질(유기농, 비-GMO, 목초 사육한 육류, 자연산 생선)을 먹어. 신선한 허브도 많이 사용해. 내가 먹는 음식의 질을 정확히 알기 위해 집에서 직접 요리해 먹어. 외식할 때는 최대한 채소가 많이 들어간 메뉴를 골라. 체중을 적당한 수준으로 유지하고 하루 종일 활력도 충분해. 가공 설탕은 먹지 않아. 단 게 먹고 싶을 때는 다크 초콜릿을 조금만 먹어. 내 또래 여자들은 뱃살이 4~9킬로그램 더 찐 경우가 많아. 부어 보이지. 그게 다 잘못된 음식이 일으키는 염증 때문이야. 나는 글루텐을 멀리하고 유제품도 많이 먹지 않아. 하지만 꼭 먹고 싶으면 먹는다는 주의야. 나 자신을 구속하고 싶지는 않으니까."

그렇다면 샌디가 가장 두려운 것은 무엇일까? 인지력 저하다. 그녀는 인지 저하를 막는 방법을 잘 알고 있으며 매일 8시간 숙면을 우선순위로 삼는다. 하룻밤 사이 12~14시간 동안 간헐적인 금식도 한다. 비타민을 꾸준히 복용하고 항산화성분 수치는 높게, 염증은 낮게 유지한다. 그녀의 호르몬은 균형을 이룬다. 피부경유(피부에 바르는 것) 생동일성 에스트로겐과 테스토스테론을 구강용 프로게스테론(알약으로)을 사용해 자궁 내막이 두꺼워지는 것을 막는다(자궁내막암을 방지해준다). 그녀가 현재 복용하는 보충제는 다음과 같다.

• 종합 비타민과 미네랄

- 비타민 B 복합체

- 비타민 D_3

- 비타민 E(모두가 필요한 것은 아니다. 유전자에 따라 다르다.)

- 인돌-3-카비놀Indole-3-carbinol(3장에서 언급한 디-인돌 메탄과 비슷하다.)

- 나쁜 에스트로겐을 메틸화(비활성화)해주는 트리메틸글리신 Trimethylglycine

- 강력한 항산화제 알파리포산

- 피시 오일

- 보리지 오일Borage oil

- CoQ10을 충전해주는 유비퀴놀Ubiquinol

- 스트레스를 해소해주는 포스파티딜세린Phosphatidylserine

- 글루타티온을 분비하고 간을 통한 해독 작용을 도와주는 L-메티오닌L-methionine

- 마이크로바이옴을 도와주는 유산균

샌디는 유방암 유전자의 작동을 멈추고 장수 유전자를 작동시킨다. 나는 그녀가 체중 감량에 필요한 라이프스타일의 변화를 지키면서 유방암과 조기 사망 위험을 낮추는 것이 감탄스럽다. 아직까지 샌디는 이 장의 맨 앞에 소개한 노벨상 수상자 엘리자베스 블랙번 교수의 표현처럼 집을 잘 지키고 있다. 이제 당신도 7주간의 프로토콜을 평생 계획으로 만들어야 한다.

왜 중요한가

이 책이 파고드는 가장 중요한 질문은 이것이다. '어떻게 하면 가장 바람직한 건강수명을 위해 유전자를 활성화하면서 살아갈 수 있는가?' 지금쯤 건강수명에는 유전보다 라이프스타일이 더 중요하다는 사실을 잘 알게 되었을 것이다.

미국에서도 100세 이상 장수하는 사람이 늘고 있다. 1980년 이후로 그 숫자는 66퍼센트 늘어났고 미국 인구층에서 빠른 성장을 보이고 있다. 당신도 그중 한 명이 되어라.

다음은 건강수명을 늘리는 과정을 유지하기 위한 가장 좋은 조언이라고 생각하는 것들이다.

- 7주 영거 프로토콜을 실시한다. 음식, 수면, 운동, 이완, 노출, 보충제, 스트레스 해소, 생각 요소를 이용해 건강수명을 늘려라.
- 7주간의 영거 프로토콜 이후 건강수명 테스트를 다시 실시한다. 4~6개월 이후에 또다시 실시해 프로토콜을 반복해야 하는지 알아본다(점수가 떨어졌으면). 해마다 점수를 높이는 것을 목표로 삼는다.
- 행동 변화를 계속 유지한다. '루즈 잇Lose It'이나 '마이피트니스팰MyFitnessPal' 같은 앱(무료)을 다운받아 체중과 체지방, 활동, 음식 섭취를 한 곳에서 기록하고 관리한다. 또는

'피트니스 빌더스Fitness Builders' 같은 앱으로 운동량을 기록한다.

- 집에서 식사한다. 외식을 피한다. 대부분의 식당은 체내에 염증을 일으키는 산업용 씨 오일seed oil을 사용한다.

- 전동칫솔을 사용하고 하루에 두 번 치실을 사용한다.

- 친구를 만들어 건강한 생활에 대한 책임감을 높인다.

- 오염과 곰팡이, 오존, 살충제, 화장품, 청소용품, 하루 3시간 이상의 좌식 생활 등 유전자에 해로운 환경 요소를 멀리한다.

- 매일 명상을 한다.

- 규칙적으로 사우나를 한다. 매주 4회를 목표로 한다.

- 규칙적인 스트레칭으로 유전자를 진정시킨다. 형편이 된다면 전문가의 도움을 받아 반복적인 긴장 부위를 풀어준다.

- 스탠드형 책상이나 트레드밀 책상을 구입한다.

프로토콜의 내용이 대부분 새롭다면 우선 기본 수칙 부분만 실시한다. 4~6개월 후에 다시 실시하되 심화 프로젝트 한두 가지를 추가한다. 건강수명은 수많은 변수가 따르는 매우 복잡한 방정식이다. 기본적인 프로토콜을 실시하면(습관으로 자리 잡히면 더 쉬워진다) 가장 중요한 문제를 다루게 되는 것이며 건강하게 나이 드는 방법의 암호 체계가 마련될 것이다.(바라는 결과가 나오지 않거나 좀 더 긴밀하게 진행 과정을 추적하고 싶다면 기능의학 건강 전문가와 함께 한다.)

매일 일과

다음 표(407쪽)는 영거 프로토콜을 어떤 식으로 실시할 수 있는지 보여주는 샌디의 하루 일과다. 당신의 건강수명을 최대한 늘릴 수 있는 방법으로 바꿔보자.

노화에 대한 태도를 바꿔야 할 때

지난 7주 동안 생활에 커다란 변화를 주었지만 매우 중요한 정신적 요소를 하나 더 다루고자 한다. 노화에 대한 부정적인 고정관념을 50대에 접어들어서야 비로소 알아차릴 수도 있지만 사실 그것은 우리의 주변에 항상 넘쳐난다. 광고와 건강 관련 도서, TV 프로그램, 일상의 대화에 부정적인 의미가 함축되어 있다. 늙으면 노쇠해지고 인지 기능을 잃고 무기력, 무능력해지므로 노화란 반갑지 않고 매력적이지도 않은 것이라고 말이다. 슬프게도 이러한 메시지는 늙은 사람뿐만 아니라 젊은 사람에게도 자기실현적인 예언이 된다.

며칠 전에 어머니가 무척 예리한 지적을 하셨다. 요즘 시대는 온라인 콘텐츠가 지나치게 화려하고, 자기 공개를 좋아하는(TV나 소셜미디어의 셀리브리티 가족들을 보라) 패션잡지의 10대들은 거식증에 걸렸고, 늙은 사람들은 잊히고 눈에 보이지도 않고 고립되는 세

영거 프로토콜의 평범한 하루 : 샌디

7:00 A.M.	기상, 전동칫솔로 양치질 갑상선약 먹기 (천연 갑상선 호르몬 네이처-스로이드Nature-Throid)
7:20	레몬즙과 따뜻한 물 또는 아몬드 밀크 라테 (홈메이드 아몬드 밀크 사용) 또는 생강 주스 (따뜻한 물에 레몬을 넣은 홈메이드) 준비하기
8:00	베리류와 케피르 치아 푸딩 또는 견과류 섭취
9:00	핫 요가, 물 마시기
10 :30	샤워 후 에스트로겐과 테스토스테론 바르기 비타민 B_{12} 복용
12:30 P.M.	전날 미리 준비해둔 음식이나 샐러드, 또는 샐러드와 수프로 점심식사
1:00~5:30	일하기
5:30	저녁식사 준비(대개 채소, 생선이나 닭고기 같은 약간의 단백질)
6:30/7:00	저녁식사
9:00	엡솜 소금 목욕과 휴식 프로게스테론과 보충제 복용(샌디는 기억하기 쉽고 소화도 편해서 밤에 복용한다.) 양치질, 치실, 클렌징(샌디는 천연 치약과 유기농 클렌저를 사용하고 대체적으로 모든 피부 제품을 천연 제품으로 사용한다. 몸에 참기름을 사용하고 비타민 C와 E가 함유된 페이스 크림, 천연 화장품을 쓴다.)
11:00	취침

상이라고. 그리고 어머니는 나에게 이렇게 물었다. "60대가 《보그》 표지모델로 나온 걸 마지막으로 본 게 언제지?" 힐러리 클린턴이 떠오르기는 했지만 화려한 패션잡지에 그녀가 표지모델로 나온 것은 무척 예외적인 일이었다. 그러자 어머니가 매우 중요한 사실을

지적했다. 노인들이 미디어에서 긍정적으로 상징되지 않지만 그들이 구매력을 가진 소비자라는 것이다. "우리는 의사들과 주류 미디어에 묵살당하고 있어. 이게 꼭 바뀌어야만 해. 우리 노인들에게는 중요한 문제야. 우리는 침묵하지 않을 거야. 노인들은 중요해." 어머니의 이성적인 외침이 나에게 와닿았고 좀 더 생각해보도록 만들었다.

과학이 어머니의 의견을 뒷받침한다. 현재 노화에 대한 부정적인 고정관념이 넘쳐나기 때문에 노인들은 더욱 자신이 싫어지고 기억력과 인지력 같은 신체 기능이 악화되는 것이 당연하다고 여기게 된다. 한마디로 미디어가 전하는 노화에 대한 나쁜 고정관념이 노인들을 더욱 노쇠하고 인지 기능도 떨어지게 만든다. 노화에 대한 부정적인 이미지는 남성보다 여성에게 더 큰 영향을 끼친다. 지난 몇 년간 등장한 《에스콰이어》 표지모델들을 떠올려보자. 클린트 이스트우드, 로버트 드 니로, 도널드 트럼프, 마이클 키튼, 리암 니슨 등 모두 60세 이상이다. 늙어가는 남성은 여전히 섹시하고 지혜롭게 받아들여지고 젊은 남성은 물론 모두의 롤모델이 된다. 반면 늙어가는 여성에 대한 시선은 그리 관대하지 못하다. 나는 이런 현상을 참을 수가 없다.

노화에 대한 부정적인 태도와 그것이 우리의 엑소포솜에 끼치는 해로움을 없애버릴 수는 없을까? 가능하다. 나는 노화에 대한 긍정적인 고정관념이 운동보다도 신체 기능 개선에 더욱 효과적이라는 사실이 내포된 흥미로운 연구 결과를 발견했다! 과연 어떻게 그런 것일까? 이 용감무쌍한 연구를 실시한 연구진은 과거에 긍정적인 노화 고정관념이 신체 기능에 대한 노인들의 믿음에 반박한다는 사실을 발견한 적이 있다. 노인들에게 그들의 긍정적인 이미지를 보여주는 것 또한 긍정적인 이미지 선호라는 중요한 측면을 충족해준다.

이 연구진은 첫 연구 이후로 중요한 사실을 또 발견했다. 긍정적인 측면에서 노화를 보여주는 것이 노인들의 내면화된 부정적 고정관념을 뛰어넘어 노화에 대한 개인의 고정관념을 개선해주고 자기인식과 신체 기능을 업그레이드해준다는 것이다. 연구진은 "이러한 연구 결과는 개입이 헬스장 같은 역할을 했음을 시사한다."라고 매우 적절하게 표현했다. 긍정적인 이미지가 문자 그대로 그들의 근력과 걸음걸이, 균형을 개선해준 것이다! 이것이 바로 내가 지지할 수 있는 긍정적인 노출이다.

우리는 반드시 노화에 대한 고정관념을 바꿔 새롭고 긍정적인 '헬스장'을 만들어야 한다. 늙는다는 것이 아름답고 건강하고 강인할 수 있다. 노화에 대한 나 자신의 고정관념과 태도를 거스르는 베티 퍼셀과 이다 킬링 같은 모델이 《보그》의 표지를 많이 장식하는 것을 보고 싶다. 나는 현재 57세인 마돈나나 그녀와 비슷한 또래들이 베르사체나 루이 비통 같은 광고에 나오는 것이 좋다. 81세로 2015년에 가장 많이 입에 오르내린 패션모델 중 한 명인(프랑스 브랜드 셀린 광고모델로 출연) 작가 존 디디온Joan Didion 사진 같은 것이 우리에게는 더 많이 필요하다. 한 저널리스트는 존 디디온이 모델로 나선 것에 대해 "명품 브랜드가 작가를 새 광고모델로 기용한 것은 지성과 미모를 모두 겸비한 것과 같다. 만세."라고 표현하기도 했다.

노화에 대한 긍정적인 자기인식을 가진 사람은 수명이 8년 더 길다. 시간에 따라 더해지는 지혜와 명료함을 받아들이는 것이 당연히 정신과 심장에 도움을 준다.

포인트

지금까지 배웠듯이 건강한 노년을 책임지는 것은 유전자 하나만이 아니다. 유전자는 바꿀 수 없지만 유전자가 매일 매순간 환경과의 상호작용으로 당신에게 끼치는 영향은 바꿀 수 있다. 후성유전은 변화와 역전이 가능하기 때문이다. 하지만 효과적인 계획이 필요하다. 그것은 당신이 나이 들어갈수록, 그리고 앞으로 유전자와 환경의 상호작용에 대해 더 많은 과학적 발견이 나올수록 바뀔 수 있다. 40대에 접어들면서 흰머리가 부쩍 늘어 염색을 고려하거나 얼굴의 주름살을 보며 필러를 맞을까 생각할지도 모른다. 하지만 수면과 운동, 치실 사용, 의미의 발견과 교감, 호기심 유지, 항산화성분 섭취, 사우나 목욕을 우선순위로 삼는 것이 훨씬 더 나은 선택이다.

당신의 니즈와 민감성은 나이가 들면서 바뀐다. 그렇기에 40대에 효과적이었던 방법이 50대와 60대, 70대에는 그렇지 않을 수 있다. 영거 프로토콜 내에서 자신에게 맞춤화할 수 있는 충분한 선택권을 찾았기를 바란다. 리타 서스먼 박사의 말에 담겨 있는 정서가 중요하다. "운이 좋다면 늙어가면서 예외적인 즐거움을 느끼고 적극적으로 참여하고 마음과 가슴을 계속 사용해 타인을 돕고 삶의 즐거움을 깊이 경험할 수 있다."

무엇보다도 원칙을 기본적인 습관으로 만들기를 바란다. 기본적으로 나는 이 프로토콜을 일 년에 2~3회 실시하고 두 번째 이후부터는 심화 프로젝트를 추가해 실시하도록 고안했다. 영거 프로토콜에 따라 일 년 동안 살면 새로운 항상성 또는 생리적 균형 상태에 도달할 것이다. 노화를 일으키는 힘과 노화를 늦추는 힘이 균형을 이루는 것이다. 노화의 생리를 항상 당신의 편에 두기 위해서는 해마다 조절해야 할 것이다. 그것은 기능의학의 도전이자 희망이기도 하다. 항상 변화하는 기준점에 따라 환경과 라이프스타일을 조절할 수 있다는 것이다.

건강수명의 개념을 계속 새기고 매일 행동으로 실천하면서 살아가려면 건강수명 테스트를 꾸준히 실시해 결과를 비교하고 해마다 점수를 높이는 것을 목표로 삼는다.

책을 마무리하기 전에 마린 카운티에 사는 샌디의 지혜를 또 전해주고 싶다. 나는 샌디에게 죽음에 대한 두려움과 건강수명을 높이려는 이유를 물었다. 그녀는 이렇게 대답했다. "난 죽음에 대해 생각하지 않아. 내 삶의 질과 남은 시간에 대해서는 생각하지. 현재에 집중하면서 존재에 대한 고귀한 이유를 찾으려 하고 열정을 실현해야 한다는 게 내 철학이야."

자신이 왜 건강수명을 늘리려고 하는지 늘 기억해야 한다. 5년 전에는 내 몸에 잘 맞았던 것이 지금은 그렇지 않을 수 있듯이 당신의 이유 또한 시간에 따라 바뀔 수 있다. 당신의 이유는 무엇인가? 매일 그 이유를 실천하면서 살고 있는가? 건강수명까지 포함하도록 넓어진 방법으로 현재 자신을 돌보고 있는가?

후성유전과 90/10의 법칙을 자신에게 유리하게 활용하라. 영거 프로토콜에 따른 변화를 통하여 몸속 유전자 동네를 깨끗하게 청소해 병 걱정 없고 호르몬이 균형을 이루고 젊음의 활력으로 가득한 삶을 즐겁게 살 수 있도록 하라.

부록

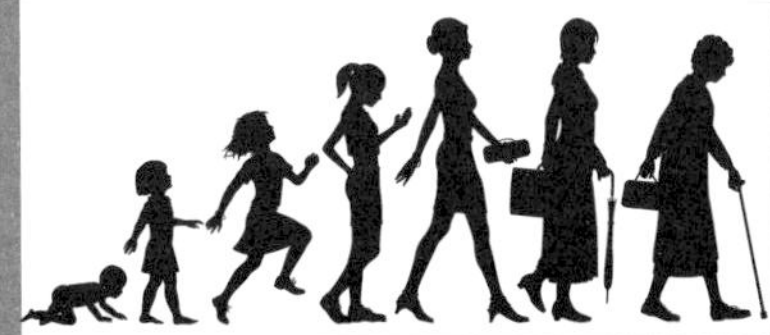

레시피 Recipes *

음식은 DNA를 위한 정보다. 따라서 맛도 좋고 영양가도 풍부해야 한다. 건강수명을 늘려주면서 바쁜 사람들도 간편하게 준비할 수 있는 레시피들이다. 모두 내가 직접 우리 집 주방에서 시험해보고 바꾸면서 완성되었다.

영거 프로토콜 셰이크 *

닥터 새라의 영거 브랙퍼스트 셰이크
Dr. Sara's Younger Breakfast Shake

재료

- 아이스 녹차 또는 마차(418쪽) 1컵, 필요에 따라 디카페인 녹차 선택
- 무설탕 아몬드 우유 또는 코코넛 우유 ½컵
- 닥터 새라의 리셋 360 올인원 셰이크Reset360 All-in-One Shake 2스쿱(바닐라 또는 베리 맛)
- 중쇄중성지방(MCT) 오일 1스푼
- 헴프 씨드 2스푼
- 금방 분쇄한 아마씨 1스푼
- 닥터 새라의 슈퍼 그린 파우더 1스쿱
- 마카 파우더 1~2티스푼
- 얼음 6~8개

만드는 법 모든 재료를 고성능 블렌더에 넣고 원하는 농도로 갈아준다.

닥터 새라의 띵크 셰이크
Dr. Sara's Think Shake

재료
- 크림이 들어간 무설탕 코코넛 밀크 1컵
- 중쇄중성지방(MCT) 오일 1스푼
- 닥터 새라의 리셋 360 올인원 셰이크 2스쿱(바닐라 또는 초콜릿 맛)
- 아보카도 ½개
- 브라질너트 5개
- 헴프 씨드 1스푼
- 브로콜리 1컵(브로콜리 새싹 키우는 방법은 423쪽 참고)
- 냉동 시금치 1~2컵

만드는 법 모든 재료를 고성능 블렌더에 넣고 갈아준다.

닥터 새라의 캐슈 카카오 셰이크
Dr. Sara's Cashew Cacao Shake

재료
- 지방을 제거하지 않은 유기농 무설탕 캐슈 밀크 8온스(약 227그램)
- 닥터 새라의 리셋 360 올인원 셰이크 2스쿱(초콜릿 맛)
- 케일, 시금치, 브로콜리 ½컵
- 얼음 5개
- 토핑으로 사용할 카카오닙 1스푼(선택)

만드는 법
① 고성능 블렌더에 넣고 갈아준다.
② 원하면 카카오닙을 뿌린다.

아보카도를 올린 코코넛 밀크 커피
Coconut Milk Coffee Layered with Avocado

재료
- 독소가 적은 원두를 사용한 커피 1컵(불릿프루프 등)
- 코코넛 크림 2스푼
- 아보카도 ½개(슬라이스)

만드는 법
① 고성능 블렌더에 커피와 코코넛 크림을 넣어 휘핑해준다.
② 컵이나 병에 넣고 슬라이스한 아보카도를 올린다.

* 뉴욕 그리니치빌리지에 있는 코피코피Kopi Kopi에서 아이디어 얻음.
 (http ://thechalkboardmag.com/new-york-coffee-shop-kopi-kopi)

마차
Matcha

마차를 마시는 것은 차를 우린 물뿐만 아니라 찻잎까지 전부 먹는다는 뜻이다. 마차의 영양 밀도가 보통 녹차보다 훨씬 높은 것도 그 때문이다. 마차에는 항산화성분, 아미노산, 밝은 녹색을 띄게 만드는 클로로필이 매우 풍부하다. L-테아닌L-theanine은 가장 일반적인 아미노산이다. 세로토닌과 도파민, GABA 수치를 올려주고 신체와 정신을 안정시키는 효과가 있다(예로부터 수도승들이 마차를 마시는 것도 그 때문일 것). 마차의 카페인 성분은 초조함 없이 에너지를 집중하도록 해준다.

재료
- 마차가루 1티스푼
- 뜨거운 물 ½컵(끓는 물 아님)
- 무설탕 코코넛 우유 ½컵
- 스테비아 약간(선택)

만드는 법
① 마차 전용 볼이나 가장 좋아하는 머그잔에 뜨거운 물을 약간 넣고 마차가루를 넣는다.
② 대나무 거품기(또는 작은 철제 거품기)로 위아래로 저어주면서 초록색 페이스트 상태로 만든다.
③ 코코넛 밀크와 남은 물을 전부 부어주고 젓는다. 원하면 스테비아 같은 감미료를 넣는다. 마차가루가 쉽고 빠르게 녹을 것이다. 우유 거품기를 사용할 경우 원하는 만큼의 거품을 만든다.
④ 아몬드 밀크를 사용해도 되고 시나몬가루를 뿌려줘도 된다.
⑤ 뜨겁거나 따뜻하게 혹은 차가운 상태로 마신다.

그린티 프라푸치노

Green Tea Frappuccino

재료
- 코코넛 밀크나 다른 종류의 우유 ½컵
- 물 ½컵
- 얼음 1컵
- 마차가루 2티스푼
- 자일로톨이나 기타 감미료 1~2티스푼
- 퓨어 바닐라 익스트랙트 또는 퓨어 바닐라빈 ½티스푼

만드는 법　모든 재료를 블렌더에 넣고 부드러워질 때까지 갈아준다.

강황 라떼
Turmeric Latte

재료
- 생캐슈 4스푼
- 무설탕 코코넛 플레이크 4스푼
- 물 1컵
- 코코넛 오일 1티스푼
- 시나몬 ½티스푼
- 강황 1티스푼
- 정향 약간
- 굵은 바닷소금(천일염) 약간
- 시나몬가루 약간

만드는 법
① 캐슈와 코코넛 플레이크, 물을 크림이 될 때까지 블렌더에 갈아준다.
② 거름망에 넣어 짜고 찌꺼기는 버린다(이제 캐슈 밀크가 만들어졌다).
③ 캐슈 밀크를 다시 블렌더에 넣고 나머지 재료도 다 넣어서 갈아준다.
④ 가스레인지에 올려 끓인 후(또는 따뜻할 때까지 데워준다) 시나몬가루를 뿌려서 따뜻한 상태로 마신다.

* 참고 : 캐슈 밀크 대신 코코넛 밀크를 사용해도 된다.

닥터 새라의 뷰티 토닉
Dr. Sara's Beauty Tonic

재료

- 셀러리 2대
- 오이 1/2개
- 케일 2컵
- 생강 1인치(약 2.5센티미터) 1조각
- 파슬리½컵
- 블루베리 ¼컵
- 아보카도 ½개
- 시나몬가루 약간
- 마차가루 약간
- 생레몬즙 1스푼
- 치아 씨드 1스푼
- 닥터 새라의 리셋 360 올인원 셰이크 2스쿱(바닐라 맛)
- 물과 얼음

만드는 법

① 채소를 깨끗하게 씻는다.
② 모든 재료를 블렌더에 넣어 부드럽게 될 때까지 갈아준다.
③ 곧바로 마신다.

섹시 샹그리아
Sexy Sangria

노화를 가속화하는 유리기(활성산소)를 항산화성분으로 없애자.

재료

- 레드 와인 1병(유기농을 추천한다)
- 오렌지 3개(얇게 슬라이스)
- 레몬 껍질 1티스푼(나는 메이어 레몬을 선호한다)
- 레몬 1개(얇게 슬라이스)
- 라임 1개(얇게 슬라이스)
- 석류씨 ¼컵
- 라즈베리 ½컵
- 탄산수 1~2리터(선택)
- 로즈메리 약간(장식용)
- 으깬 핑크 통후추(장식용)

만드는 법

① 커다란 피처에 모든 재료를 넣는다.
② 냉장고에 넣어 차갑게 만들고 얼음을 넣는다.
③ 로즈메리와 으깬 핑크 통후추로 장식한다.

브로콜리 새싹 키우기(수확량 약 4컵)
Broccoli Sprouts

재료
- 유기농 브로콜리 새싹 씨앗 2스푼
- 입구가 넓고 뚜껑이 있는 1리터 용량의 병
- 정제수

만드는 법
① 병에 씨앗을 넣고 씨앗이 충분히 잠기도록 정제수를 넣는다.
② 씨앗이 물에 잠긴 상태로 따뜻하고 어두운 곳에 하룻밤 둔다.
③ 8~10시간 후 물을 버린다.
④ 4~5일 동안 하루에 2~3번 새 물로 씨앗을 헹궈준다. 이 기간 동안 병을 따뜻하고 어두운 곳에 놓아둔다.
⑤ 헹군 후 물은 다 쏟아버려 씨앗이 썩지 않도록 한다. 2~3일이면 발아하기 시작하므로 인내심을 갖는다.
⑥ 새싹이 1인치(약 2.5센티미터) 길이이고 노란색 잎이 나오면 빛이 비치는 곳으로 옮긴다. 빛에 노출되면 더 빨리 자란다. 온도가 높은 곳에서는 물기가 빨리 마르므로 계속 물에 헹궈줘야 한다.
⑦ 잎이 진한 녹색이고 길이가 1인치 이상이면 수확해도 된다. 너무 일찍 먹는 것 같다고 걱정하지 않아도 된다. 잎이 초록색이면 먹어도 된다.

* 글 : 톰 말테르Tom Malterre
(https://wholelifenutrition.net/articles/recipes/how-make-broccoli-sprouts에서 인봉)

알칼리 콜라겐 브로스
Alkaline Broth with Collagen

집에서 직접 주름 제거 수술을 받아보자.

재료
- 다음 채소 중 세 가지를 골라 1~2컵 : 셀러리, 펜넬, 그린빈, 주키니, 시금치, 케일, 소렐sorrel, 근대, 당근, 양파, 마늘, 양배추
- 생 또는 말린 향신료(큐민, 강황 등)
- 콜라겐 단백질 파우더 1스푼(불릿프루프 또는 그레이트 레이크스 브랜드가 좋다)

만드는 법
① 채소와 향신료를 커다란 냄비에 담고 잠길 정도로 정제수를 넣는다.
② 끓으면 약불로 줄이고 45분 동안 끓인다.
③ 거름망에 걸러내고 찌꺼기는 따로 남겨두었다가 사용한다.
④ 액체에 콜라겐 단백질 파우더를 섞는다.

> ### 발효식품 먹기
>
> 끼니마다 김치 같은 발효식품을 함께 먹으면 좋다. 김치는 자우어크라우트(독일식 양배추 절임)와 비슷한 한국의 매운 음식으로 배추와 양파, 마늘, 고추가 들어간 발효 식품이다. 공복 시 혈당을 내려주는 효과가 있다. 또한 김치에는 비타민 C와 카로틴이 많이 농축되어 있고 비타민 A, B1, B2, 칼슘, 철, 몸에 좋은 유산균도 풍부하다. 발효식품은 소화에도 좋고 건강에 좋은 박테리아를 장에 공급한다.

생선 뼈 국물
Fish Bone Broth

중국 의학에서 부신은 신장 계통의 일부로 여긴다. 뼈 국물은 신장을 해독하고 영양분을 공급해준다. 생선 머리를 이용하는 생선 육수fish stock에는 갑상선을 튼튼하게 해주는 성분이 들어 있다.

재료
- 정제수 약 3리터
- 생선 머리와 뼈 2파운드(약 900그램) – 생선 머리만으로도 충분하다.*
- 유기농 애플사이다 식초 ¼컵
- 히말라야 또는 켈트해 바닷소금(천일염) 약간

만드는 법
① 물과 생선 머리/뼈를 냄비에 넣는다.
② 식초를 넣고 저으면서 살짝 끓인다.
③ 끓기 시작하면 거품을 걷어낸다. 거품에 불순물이 들어 있어 맛을 해칠 수 있으므로 꼭 걷어내야 한다.
④ 약불로 줄이고 최소한 4시간 동안 끓인다. 24시간은 넘지 않도록 한다.
⑤ 식힌 후 체에 걸러서 냉장고에 보관한다.
⑥ 1주일 내로 사용하지 않을 것은 냉동한다.

* 생선 육수를 낼 때는 연어처럼 기름기 많은 생선은 피한다. 집 안 전체에 강한 냄새가 밴다! 넙치나 가자미, 볼락, 그리고 내가 가장 애용하는 도미처럼 기름기 적은 생선을 사용한다.

닭고기 뼈 국물
Chicken Bone Broth

재료
- 닭 1마리(뼈, 발, 목)
- 작은 양파나 샬롯Shallot(미니 양파) 2개
- 마늘 1개
- 통후추 1티스푼
- 월계수잎 1~2장
- 바닷소금(천일염) 2스푼
- 애플사이다 식초 2스푼
- 정제수 약 4리터
- 유기농 생허브 1묶음(타라곤 등)

만드는 법
① 허브를 제외한 모든 재료를 냄비에 넣고 한 시간 동안 놓아둔다.
② 끓인 후 거품을 걷어낸다.
③ 약불로 8~12시간 동안 끓인다.
④ 식힌 후 뼈에 붙은 살이 있으면 떼어내고 거름망에 거른다.
⑤ 유기농 허브를 씻는다.
⑥ 거름망에 걸러낸 육수를 원하는 온도로 데운다(끓이지 않는다).
⑦ 허브를 한 움큼 넣는다(미네랄 추가 공급과 맛을 위해).

콜라겐이 풍부한 치킨 수프(식사로 6회분)
Collagen-Boosting Chicken Soup

재료

스톡〉
- 자연 방목한 닭고기 1마리
- 찬 정제수 4리터
- 식초 2스푼
- 큰 양파 2개(깍둑썰기)
- 당근 3개(껍질 벗겨서 깍둑썰기)
- 이파리 달린 셀러리 4대(깍둑썰기)
- 마늘 4개
- 깨끗하게 씻은 리크 2개(깍둑썰기)
- 파스닙 3개(깍둑썰기)
- 월계수잎 3장
- 생타임 4~5장, 또는 말린 타임 2티스푼
- 검은 통후추 10알
- 파슬리 1단

수프〉
- 닭고기 뼈 국물 2리터
- 익힌 닭고기 2컵
- 양파 2개(깍둑썰기)
- 셀러리 3컵(깍둑썰기)
- 당근 3개(껍질 벗겨서 깍둑썰기)
- 그린빈 1컵
- 시금치 3컵
- 다진 마늘 6개
- 말린 타임 1티스푼
- 바닷소금(천일염) 2티스푼
- 통후추 간 것 ½티스푼

<u>**만드는 법**</u>　① 냄비에 닭고기와 물, 식초, 파슬리를 제외한 모든 재료를 넣는다.

② 30분~1시간 동안 끓인다.

③ 끓으면 거품을 걷어낸다.

④ 약불로 줄이고 뚜껑을 닫은 채로 6~24시간 동안 끓인다.

⑤ 오래 끓일수록 깊고 풍부한 맛이 우러난다.

⑥ 불 끄기 10분 전에 파슬리를 넣어 육수에 미네랄 성분을 더한다.

⑦ 닭고기를 꺼내 식힌다.

⑧ 뼈에 남은 살은 발라내 수프에 사용한다.

⑨ 거름망에 거른 후 냉장고에 넣고 지방이 굳을 때까지 놓아둔다.

⑪ 지방 덩어리를 제거한 후 육수를 뚜껑 있는 용기에 넣어 냉장실이나 냉동실에 보관한다.

⑫ 수프를 만들려면 치킨 스톡 2리터를 끓이고 거품을 걷어낸다.

⑬ 고기와 채소, 향신료를 넣고 5~10분 동안 채소가 익을 때까지 끓인다.

⑭ 맛을 보고 간을 더한다.

* 육수를 차처럼 마실 수 있다는 사실을 잊지 말라. 특히 겨울이나 몸이 아플 때 마시면 좋다. 활력을 주고 안정시키는 효과가 있으므로 아침과 점심에 커피나 차 대신, 혹은 자기 전에 마시는 술 한 잔을 대신하기 좋다. 보온병에 가지고 다니며 하루 종일 틈틈이 마신다. 진정한 '소울 푸드'의 의미를 알게 될 것이다!

소고기 뼈 국물
Beef Bone Broth

<table>
<tr><td>재료</td><td>

- 초지 방목한 소의 넙다리뼈나 소뼈 2파운드(약 900그램)
- 젤라틴화를 돕기 위한 닭다리 2개(선택)
- 양파 1개
- 당근 2개
- 셀러리 2대
- 애플사이다 식초 2스푼
- 마늘 2개
- 파슬리 1단
- 바닷소금(천일염) 1스푼 또는 그 이상
- 통후추 1티스푼
- 허브나 향신료(선택)

</td></tr>
</table>

만드는 법

① 냉장뼈, 특히 소뼈를 사용할 때는 먼저 오븐에 구워준 후 사용하면 풍미가 좋아진다. 나는 팬에 넣고 약 180℃에서 30분간 구워준다.

② 약 20리터짜리 냄비에 뼈를 넣는다.

③ 정제수를 붓고 식초를 넣는다.

④ 차가운 물에 20~30분 놓아둔다. 산이 뼈의 영양소 생체 이용 가능성을 높여준다.

⑤ 채소를 크게 깍둑썰기해(파슬리와 마늘은 제외) 냄비에 넣는다.

⑥ 소금이나 후추, 허브, 향신료 등도 이때 넣는다.

⑦ 육수를 끓인다.

⑧ 팔팔 끓으면 약불로 줄이고 다 될 때까지 끓인다.

⑨ 끓기 시작한 후 처음 몇 시간 동안은 표면에 뜬 불순물을 걷어내야 한다. 큰 숟가락으로 거품을 쉽게 걷어낼 수 있다. 걷어낸 거품은 버린다. 나는 2시간 동안은 20분마다 확인하며 거품을 걷어낸다. 초지 방목한 건강한 소의 뼈일수록 거품이 적게 나온다.

⑩ 불 끄기 30분 전에 마늘과 파슬리를 넣는다.

⑪ 한 김 식힌 후 고운 거름망을 이용해 뼈와 채소 찌꺼기를 거른다.

⑫ 거의 식으면 유리병에 넣어 냉장고에서 5일 동안 보관하거나 그 이상일 경우에는 냉동실에 보관한다.

영거 랜치 드레싱을 이용한 초록 샐러드
Torn Greens with Younger Ranch Dressing

우리 가족은 이 드레싱을 구운 로메인에 뿌리거나 오이를 찍어먹는 것을 좋아한다. 초록색 채소가 영양소 밀도를 올려준다.

재료

샐러드 베이스〉
- 로메인, 케일, 시금치, 기타 초록색 채소 2~8컵

마요네즈〉
- 아보카도 오일 1컵, 올리브 오일 또는 혼합
- 계란 노른자 1개
- 디종 머스터드 1스푼
- 레몬즙 ½즙
- 소금 ½ 티스푼

만드는 법

① 모든 재료를 좁은 용기나 병에 넣는다. 나는 핸드 블렌더 구입 시 함께 따라온 믹싱컵을 사용하는데 약 250밀리리터 병이면 된다.

② 핸드 블렌더를 병에 넣고 돌린다. 곧바로 유화되기 시작한다(하얀색으로 걸쭉해진다).

③ 핸드 블렌더를 천천히 들어 병 입구 쪽으로 가져간다.

④ 오일이 잘 섞이지 않으면 다시 블렌더를 갖다댄다.

⑤ 모든 기름이 잘 섞이고 반죽이 걸쭉해질 때까지 블렌더를 댔다 뗐다 한다. 최대한 1~2분 정도밖에 걸리지 않는다.

* 이 마요네즈는 냉장고에서 1주일까지 보관 가능하다. 닭고기나 계란 샐러드, 샌드위치, 크리미한 샐러드드레싱으로 훌륭하다.

영거 랜치 드레싱

재료

- 유제품이 함유되지 않은 마요네즈 1컵
- 코코넛 밀크 ¼컵
- 애플사이다 식초 1티스푼
- 양파가루 ½티스푼
- 마늘가루 ½티스푼
- 생딜 1스푼 또는 말린 딜 1티스푼
- 말린 파슬리 2티스푼 또는 생파슬리 다진 것 2스푼
- 말린 차이브 1스푼 또는 생차이브 다진 것 3스푼
- 소금과 후추 약간

만드는 법

① 마요네즈에 추가적인 드레싱 재료를 넣고 잘 섞어준다.
② 코코넛 밀크를 추가해 좀 더 묽게 만든다(어차피 냉장고에 보관하면 좀 더 걸쭉해진다).
③ 맛을 보고 원하는 만큼 소금과 후추를 넣는다.
④ 초록 샐러드에 뿌리고 잘 섞는다.

* 랜치 드레싱은 냉장고에서 1주일까지 보관 가능하다.

해초 샐러드
Seaweed Salad

해초에는 요오드, 칼슘, 철, 구리, 마그네슘, 망간, 몰리브덴, 인, 칼륨, 셀레늄, 바나듐, 아연 등 자연적으로 갑상선 수치를 높여주는 필수 미네랄 성분이 풍부하다. 즉석 샐러드에는 당분이 많이 들어 있거나 별로 좋지 않은 오일과 식초 성분이 들어 있을 수 있다. 다음은 깨끗한 해초 샐러드를 만드는 방법이다.

재료

샐러드〉
- 말린 미역(또는 해초 믹스) 약 50그램
- 작은 무 1개(잘게 채썰기)
- 오이 ½개(잘게 채썰기)

드레싱〉
- 참기름 1티스푼
- 라임 또는 레몬 ½개의 즙
- 생강즙 2티스푼
- 타마리 간장 1스푼
- 호두 또는 아보카도 오일 4스푼
- 스테비아 ½티스푼 또는 약간
- 바닷소금(천일염) 약간
- 볶은 참깨(선택)
- 김가루(선택)
- 아보카도(깍둑썰기, 선택)

만드는 법
① 해초를 찬물에 5분간 담가 촉촉하게 만든다.
② 헹궈서 물기를 뺀다.
③ 큰 부분은 자른다.
④ 해초, 미역, 무를 작은 볼에 담아 섞는다.
⑤ 드레싱을 잘 섞어주고 몇 분간 놓아둔다.
⑥ 원한다면 토핑을 추가하고 젓가락으로 먹는다.

헤일 케일 앤 시저 샐러드
Hail Kale and Caesar Salad

재료

로 파마잔RAW PARMESAN〉
- 마카다미아 또는 캐슈너트 ½컵(물에 담가놓지 않은 것)
- 영양 효모 1스푼(또는 그 이상)
- 마늘가루 한 꼬집(선택)

드레싱〉
- 캐슈 ½컵(2시간 이상 물에 담가놓은 것)
- 헴프 씨드 ¼컵   • 영양 효모 ¼컵
- 레몬 2개의 레몬즙   • 으깬 마늘 1개
- 바닷소금(천일염)이나 히말라야 핑크 소금 ½티스푼
- 정제수 ⅔컵

양상추와 채소〉
- 라시나토 케일lacinato kale 1단
- 로메인 상추 2개   • 방울토마토 1컵(2등분)

만드는 법

① 로 파마잔을 만든다 : 견과류를 푸드 프로세서에 넣고 돌린다. 나머지 재료도 넣고 잘 섞이도록 돌려준다.
② 캐슈를 물에 씻는다.
③ 나머지 드레싱 재료를 넣고 부드러울 때까지 섞어준다.
④ 케일은 끝부분을 잘라 정리해주고 적당한 크기로 자른다.
⑤ 잘 씻어서 샐러드 스피너로 물기를 빼준다.
⑥ 넉넉한 크기의 볼에 담는다.
⑦ 로메인을 한 입 크기로 뜯은 후 잘 씻어서 물기를 제거한다.
⑧ 로메인과 케일을 함께 볼에 넣는다. 케일 2~3컵, 로메인 4~6컵이 나온다.
⑨ 드레싱을 넣어 살 섞는다.
⑩ 소금 한 꼬집을 넣고 다시 섞는다.

* 드레싱은 냉장고에서 1일간 보관 가능하다.

시간을 되돌리는 샐러드(넉넉하게 2회분 혹은 적게는 4회분)
Turn Back Time Salad

이 샐러드를 많이 먹으면 신분증을 보여달라고 할 정도로 젊어질지 모른다!

재료 케일 샐러드〉
- 라시나토 케일 1단
- 호박씨 ¼컵
- 그래니 스미스Granny Smith 초록색 사과 1개(얇게 슬라이스)

크리미 드레싱〉
- 마카다미아너트 오일 또는 참기름 2티스푼
- 레몬 1개의 즙
- 아보카도 1개(잘 익은 것)
- 타히니(참깨 페이스트) 1스푼
- 헴프 씨드 1스푼
- 다진 마늘 1티스푼
- 물 2스푼(원하는 묽기에 따라 그 이상)
- 고수 ¼컵
- 히말라야 핑크 소금
- 통추후 간 것

만드는 법 ① 케일은 잘 씻어서 굵은 끝부분은 떼어내 먹기 좋은 크기로 썬다.
② 커다란 볼에 담아둔다.
③ 드레싱을 만든다. 오일과 레몬즙, 아보카도 ½개, 타히니, 헴프 씨드를 푸드 프로세서에 넣는다. 크리미하고 부드러워질 때까지 갈아주고 히말라야 핑크 소금과 통후추를 갈아 넣어 간을 맞춘다.
④ 케일이 담긴 볼에 드레싱을 뿌린다.
⑤ 케일이 부드럽고 촉촉해질 때까지 손으로 2~3분간 케일과 드레싱을 뒤적여준다.
⑥ 호박씨와 사과를 넣고 잘 섞어준다.

* 곧바로 먹거나 밀폐 용기에 넣어 냉장고에서 2~3일간 보관 가능하다.

호두를 곁들인 엔다이브, 펜넬, 배 샐러드
Endive, Fennel, and Pear Salad with Walnuts

1990년대에 앨리스 워터스Alice Waters의 유명 레스토랑 셰 파니스Chez Panisse 에서 엔다이브 샐러드를 처음 맛본 기억이 난다. 이 샐러드는 접시에 담았을 때 예 쁠 뿐만 아니라 환상적인 맛과 식감을 제공한다.

재료
- 올리브 오일 ½컵
- 레몬즙 2스푼
- 바닷소금(천일염) 약간
- 샬롯 1스푼(잘게 썰기)
- 생타임 2티스푼 또는 말린 타임 1티스푼
- 보스크 배 2개(껍질 벗기기는 선택)
- 중간 크기의 잘 다듬은 펜넬 1개
- 잘 다듬은 엔다이브 약 220그램
- 볶은 호두 ¼컵
- 석류 약간(선택)

만드는 법
① 커다란 볼에 올리브 오일과 레몬즙, 바닷소금(천일염), 샬롯, 타임, 소금 한 꼬집을 넣고 잘 섞어 드레싱을 만든다.
② 10분간 두어 간이 배도록 한다.
③ 배는 얇게 슬라이스한다.
④ 펜넬은 4등분하여 최대한 얇게 슬라이스한다. 채칼을 사용해도 된다.
⑤ 엔다이브는 한 장씩 떼어준다.
⑥ 드레싱을 잘 섞은 후 배와 펜넬, 엔다이브에 뿌린다.
⑦ 호두와 석류로 장식해 샐러드 그릇에 담아 서빙한다.

미소 드레싱을 곁들인 연어와 아보카도 샐러드(4인분)
Salmon and Avocado Salad with Miso Dressing

코르티솔을 리셋해주는 효과가 있는 샐러드로 빛나는 여신 같은 기분이 들게 해
준다.

재료
- 올리브 오일
- 약 170그램짜리 연어 4토막(또는 비슷한 맛이 나는 송어)
- 레몬 1~2개　•　먹기 좋게 찢은 로메인 상추 6컵
- 아보카도 1개(깍둑썰기)　•　오이 ¾컵(슬라이스)
- 빨강 피망 1/2개(얇게 슬라이스)　•　볶은 호두 ¼컵

미소 드레싱〉
- 생라임즙 2티스푼
- 화이트 미소 2티스푼
- 물 2티스푼　•　후추 간 것 ¼티스푼
- 엑스트라 버진 올리브 오일 3스푼

만드는 법
① 브로일러를 예열한다.
② 브로일러에서 약 15센티미터 위로 랙rack을 올린다.
③ 베이킹 시트와 호일을 나란히 깔고 호일에 올리브 오일을 살짝 발라준다.
④ 연어를 살 부분이 아래로 가도록 시트에 올리고 레몬즙과 올리브 오일
　을 발라주고 소금으로 간한다.
⑤ 연어가 다 익을 때까지 7~10분간 익힌다(연어의 두께에 따라 달라진다).
⑥ 연어를 꺼내 먹기 좋은 크기로 자른다.
⑦ 연어가 오븐에서 익는 동안 드레싱을 만든다.
　- 작은 볼에 라임즙과 미소, 물, 후추를 넣고 섞는다.
　- 올리브 오일을 넣어준다.
　- 커다란 볼에 상추와 아보카도, 연어, 오이, 피망을 넣는다.
　- 접시 네 개에 나눠 담는다.
　- 미소 드레싱을 1스푼씩 뿌려준다.
　- 호두를 뿌리고 서빙한다.

에그 아보카도 베이크
Egg Avocado Bake

재료
- 커다란 크기의 아보카도
- 계란(아보카도 1개당 2개)
- 핫소스(선택)
- 소금과 후추
- 고수, 파, 매운 고추(토핑용, 선택)

만드는 법
① 아보카도를 반으로 잘라 씨를 빼낸다.
② 과육을 약간 퍼내(1스푼 정도) 계란이 들어갈 공간을 만든다.
③ 나머지 아보카도에도 똑같이 한다.
④ 아보카도를 작은 베이킹 접시에 놓는다. 아보카도가 쓰러지지 않도록 넉넉한 크기여야 한다. 파이 웨이트pie weight(동그란 구슬 모양으로 파이 그릇에 놓아두면 파이 모양이 잘 잡히게 해준다-역주)나 말린 콩, 굵은 소금 등을 이용하면 아보카도를 똑바로 세워놓을 수 있다.
⑤ 작은 라메킨rakemin이나 유리그릇에 계란을 하나씩 깨뜨려 넣는다.
⑥ 계란을 조심스럽게 아보카도 구멍에 미끄러뜨려 넣는다.
⑦ 소금과 후추로 간하고 아보카도 위에 원하는 소스를 뿌린다. 나는 페스토나 치미추리 소스를 약간 뿌린다.
⑧ 오븐에서 약 230℃로 10~12분간 굽는다. 노른자가 반숙 상태가 되면 꺼낸다.
⑨ 채소나 토핑(고수, 파, 고추 등)을 곁들인다.

* 프로를 위한 팁 : 계란을 넣기 전에 핫소스 등 원하는 소스를 뿌린다.

부처의 '페투치니' 알프레도
Buddha 'Fettuccine' Alfredo

재료

페투치니〉
- 커다란 크기의 터닙 2개(국수 모양으로 자르기)
- 잘게 썬 당근(적당량, 나는 1컵을 사용한다)
- 끝부분을 떼어내고 잘게 썬 라시나토 케일(적당량, 나는 2컵을 사용한다)

브라질너트 소스〉
- 브라질너트 버터 6스푼(브라질너트 ½컵을 대신 사용해도 된다)
- 물 6스푼
- 애플사이다 식초 2스푼
- 타마리 간장 2스푼
- 바닷소금(천일염)

만드는 법

① 모든 재료를 고성능 블렌더에 넣고 갈아준다.
② 채소에 소스를 ¼컵 넣는다. 원하면 좀 더 넣어도 된다.

채소 파히타 (2½컵 분량)
Plant-Based Fajitas

<table>
<tr><td>

재료

</td><td>

렌틸콩-호두 고기〉

- 익히지 않은 프렌치 그린 렌틸콩 1컵(익힌 것은 1¾컵)
- 호두 1컵
- 말린 오레가노 1½ 티스푼
- 큐민가루 1½ 티스푼
- 칠리 파우더 1½ 티스푼
- 고운 바닷소금(천일염) ½ 티스푼 또는 약간
- 엑스트라 버진 올리브 오일 1½ 스푼
- 물 2스푼

토핑 / 랩〉

- 피망 1~2개(얇게 슬라이스)
- 양파 ½~1개(얇게 슬라이스)
- 캐슈 사우어 크림(442쪽 참고)
- 깍둑썰기한 토마토나 살사 소스
- 그린 어니언(장식용)
- 생라임즙
- 상추 랩(커다란 로메인, 아이스버그 또는 버터 상추잎)
- 아보카도나 핫소스, 고수(선택)

</td></tr>
<tr><td>

만드는 법

</td><td>

① 렌틸콩을 체에 넣어 씻는다.
② 몇 컵의 물과 함께 중간 크기의 냄비에 넣는다.
③ 끓으면 중간불로 줄이고 20~25분간 익혀준다(원하는 익힘 정도에 따라 조절한다).
④ 물을 따라버린다.
⑤ 오븐을 약 150℃로 예열한다.
⑥ 베이킹 시트에 호두를 올려놓고 10~13분간 구워준다.
⑦ 갈색으로 변하고 향기가 풍길 때까지 잘 지켜본다.
⑧ 꺼내서 몇 분간 식힌다.
⑨ 큰 프라이팬이나 웍에 오일을 ½~1스푼 넣는다.

</td></tr>
</table>

⑩ 양파와 피망을 중간불에서 15~20분간 볶아준다.

⑪ 원하면 불을 더 줄이고 자주 섞어주면서 반투명할 때까지 익힌다.

⑫ 익힌 렌틸콩 1¾컵과 (약간 남을 것이다) 구운 호두를 푸드 프로세서에 넣고 잘게 잘라준다(씹히는 맛이 있어야 한다).

⑬ 오레가노와 큐민, 칠리 파우더, 소금을 넣는다.

⑭ 오일과 물을 넣어 잘 섞어준다.

⑮ 나머지 채소 토핑을 준비하고 상추를 씻어 물기를 제거한다.

⑯ 랩으로 만들기 : 커다란 상추잎을 접시에 넣고 타코 '고기'와 볶은 양파, 피망, 원하는 토핑을 올린다.

* 웹사이트 겸 요리책 오 쉬 글로우즈Oh She Glows에서 변경.

캐슈 사우어 크림
Cashew Sour Cream

재료
- 생캐슈 1컵
- 애플사이다 식초 2티스푼
- 레몬즙 1티스푼
- 고운 바닷소금(천일염) ⅛티스푼

만드는 법
① 컵이나 작은 볼에 캐슈를 넣고 끓는 물을 약 1센티미터 높이로 부어준다.
② 30분 동안 담가둔다.
③ 캐슈의 물기를 빼고 식초와 레몬즙, 소금, 물 ¼컵과 함께 블렌더에 넣어 부드럽게 될 때까지 갈아준다. 퓌레 상태로 만들기 위해 물을 약간 추가해도 된다.

블랙 케이준 연어
Blackened Cajun Salmon

연어에는 건강에 좋은 오메가-3 지방산이 풍부하다. 항산화물질과 항우울 성분을 촉진하고 노화와 관절염 방지 효과가 있다. 게다가 맛도 좋고 여러 요리에 활용할 수 있다. 축제일까지 기다리지 않고도 향신료가 듬뿍 들어간 요리를 먹을 수 있다. (이 레시피는 2~3인분으로 쉽게 늘려서 만들 수 있다.)

재료

- 코코넛 오일 1스푼
- 연어 또는 송어 2토막

연어에 발라줄 케이준 스파이스 럽〉
- 오레가노 ½ 티스푼
- 타임 ½ 티스푼
- 카이엔 페퍼 ¼ 티스푼
- 훈제 파프리카 파우더 ¼ 티스푼
- 양파 소금 ¼ 티스푼
- 마늘 소금 ¼ 티스푼
- 검은 후추 ¼ 티스푼

만드는 법

① 프라이팬이나 그린팬을 중간불로 가열하고 코코넛 오일을 넣는다.
② 향신료를 모두 섞어서 접시에 펼쳐놓는다.
③ 연어의 양쪽에 골고루 발라준다.
④ 잘 달궈진 팬에 연어를 넣는다.
⑤ 불을 약간 줄인다.
⑥ 굽는 시간은 연어의 크기에 따라 달라진다. 얇다면 양쪽에 각각 2분씩, 두껍다면 3~4분씩 굽는다.
⑦ 고구마와 초록색 채소와 함께 낸다.

* 피부에도 좋고 손님에게 대접해도 칭찬받을 것이다.

은대구 미소(2회분)
Black Cod with Miso

재료
- 올리브 오일 1스푼
- 타마리 간장 3스푼
- 화이트 미소 된장 ½컵
- 에리스리톨 1스푼 또는 스테비아 약간(선택)
- 은대구 2~3토막

만드는 법
① 올리브 오일과 화이트 미소, 감미료(사용한다면)를 그릇에 넣는다.
② 여기에 잘 씻어서 물기를 제거한 생선을 넣고 골고루 발라준다.
③ 냉장고에 넣어 하루 동안 잘 마리네이드해준다.
④ 오븐을 약 200℃로 예열한다.
⑤ 냉장고에서 생선을 꺼내고 마리네이드 소스를 닦아준다.
⑥ 그릴이나 그릴 팬에 올리브 오일을 뿌리고 가스레인지에 올려 센 불로 생선을 익힌다.
⑦ 한쪽에 약 2분씩 갈색이 될 때까지 구워준다.
⑧ 오븐에 넣어 약 10분간 구워준다.

강황 시나몬 치킨(4~6회분)
Braised Turmeric Cinnamon Chicken

재료

- 8조각으로 나눈 닭 1마리
- 바닷소금(천일염)
- 후추
- 시나몬가루
- 강황 1스푼
- 올리브 오일
- 중간 또는 큰 양파 1개(잘게 썰기)
- 마늘 4개(잘게 썰기)
- 시나몬 스틱 2개
- 껍질 벗긴 이탈리안 홀 토마토 약 400그램 캔 2개
- 치킨 브로스 ½컵(홈메이드 뼈 국물이 있다면 사용)
- 생민트와 파슬리(장식용)

만드는 법

① 닭고기를 잘 씻어서 물기를 제거한다.
② 소금, 후추, 시나몬가루와 강황을 골고루 발라준다.
③ 커다란 냄비에 올리브 오일을 넣고 센 불로 가열한다.
④ 냄비가 뜨거워지면 닭고기를 한 면에 1분씩 갈색으로 구워준다.
⑤ 냄비에서 닭고기를 꺼낸다.
⑥ 중불로 줄이고 양파를 넣는다.
⑦ 부드러워질 때까지 약 1분간 볶다가 마늘을 넣는다.
⑧ 반투명해질 때까지 1분간 더 볶는다.
⑨ 시나몬 스틱과 토마토, 치킨 브로스를 넣고 소금과 후추로 간한다.
⑩ 질 쉬어주면시 끓인디.
⑪ 닭고기를 냄비에 넣어 푹 잠기게 한다.
⑫ 뚜껑을 닫지 않은 채로 살이 뼈에서 떨어질 때까지 약 2시간 동안 끓인다.
⑬ 가끔씩 뒤적여준다.
⑭ 민트와 파슬리를 넣어준다.
⑮ 컬리플라워 라이스와 익힌 시금치 위에 올려 서빙한다.

* 프로를 위한 팁 : 2시간 동안 끓이는 것이 중요하다. 마음을 느긋하게 가져야 하는 슬로푸드다!

초지 방목 소고기와 채소 스튜
Grass-Fed Beef and Vegetable Stew

재료

- 스튜용 초지 방목 소고기 약 900그램
- 큰 양파 1개
- 큰 당근 5개
- 셀러리 5~7대
- 얌 또는 땅콩호박(버터너트 스쿼시) 약 450그램
- 마늘 8개
- 코코넛 오일 3스푼(압착)
- 레드 와인 1컵(유기농이면 더 좋다)
- 유기농 토마토 페이스트 1~2스푼
- 월계수잎 6장
- 생타임 3줄기
- 생로즈메리 1줄기 또는 말린 로즈메리 1스푼(원하는 것으로)
- 훈제 파프리카가루 ½티스푼
- 비프 스톡 2리터(홈메이드가 최고)
- 바닷소금(천일염), 후추 약간

만드는 법

① 스튜용 고기를 한 입 크기로 썰어놓는다.
② 양파와 셀러리, 당근, 얌이나 땅콩호박을 먹기 좋은 크기로 썬다.
③ 마늘을 으깬다.
④ 무거운 냄비를 중불에 올리고 코코넛 오일을 넣는다.
⑤ 마늘과 고기를 넣고 고기가 갈색이 될 때까지 볶는다. 이때 마늘이 타지
　 않도록 조심한다.
⑥ 채소를 넣고 고기와 함께 잘 볶아준다(오일을 더 넣어야 할 수도 있다).
⑦ 레드 와인을 넣고 5~8분간 끓이면서 알코올을 날린다.
⑧ 토마토 페이스트와 향신료를 넣고 잘 섞는다.
⑨ 비프 스톡을 넣는다.
⑩ 뚜껑을 닫고 끓인다.
⑪ 끓으면 불을 줄이고 1시간 동안 끓인다.
⑫ 소금과 향신료를 넣어 간을 맞춘다.
⑬ 좀 더 걸쭉한 스타일이 좋다면 칡가루를 더한다. 이때 먹어도 되지만 약
　 불에서 3~4시간 동안 끓이면 더 맛있다.

노-베이킹 코코넛 러브 바이트
No-Bake Coconut Love Bites

재료
- 무설탕 코코넛 플레이크 3컵
- 코코넛 오일 6스푼
- 자일리톨 또는 에리스리톨 ½컵
- 바닐라 엑스트랙트 2티스푼(굽지 않으므로 생바닐라빈이나 무알코올 바닐라 엑스트랙트를 추천한다)
- 바닷소금(천일염) ½티스푼
- 토핑 선택 : 코코넛 플레이크, 코코아, 캐롭 파우더, 잘게 부순 견과류, 80퍼센트 다크 초콜릿 시럽

만드는 법
① (토핑을 제외한) 모든 재료를 푸드 프로세서나 블렌더에 넣는다.
② 잘 섞일 때까지 갈아준다(참고 : 고속 블렌더를 사용할 때는 강으로 돌리지 않는다).
③ 푸드 프로세서나 블렌더에서 반죽을 꺼내 원하는 모양으로 만든다(나는 멜론 스쿠퍼를 이용해 동그랗게 만든다).
④ 코코넛 플레이크나 캐롭 파우더, 견과류, 녹인 초콜릿으로 장식해준다(나는 비닐백의 한쪽 구석에 작은 구멍을 뚫어 짤주머니로 사용한다. 꼭 장식을 하지 않아도 된다).
⑤ 접시에 놓고 실온에서 굳힌다.

다크 초콜릿 코코넛 푸딩
Dark Chocolate Coconut Pudding

재료
- 코코넛 밀크 2컵
- 잘게 부순 다크 초콜릿 약 100그램(카카오 80퍼센트 이상)
- 품질 좋은 젤라틴 1스푼(뜨거운 물에서만 녹는 콜라겐 형태)
- 바닐라 엑스트랙트 ½티스푼
- 바닷소금(천일염) 한 꼬집

만드는 법
① 두꺼운 냄비에 코코넛 밀크를 넣고 중-약불로 데운다.
② 젤라틴을 녹이되 끓이지는 않는다.
③ 다크 초콜릿을 넣고 잘 섞어가며 녹인다.
④ 초콜릿이 녹으면 젤라틴을 천천히 부어가며 잘 섞어준다(한꺼번에 넣으면 젤라틴이 뭉친다).
⑤ 불을 끄고 바닐라 엑스트랙트를 섞는다.
⑥ 원하는 볼이나 컵에 붓고 최소한 2시간 이상 굳힌다.

유전자 참고 가이드Gene Reference Guide

우리 몸에는 약 24,000개에 이르는 단백질-암호화 유전자가 있다. 이 가이드에는 이 책에서 언급한 유전자들 중 일부 중요한 것들만 포함되었다. 각 유전자의 이름과 약자, 기능을 참고하고 기억해보자.

고혈압

- **정식 이름** Endothelin-1(EDN1)
- **기능** 혈관을 수축시키는 엔도셀린-1endothelin-1을 암호화한다. 나는 EDN1 변이를 갖고 있어 운동을 하지 않으면 고혈압 위험이 매우 높아진다.

뇌

- **정식 이름** Brain-derived neurotrophic factor(BDNF)

  Fatty acid amide hydrolase(FAAH)

  Klotho

  Amyloid precursor protein(APP)

  그 외 다수
- **기능** 다양

단거리 달리기

- **정식 이름** Actinin alpha 3(ACTN3)
- **기능** 속근 섬유에서 발견되는 단백질인 액틴actin을 암호화한다. 폭발적인 움직임을 가능하게 해준다.

메틸화

- **정식 이름** Methylenetetrahydrofolate reductase(MTHFR, C677T, A1298C도 포함)

  Cystathionine beta synthase(CBS)

  Catechol-O-methyltransferase(COMT)

  기타 MTR, MTRR, VDR
- **기능** 이 유전자들은 체내 메틸화 주기에 기여한다.

* 유의사항 : 메틸화는 메틸기가 하나의 유전자로 결합되는 것으로 유전자 발현에 변화를 일으킬 수 있다.

비만, 체중 증가, 요요

- **정식 이름** Adiponectin(다양)

  ADRB2

  TO

  기타 ADIPOQ(체중 증가/감소), APOA2, APOA5, GNPDA2,MC4R, PCSK1
- **기능** 과식이나 영양가 부족한 식사, 운동 부족 등에 따라 비만과 체지방 증가를 일으키는 유전자들이다.

비타민 D

- **정식 이름** Vitamin D receptor(VDR)

  기타 vitamin D 25-hydroxylase, Fok1, Taql, CYP2R1
- **기능** VDR이 활성화되면 비타민 D를 흡수하는 비타민 D_3의 핵호르몬 수용체의 구조와 기능이 암호화된다. VDR이 비활성화되면 골다공증 위험이 높아진다.

생체 시계

- **정식 이름** Circadian Locomotor Output Cycles Kaput(Clock)

- **기능** 24시간 생체 리듬 또는 24시간 수면-활동 주기를 제어한다. 이 유전자
  의 나쁜 변이 유전자를 가진 사람은 혈중 그렐린(배고픔을 느끼게 하는 호르
  몬) 농도가 높고 체중 감소에 대한 저항이 있다. 24시간 생체 시계에 분비되는
  다른 유전자들도 영향을 받는다.

숙면

- **정식 명칭** Adenosine deaminase(ADA)
- **기능** 아데노신adenosine이라는 화합물을 이노신inosine이라는 다른 화합물로
  전환시키는 효소를 조절한다(아데노신 탈아미노효소adenosine deaminase라고
  도 함). 아데노신은 수면 통제에 매우 중요하다. 이 유전자의 대립 유전자는
  숙면을 방해하고 변이는 숙면을 촉진한다.

스트레스

- **정식 이름** FK506 binding protein 5(FKBP5)
  Cytochrome p450, family 1, subfamily a, polypeptide 2(CYP1A2)
  Mineralocorticoid receptor(MR)
  Tyrosine hydroxylase(TH)
  Kidney and brain expressed protein(KIBRA) 또는 WW domain-
  containing protein 1(WWC1)
- **기능** 몇몇 유전자가 스트레스 반응 계통을 조절한다. 여기에는 감정과 기억,
  자율신경계를 조절하는 뇌의 영역인 편도체와 시상하부, 뇌하수체, 해마가 포
  함된다. 다른 유전자들은 코르티솔이 생산되는 부신과 뇌의 관계를 조절한다.

식이 행동

- **정식 이름** Adrenergic beta-2 surface receptor gene(ADRB2)
  Ankyrin repeat and kinase domain containing 1(ANKK1/DRD2 또는 식
  욕 : 도파민 활동에 영향을 주고 도파민 수용체 D2 유전자 발현과 밀접한 관
  련이 있다.)

체지방량과 비만 관련(FTO 또는 Fatso)

Melanocortin 4 수용체(MC4R 또는 간식을 많이 먹게 만드는 유전자)

Solute carrier family 2, facilitated glucose transporter member 1(SLCA2, 또는 설탕 중독)

- **기능** 다양

알츠하이머와 나쁜 심장 유전자

- **정식 이름** Apolipoprotein E(APOE)
- **기능** APOE 유전자는 세포에 아포리토단백질 A라고 하는 단백질을 만들라고 지시한다. 체내에서 지방과 합쳐서 콜레스테롤을 운반하는 패키지를 만들어 간으로 보내 배설물과 함께 제거되도록 한다. APOE는 3개의 주요 대립유전자 APOEZ, APOE3, APOE4를 가진 다형성이다.

운동

- **정식 이름** Peroxisome proliferator-activated receptor delta(PPARδ)
  Lipoprotein lipase(LPL)
  Hepatic lipase(LIPC)
  기타 MMP3, PPARGC-1-alpha, PDK4
- **기능** 다양

워커홀릭

- **정식 이름** Catechol-O-methyltransferase(COMT)
- **기능** 도파민이나 에피네프린, 노르에피네프린 같은 특정한 뇌 신경전달물질이 비활성화되므로 스트레스 상태에서 계속 일에 집중하도록 만든다. 따라서 정상적인 유전자는 당신을 워커홀릭으로 만든다. 하지만 이 유전자에 변이가 일어나면 걱정 많은 사람이 된다. 양쪽 모두 장점이 있을 수는 있다. COMT는 특정 에스트로겐을 대사하므로 에스트로겐이 축적되어 유방암 위험이 높아질 수 있다. 또한 통증 인식에도 관여한다.

유방암

- **정식 이름** Breast and ovarian cancer susceptibility protein 1, 2(BRCA1, BRCA2)

  Tumor suppressor protein p53(TP53)

  Phosphatase and tensin homolog(PTEN)

  Checkpoint kinase 2(CHEK2)

  ATM serine/threonine kinase(ATM)

  Partner and localizer of BRCA2(PALB2)

  그 외 다수
- **기능** BRCA 유전자는 세포 손상을 회복하고 유방 세포를 정상으로 자라게 해주는 종양억제 유전자에 속한다. TP53 유전자는 종양억제자 단백질 p53을 암호화한다. 이는 세포가 너무 빨리 자라지 않거나 통제 불가능 상태가 되지 않도록 해줌으로써 세포 분열을 조절한다. 이 밖에도 최소한 100개의 유방암 유전자가 있다.

장수

- **정식 이름** Mechanistic target of rapamycin or mammalian target of rapamycin(mTOR)

  Sirtuin(SIRT1)

  Forkhead/winged helix box gene, group O3(FOXO3)
- **기능** 장수와 자식작용(세포의 자연스러운 사멸 작용)을 담당한다.

짧은 수면

- **정식 이름** hDEC2-P385R(또는 DEC2)
- **기능** 이 유전자의 다형성은 짧은 수면 시간과 관련 있다. 또한 하루 수면 시간 6시간 미만일 때 수면 부족에 대한 저항성이 있다. 전체 인구 중 3퍼센트만이 갖고 있다.

체중 증가(비만 참고)

카페인 대사

- **정식 이름** Cytochrome P450, family 1, subfamily A, polypeptide 2(CYP1A2)
- **기능** 카페인과 그 밖의 화학물질을 분해하는 효소를 암호화한다. 전체 인구 중 절반 이상이 신진대사가 느려서 카페인 200밀리그램 이상은 받아들이지 못해 부작용이 발생한다.

팻소

- **정식 이름** Fat mass and obesity associated(FTO)
- **기능** 이 유전자는 체질량 지수(BMI)와 연관이 깊다. 따라서 비만과 당뇨 위험을 높인다. 이 유전자 변이가 있으면 포만감을 담당하는 호르몬 렙틴 조절이 잘 이루어지지 않는다. 곧 항상 배고픔을 느낀다.

피부와 주름

- **정식 이름** Pyrroline-5-carboxylate reductase 1(PYCR1)
  Matrix metalloproteinase(칼슘 신호와 콜라겐 분해 조절, MMP1)
  그 밖에도 1,500개
- **기능** 이 유전자들은 언제까지 주름살이 생기지 않는지 결정한다. 정상일 경우 콜라겐이 젊고 건강하게 유지된다.

항산화제Antioxidants

- **정식 이름** Glutathione S-transferase mu 1(GSTM1) : 글루타티온이 암호화된 유전자
  Glutathione peroxidase 1(GPX1) : 활성산소종 하이드로젠 헤록시다아제

를 해독한다.

Superoxide dismutase 2(SOD2 또는 망간 의존 초과산화물 불균등화 효소 manganese-dependent superoxide dismutase인 MnSOD라고도 부름) : 미토콘드리아를 산화 스트레스에서 치유해준다.

Catalase(CAT) : 산화적 손상으로부터 보호해주는 유전자.

NAD(P)H dehydrogenase, quinone 1(NQO1) : 코엔자임 Q10에 관여한다.

- **기능** 산화적 손상과 싸워 노화를 늦춰주고 암과 알츠하이머, 간 손상을 예방해주는 유전자들을 암호화한다.

해산물

- **정식 이름** Peroxisome proliferator-activated receptor gamma(PPARχ)
- **기능** PPARG는 지방 세포를 조절하며 비만과 당뇨, 암, 심장 질환 발생과 관련 있다. 이 유전자를 물려받았지만 비활성화되어 있다면 다시 활성화하여 제대로 된 지방을 섭취함으로써 체중을 줄일 수 있다. 그렇지 않으면 MBI가 높아진다.

해독

- **정식 이름** 사용 가능한 비타민 B_9을 만들고 알코올을 해독하는 메틸렌테트라하이드로엽산 환원 효소Methylenetetrahydrofolate reductase(MTHFR)
  Epoxide hydrolase(EPHX)
  Glutathione S-transferase mu 1(GSTM1)
  그 밖에 CRP, CYP1A1, CYP1B1, CYP2A6, Mold(HLA DR), MMP1
- **기능** 화학물질, 독소, 내분비계 교란물질을 해독해준다.

행복

- **정식 이름** Fatty acid amide hydrolase(FAAH)
- **기능** 행복의 분자 혹은 자연발생 마리화나라고 부르는 아난다마이드 성분에 작용하는 효소를 암호화한다.

혈당과 당뇨

- **정식 이름** Glucose-6-phosphatase, catalytic, 2(G6PC2)
  Transcription factor 7-like 2(TCF7L2)
  Solute carrier family 30(zinc transporter), member 8(SLC30A8)
  Hepatic lipase(LIPC)
  그 외 다수
- **기능** 여러 유전자가 혈당에 암호화되어 있다. 한두 개 이상의 변이가 있다고
  혈당이 높은 것은 아니지만 인슐린 저항으로 혈당이 높을 가능성이 크다(공복
  시, 식후).

가장 중요한 일곱 가지 유전자

팻소

- **정식 이름/SNP** Fat mass and obesity associated(FTO) / rs9939609
  정상(T;T)
  이형접합(A;T)은 2형 당뇨의 위험이 1.3배 높고 비만 위험 또한 높다.
  동형집합(A;A)은 비만 위험이 3배, 2형 당뇨 위험이 1.6배 높다.
- **대처법**
  - 건강한 식습관을 지키지 않으면 비만 위험이 매우 높다.
  - 공복 시 포도당과 호모글로빈 A1c를 추적하고 탄수화물 섭취를 줄인다.
  - 운동과 저탄수화물 식단이 도움된다.

메틸화

- **정식 이름/SNP** Methylenetetrahydrofolate reductase(MTHFR) / rs1801133(여러 가지가 있다)
  정상(G;G)
  이형접합(A;G)은 MTHFR 효소의 활동을 35~40퍼센트 줄인다.
  동협접합(A;A)은 MTHFR 효소의 활동을 80~90퍼센트 줄인다.
- **대처법** 이 SNP 변이를 하나 이상 가지고 있다면 혈중 호모시스타인 농도가 높고 비타민 B_{12}와 엽산 수치는 낮을 것이다. 엽산 처리가 제대로 되지 않을 가능성이 높다. 기능의학 전문 의사에게 메틸화 활동과 맥락을 고려해 엽산 섭취량을 상의한다. 5-메틸엽산5-methylfolate(또는 L5MTHF, 메틸코발아민(비타민 B_{12}), 리보플라빈을 섭취한다. 혈중 호모시스테인 농도에 주의를 기울인다.

알츠하이머와 나쁜 심장 유전자

- **정식 이름 /SNP(단일염기다형성)** 아포리토단백질 E(APOE)는 좀 더 복잡한 유전자다. 2개의 SNP인 rs429358와 rs7412의 다중 변이이기 때문이다. 네 가지 대립유전자가 있는데 그중 하나는 희귀하다(E1). 가장 흔한 유전자는 APOE3/3으로 각 부모에게서 APOE를 물려받는 것이다(게노셋genoset 혹은 SNP의 조합, gs246라고 함). 다음은 가장 일반적인 6가지 유전 패턴이다.

유전자	rs429358	rs7412	게노셋	비 고
APOE2/2	(T;T)	(T;T)	gs268	동형접합 : 알츠하이머 위험 감소
APOE2/3	(T;T)	(C;T)	gs269	
APOE2/4	(C,T)	(C;T)	gs270	
APOE3/3	(T;T)	(C;C)	gs246	정상, 가장 일반적
APOE3/4	(C;T)	(C;C)	gs141	
APOE4/4	(C;C)	(C;C)	gs216	동형접합 : 알츠하이머 위험 증가

전체의 25퍼센트가 알츠하이머 위험이 2~3배 높은 APOE4를 보유하고 있다.

- **대처법** APOE4 대립유전자의 복제수가 1~2개라면(곧 이형접합 또는 동형접합일 때) 11장의 설명을 따른다. 그중에서도 다음이 가장 중요하다.
  - 최적 식단 : 저탄수화물, 곡물은 조금 또는 아예 섭취하지 않음
  - 12~18시간 단식
  - 하루에 7~8.5시간 수면
  - 하루에 30~60분 운동, 일주일에 4~6회(최소 150분)
  - 염증 줄이기(CRP < 1, 호모시스테인 < 7)
  - 스트레스 줄이기, 뇌 자극

유방암

- **정식 이름/ SNP** BRCA1(최소 122 SNPs), BRCA2(최소 129 SNPs)
- **대처법** 유방암 위험을 높이는 변이가 있다면 다음 행동을 고려한다.
  - BMI가 25 이상일 경우 체중 감량
  - 알코올 섭취를 1주일에 3회 이하 혹은 금주

- 정기적으로 유방암 검사
- 위험을 줄여주는 약 복용(타목시펜, 라록시펜, 아로마타제 억제제 등)
- 필요한 경우 예방 차원의 수술(유방 또는 난소 제거 수술)

비타민 D 수용체

- **정식 이름/SNP** VDR / rs1544410
  정상(T;T)
  이형접합(G;T)
  동형접합(G;G)
- **대처법** 이상적인 건강수명을 위하여 비타민 D 수치를 60~90 ng/mL으로 유지한다.

생체 시계

- **정식 이름/SNP** Circadian Locomotor Output Cycles Kaput(시계) / rs1801260
  정상(C;C)
  이형접합(C;T)
  동형접합(T;T)
- **대처법**
  - 이 유전자의 변이는 배고픔을 유발하는 호르몬인 혈중 그렐린 농도가 높고 체중 감량에 대한 저항을 일으킨다.
  - 살을 빼려면 매일 8시간 수면을 취한다.
  - 매일 규칙적인 수면-활동 주기로 24시간 생체 시계를 규칙적으로 유지한다.

장수

- **정식 이름/SNP** Mechanistic target of rapamycin or mammalian target of rapamycin(mTOR) / multiple SNPs

- **대처법**
  - 간헐적 금식, 영양학적 케토시스, 건강한 지방 섭취로 mTOR을 비활성화한다. 다음의 보충제 섭취도 도움이 된다.
  - 디-인돌 메탄(DIM)
  - N-아세틴시스테인N-acetylcysteine
  - 레스베라트롤
  - 리포산

- **정식 이름/SNP**　Sirtuin(SIRT1) / 다중 SNPs
- **대처법**
  - 마찬가지로 간헐적 금식과 영양학적 케토시스, 건강한 지방 섭취로 SIRT1을 비활성화한다.
  - 특히 한류성 생선이나 보충제로 DHA 섭취를 늘린다.
  - 혈당을 관리한다(공복 시 혈당 수치 70~85 mg/dL, 식후 2시간 120mg/dL 이하 수준으로 유지).
  - 건식 또는 자외선 사우나를 이용한다.
  - 규칙적인 운동을 한다. 특히 고강도 운동이나 적응 운동(요가, 필라테스, 태극권)
  - 산화 스트레스를 줄인다.

- **정식 이름/SNP**　Forkhead/winged helix box gene, group O3(FOXO3) / rs2802292(plus multiple other SNPs)

  정상(T;T)

  이형접합(G;T)은 100세 이상 장수할 가능성을 1.5~2배 높여준다.

  동형접합(G;G)은 100세 이상 장수할 가능성을 1.5~2.7배 높여준다.
- **대처법**　건식 사우나를 일주일에 최소 4번, 20분씩 하면 이 유전자가 활성화된다.

용어 해설

갑상선Thyroid

신진대사의 균형을 유지해 에너지와 편안함, 체중 조절에 기여하는 내분비기관.

글루코코르티코이드Glucocorticoids

부신의 바깥쪽(피질)에서 만들어지는 글로코코르티코이드는 당질의 대사를 조절하며 스테로이드로 분류된다. 코르티솔은 대표적인 자연 글루코코르티코이드다.

노르에피네프린Norepinephrine

부신의 안쪽 가운데에서 만들어지는 신경전달물질로 집중과 문제 해결을 도와준다. 신경계에서 신경조절물질로 작용하며 혈액에서는 호르몬으로 작용한다.

뇌유래신경영양인자Brain-derived neurotrophic factor(BDNF)

신경세포의 성장과 생존에 기여하는 신경영양인자라고 알려진 단백질군에 속한다. BDNF는 뇌와 척수에서 발견되며 신경세포의 연결점, 곧 시냅스에서 활동한다. BDNF는 신경 가소성과 신경 회복을 촉진하고 학습과 기억능력을 강화해준다.

단일염기다형성Single-nucleotide polymorphism(SNP, '스니프'라고 발음)

SNP는 유전자의 경미한 변이를 가리킨다. 이 변이는 단일 뉴클레오티드(DNA의 구성 성분) 배열이 바뀐 것이다.

대립유전자Allele

대립유전자는 유전자의 변이다. 염색체의 모든 유전자 자리genetic locus에는 2개의 대립유전자가 있다. 어머니에게서 유전자 하나를(유전자 복제) 아버지에게서 또 하나를 물려받는다. 만약 동일한 대립유전자를 물려받을 경우 동형접합이라고 한다. 만약 대립유전자가 다를 경우에는 이형접합이다.

디옥시리보핵산Deoxyribonucleic acid(DNA)

네 가지 염기 패턴 : 아데닌(A), 티아민(T), 구아닌(G), 시토신(C). 유전자 암호가 쓰인 알파벳과 같다. A와 T, C와 G 등 서로 짝을 맺어 한 쌍의 염기를 구성한다. 당신의 DNA는 마치 사다리 같아서 이 염기가 사다리의 가로대를 이룬다(사다리의 옆쪽 부분은 당과 인산염으로 이루어진다). 당신의 게놈(유전체)에는 30억 개의 염기가 있고 그중 99.5퍼센트가 모든 인간이 똑같다.

렙틴Leptin

배고픔과 신진대사, 음식의 연료 또는 지방으로의 사용 등을 통제하는 호르몬.

마이오스타틴Myostatin

근육의 크기를 조절하고 지나치게 커지지 않도록 막아주는 성장 인자. 마이오스타틴의 부재는 과도한 근육 성장의 원인이 된다. 노화하는 여성의 근육량 손실 또한 제어한다.

마이오카인Myokines

근육 수축 시 분비되는 단백질. 이 단백질은 혈류로 들어가고 운동 전후에 수치가 증가한다. 피부 세포의 마이오카인 수치가 높으면 피부가 젊어진다.

메틸엽산Methylfolate

메틸화 유전자(MTHFR)가 엽산(비타민 B_9)을 메틸엽산(L5MTHF)으로 바꾼다. 활성화된 메틸엽산은 메틸화에 중요한 역할을 한다. 메틸화는 해독 발전소이자 생산, DNA 보호 시스템으로 몸 안의 모든 세포가 의존한다.

멜라토닌Melatonin

뇌의 솔방울샘에서 생성되는 호르몬으로 다른 호르몬의 조절을 돕고 몸의 생체 리듬을 유지해준다. 또한 멜라토닌은 여성의 생식 호르몬의 타이밍과 분비를 통제하는 것도 도와준다.

미주신경Vagus nerve

가장 중요한 신경이자 부교감 신경계로 가는 입구이기도 하다. 미주신경이 손상되면 건강이 나빠지고 노화가 빨리 이루어진다.

미주신경 긴장도Vagal tone

미주신경의 반응성을 가리킨다. 미주신경 긴장도가 낮으면 미주신경이 제 기능을 다하지 못한다는 뜻이며 여러 가지 문제로 이어질 수 있다. 명상이 미주신경 긴장도를 올려줄 수 있다.

미토콘드리아 역기능Mitochondrial dysfunction

미토콘드리아가 제 기능을 제대로 못할 때 발생하며 세포가 보내는 노화 신호 중 하나다. 영양 결핍과 과잉, 독소 노출, 산화 스트레스, 미생물 감염(또는 장내 세균 불균형)으로 일어난다. 미토콘드리아가 피곤해하면 운동 도중이나 후에 피로감이 커지고 근육통이 발생할 수 있다.

바소프레신Vasopressin(AVP)

스트레스적인 위협에 대한 반응으로 시상하부에서 분비되는 호르몬. 체내의 수분을 잡아두고 혈관을 수축시킨다.

베타아밀로이드Beta-amyloid

아밀로이드 베타 참고.

부신Adrenal glands

성호르몬과 코르티솔 같은 호르몬을 생산하는 내분비선으로 스트레스 반응을 돕는 것을 비롯해 여러 기능을 한다. 신장의 맨 위쪽에 각각 부신이 있다.

부신피질자극호르몬Adrenocorticotropic hormoe(ACTH)

코르티코트로핀corticotropin이라고도 한다. 앞쪽 뇌하수체에서 분비되는 호르몬인 ACTH는 시상하부-뇌하수체-부신축의 중요한 구성 요소가 된다. 부신에서의 코르티솔 분비를 높이기 때문이다. 스트레스에 대한 반응으로 분비되는 ACTH의 혈중 농도는 코르티솔이 과하거나 부족할 때 일어나는 질환을 감지하고 진단, 모니터링하는 데 도움을 준다.

비타민 D Vitamin D

콜레스테롤과 태양 노출로 합성된 물질. 음식으로도 섭취할 수 있지만 포유류는 태양 노출로 만들어질 수 있으므로 필수 비타민에 속하지는 않는다. 비타민이자 호르몬으로 여겨진다. 계란과 생선, 우유 등에 들어 있으며 보충제로도 섭취 가능하다.

산화 스트레스Oxidative stress
활성산소군(유리기)의 생성과 항산화물질의 불균형을 가리킨다. 유리기는 하나 이상의 홀전자unpaired electrons를 가진 산소가 함유된 분자로 DNA와 단백질, 지방, 그 외 세포 구성물질를 방해하고 불안정하게 만든다. 항산화물질은 유리기에 대응해 해로운 영향을 중화한다.

시냅스 골다공증Synaptoporosis
알츠하이머 환자들이 기억과 망각의 인풋 균형을 유지하지 못하게 되는 문제를 가리킨다. 아밀로이드 전구 단백질(APP)이 뇌에서 일어나는 이 과정을 관리하는데 알츠하이머 환자들은 이 균형이 완전히 무너져 있다.

시상하부-뇌하수체-부신축Hypothalamic-pituitary-adrenal(HPA) axis
뇌의 신호가 스트레스 반응에 필요한 호르몬 분비를 촉발하는 피드백 고리. 이 기능 때문에 HPA축은 스트레스 회로라고 부르기도 한다.

신경 성장 인자Nerve growth factor
신경 영양 인자(BDNF 같은 단백질군의 일부)와 신경 펩티드. 특정 뉴런의 성장과 지속, 증식, 생존을 조절한다. 요가는 신경 성장 인자 수치를 높여준다.

아디포넥틴Adiponectin
apM1, AdipoQ, Acrp30, GBP-28라고도 한다. 아디포넥틴은 ADIPOQ 유전자에 의해 암호화되며 지방 세포에 의해 분비된다. 포도당 수치와 지방 연소를 조절한다.

아밀로이드 베타Amyloid beta
아미노산의 끈적한 펩타이드로 누적되어 아밀로이드 플라크(아밀로이드반)을 형성한다. 펩타이드는 더 큰 전구 단백질(아밀로이드 전구 단백질 또는 APP)에서 나온다. 이것이 쪼개져 아밀로이드 베타를 만든다. 세포 조직의 구조와 기능을 손상시키고 뇌에 축적되며 신경세포에도 해롭고 알츠하이머 위험을 높인다.

에피네프린Epinephrine

부신의 안쪽 가운데서 만들어지는 호르몬과 신경전달물질로 집중과 문제 해결을 도와준다. 스트레스나 위험 시처럼 기민함이 커지거나 큰 힘이 필요할 때 몸이 연료로 사용할 수 있는 포도당과 지방산을 만든다.

유전Genetics

구체적 유전자의 기능과 구성을 말한다.

유전자Gene

유전자는 효소 같은 특정 단백질을 만드는 레시피를 제공하는 염기의 집합이다. 각 유전자는 약 3개의 단백질을 만든다. 이 염기 배열이 몸에 구성과 손상, 유지와 관련된 지시를 한다. 어머니에게서 유전자의 사본을 하나, 아버지에게서 또 하나의 사본을 물려받는다. 각 부모에게서 정상적인 유전자 사본을 물려받으면 정상 또는 야생형wild type이다. 만약 정상적인 사본 하나와 다형성 사본 하나를 물려받으면 이형접합이다. 동일한 이형성 유전자를 물려받으면 동형접합이다. 이형접합이나 동형접합일 때 대부분 문제가 발생한다.

유전자 조절Gene regulation

세포가 유전자 발현의 통제와 RNA와 단백질 생산의 감소와 증가에 사용하는 메커니즘을 가리킨다.

유전체학Genomics

유전자가 어떻게 발현되는지 가리킨다.

이리신Irisin

운동에 대한 반응으로 근육에서 분비되는 호르몬. 백색지방이 갈색지방처럼 행동하게 만들어 근육을 만들고 체중 감소를 유발하고 당뇨를 막는다.

옥시토신Oxytocin

호르몬이자 신경전달물질로 신경에 정보를 전달하는 뇌 화학물질로 작용한다. 남녀 모두 오르가슴을 느낄 때 혈중 옥시토신 수치가 올라가므로 '사랑 호르몬'이라고도 부른다. 옥시토신은 분만 시 자궁경관이 확장될 때와 모유수유 시 여성의 유두가 자극받을 때도 분비되어 엄마와 아기의 유대감을 촉진한다.

인슐린Insulin
포도당을 연료로 세포에 옮겨다주고 지방을 축적하는 물질. 인슐린 수치가 높으면 에스트로겐과 에스트론이 증가하고 세포의 인슐린 저항성이 커진다.

전사인자Transcription factors
DNA를 RNA로 전환하거나 전사하는 과정에 관여하는 단백질. 특정한 DNA 배열로 결합되어 전사 속도를 통제한다.

최대심박수Maximal heart rate
개인이 달성할 수 있는 최대심박수. 나이에서 220을 빼고 계산하면 된다. 그 숫자가 운동 시 최대심박수가 되어야 한다.

코르티코트로핀 분비 호르몬Corticotropin-releasing hormone(CRH)
스트레스 반응 계통에 관여하는 호르몬. 시상하부에서 분비되며 뇌하수체를 자극해 부신피질자극호르몬(ACTH)을 만든다. 과도한 스트레스나 과도한 운동은 CRH 수치를 높여 내장 벽의 투과성은 물론 폐와 피부, 혈액 내 뇌 장벽의 투과성이 커진다. CRH는 피부 등 중앙혈관계 바깥에서도 분비되어 염증을 일으킬 수 있다.

콜라겐Collagen
쉽게 소화되는 형태의 단백질로 피부와 머리카락, 손톱을 개선해준다. 나이가 들수록 생성되는 콜라겐보다 분해되는 콜라겐이 많아서 피부가 처지고 주름살이 생기고 손톱이 갈라지고 머리카락이 푸석해진다.

후성유전Epigenetics
DNA 배열이 아닌 메커니즘에 의해 초래되는 유전자 발현의 변화를 가리킨다. 특정한 방아쇠가 유전자 발현을 기각하고 나쁜 유전자를 비활성화하거나 좋은 유전자를 촉진할 수 있다.

YOUNGER

7
1 YEAR
12 MONTHS
52 WEEKS
365 DAYS
8760 HOURS
525,600 MINUTES
31,536,000 SECONDS

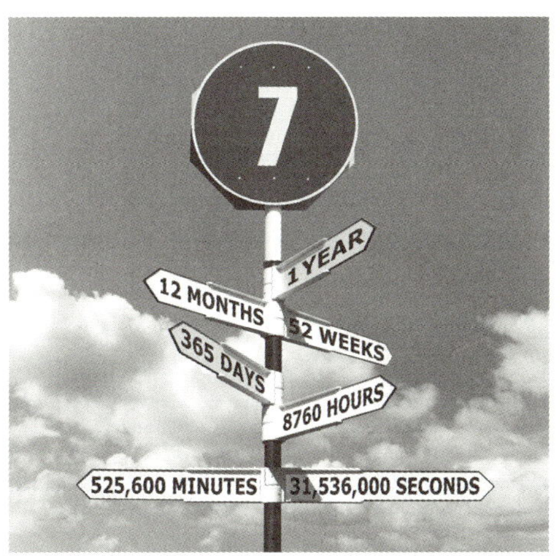

영거 YOUNGER
_ 30대로 50년 사는 혁신적 프로그램

1판 1쇄 발행 2017년 10월 30일
1판 3쇄 발행 2017년 12월　1일

지은이 새라 고트프리드
옮긴이 정지현
발행인 곽동욱

메이킹 스태프
브랜드 총괄 | 한상만
기획 및 프로듀싱 | 안소연
편집 | 이효선
편집 서포트 및 제작 진행 | 이윤희
디자인 | 김세란

출판 브랜드 움직이는서재
주소　06168　서울시 강남구 삼성로 512, 10층
주문 및 문의 전화　(031)977-5364 | 팩스　(031)977-5365
독자 의견 및 투고 원고 이메일　goldapple01@naver.com
블로그　http://blog.naver.com/movinglibrary
포스트　http://post.naver.com/movinglibrary

발행처 (주)인터파크씨엔이　**출판등록** 제2015-000081호

ISBN 979-11-86592-40-3 13510
책값은 뒤표지에 있습니다. 파본은 바꾸어 드립니다.
움직이는서재 는 (주)인터파크씨엔이의 출판 브랜드입니다.